W0303370

Elles parlent de La Leche League

« Lorsque j'ai allaité mon premier enfant, j'étais très désemparée. Personne ne me disait comment faire, ni à l'hôpital, ni dans mon entourage. On essayait plutôt de me décourager, mais j'ai persévéré. C'est comme un savoir vieux comme le monde mais auquel on n'a pas accès dans notre société, sinon par voix orale. Je me suis connectée sur le site de La Leche League, et j'ai commencé à lire. Cela m'a beaucoup aidée. J'ai appris la technique, j'ai évité les erreurs, j'ai arrêté de culpabiliser parce que je dormais avec mon enfant. J'ai allaité ma fille pendant neuf mois.

Pour mon second enfant, à nouveau, c'était difficile. Il ne prenait pas de poids, j'avais l'impression de ne pas avoir de lait. À nouveau, il était difficile d'obtenir des conseils de la part des médecins… J'ai appelé les bénévoles de la Leche League. Et là, tout s'est éclairé pour moi, en parlant à des femmes qui connaissaient les difficultés et savaient comment m'orienter. J'ai vécu un bonheur intense en allaitant mon fils pendant un an et demi. Ce lien maternel, cet amour qui coule à flot avec le lait, dans la volupté et le ravissement mutuels, m'a liée à jamais à mes enfants. C'est une expérience d'une force inouïe, que j'ai pu faire grâce à La Leche League. »

Eliette Abécassis, écrivain.

« LLL, c'est une organisation bénévole qui répond, même le dimanche, par téléphone, aux mamans qui sont angoissées par leur allaitement… J'ai téléphoné et on m'a dit : « Ne vous inquiétez pas, ça peut reprendre. » Et je continue à lui donner le sein. »

Inès de la Fressange, mannequin et femme d'affaires (en 1994).

« C'est Juliette Binoche qui m'a parlé de cette association lorsqu'elle a donné ses bonnes adresses au journal *Elle* … « Quand j'ai commencé à allaiter mon fils, j'ai vécu un cauchemar. J'étais perdue et les conseils que l'on m'avait donnés à la clinique ne m'aidaient pas. J'ai appelé La Leche League… Au bout du fil, des mamans, toutes bénévoles, répondent aux questions et calment les angoisses. Elles m'ont sauvée. C'est grâce à elles que j'ai pu allaiter mon bébé pendant 6 mois ». »

Laurence de Cambronne, *Votre premier mois avec bébé*, Robert Laffont.

L'Art de l'allaitement maternel

LA LECHE LEAGUE

à Anne-Laure Poullain

J'ai le grand plaisir de vous adresser un exemplaire de l'Art de l'allaitement maternel, écrit pour accompagner les mamans qui allaitent, et diffusé en librairie pour les 30 ans de soutien de mère à mère..

en vous en souhaitant bonne réception,

bien cordialement à vous,

FIRST
Editions

Avertissement

Les informations fournies dans cet ouvrage de référence ne remplacent en aucun cas les conseils ou le traitement d'un spécialiste. Elles vous aideront simplement à faire des choix éclairés. Parce que chaque individu est unique, il appartient au médecin d'effectuer un diagnostic et de superviser les traitements pour chaque problème de santé. Si un individu suivi par un médecin reçoit des conseils contraires aux informations fournies dans cet ouvrage, les conseils du médecin devront être respectés, car ils se basent sur les caractéristiques uniques de cet individu.

L'art de l'allaitement maternel
Initialement publié aux États-Unis sous le titre : *The Womanly Art of Breastfeeding*

Édition française traduite et adaptée à partir de la septième édition de *The Womanly Art of Breastfeeding* par La Leche League France.

ISBN : 978-2-7540-1438-0
Dépôt légal : 3e trimestre 2009

Traduction : Jean-Michel Wendling
Correction : Hélène Jovignot
Illustrations : Deletraz
Maquette : ReskatoЯ
Conception couverture : Zadig

Éditions First
60 rue Mazarine
75006 Paris - France
Tél. : 01 45 49 60 00
Fax : 01 45 49 60 01
E-mail : firstinfo@efirst.com
www.editionsfirst.fr

Sommaire

Préface

Je n'ai pas été allaitée. Et tout comme la plupart des jeunes femmes de ma génération, je me suis trouvée bien démunie avec mon nouveau-né dans les bras, il y a quatorze ans. Mon bébé que je voulais allaiter. Allaiter me paraissait une évidence, ne me demandez pas pourquoi. Dans une culture où les bébés étaient l'objet de soins high-tech, à grand renfort de matériel spécialisé, et nourris avec des laits vendus en pharmacie préparés selon des formules scientifiquement calculées, j'avais construit, en me projetant, alors petite fille, dans mon rôle de femme, une image de maternité où le corps à corps était la base de la relation au bébé, une proximité charnelle qui excluait tous les objets de substitut pour ne garder que l'essentiel : le bébé au sein de sa mère.

Ce projet d'allaiter, je le portais en moi depuis toujours, et, ne l'ayant pas vécu comme un geste banal et quotidien, je l'avais fantasmé, à partir des représentations qu'en a faites l'art. Devenir maman, pour moi, c'était, à travers ce geste d'allaiter, rejoindre ces images, et toutes les femmes depuis l'aube des temps… Renoncer à allaiter, c'était devoir faire le deuil de toutes ces représentations, reconstruire une autre image de la maternité, mais mutilée, amputée, et tâcher d'être mère en étant une femme qui a échoué.

Personne autour de moi ne comprenait mon chagrin, et personne ne pouvait m'aider. Passé les vagues conseils contradictoires que l'on m'avait donnés, je me retrouvai seule, bien en peine de trouver des informations et du soutien. Plus tard, j'ai appelé La Leche League, dont j'avais eu le numéro bien avant, mais j'étais sceptique : qu'était-ce que cette association ? Pourquoi une association d'allaitement ? Pourquoi ces femmes en sauraient-elles plus que tout mon entourage incompétent ? Au téléphone, j'ai trouvé Marie, une écoute chaleureuse, une aide concrète, des informations précieuses, des solutions, et une solidarité… J'ai compris que LLL faisait ce qui ne se fait plus dans notre culture : le lien, la transmission de mère à mère, le soutien au quotidien, l'information nécessaire pour ce geste oublié de donner le sein. Et j'ai souhaité suivre la formation pour devenir animatrice, afin d'aider moi aussi d'autres mères à vivre un allaitement heureux.

Je n'ai pas été allaitée, mais j'ai eu la chance d'être maternée, comme bien peu d'enfants des années 1970 et 1980 l'ont été… Ma mère me raconte que je ne me suis jamais endormie seule, mais toujours dans ses bras ou ceux de mon père. À une époque où l'on faisait coucher les bébés dans la pièce la plus isolée de la maison, toutes portes fermées, et où ils s'endormaient à bout de larmes, j'ai eu une chance exceptionnelle.

Et c'est sans doute pour cela que, sur mon chemin de maman, lorsque j'ai rencontré les dix principes de la philosophie LLL, ils m'ont semblé une évidence.

L'Art de l'allaitement maternel est la somme des expériences des mères de La Leche League, et illustre ces dix concepts. Depuis sa première édition aux États-Unis en 1958, il a aidé des milliers de mères à travers le monde, au fil de ses traductions et rééditions.

Aujourd'hui, le livre que j'ai l'honneur de vous présenter est la première édition française du livre de La Leche League. Depuis plusieurs années, nous avions ce projet et c'est chose faite, l'année de nos 30 ans.

LLL France a en effet 30 ans cette année. En trente ans, combien d'appels de mères, combien de réunions d'échanges et d'information ? Nous n'avons pas compté… Nous sommes 330 bénévoles en France, soucieuses d'aider chaque maman qui le souhaite à vivre le projet d'allaitement qu'elle a formé pour elle et son bébé.

Nous avons souhaité faire ce livre pour répondre aux besoins spécifiques des mamans françaises, avec, outre toutes les informations nécessaires pour mener à bien votre projet d'allaitement, les ressources disponibles en France. Un livre qui vous parle de votre quotidien pour ce geste ô combien universel qu'est l'allaitement, avec des témoignages dans lesquels vous pourrez puiser inspiration, réconfort ou réassurance.

Nous espérons qu'il vous aidera à vivre un allaitement heureux.

Flore Marquis-Diers, présidente LLL France, animatrice depuis 1999
Avec Joachim, 2 mois, au sein tandis que j'écris ces lignes…

Les dix concepts de la philosophie de La Leche League

1. Le maternage par l'allaitement est le moyen le plus naturel et le plus efficace de comprendre et de satisfaire les besoins du bébé.
2. La mère et son bébé ont besoin d'être ensemble tôt et souvent afin d'établir des liens affectifs satisfaisants et une sécrétion lactée adéquate.
3. Pendant ses premières années, le bébé a un intense besoin de la présence de sa mère. Celui-ci est aussi fondamental que son besoin de nourriture.
4. Le lait maternel est l'aliment par excellence du nourrisson.
5. Pour le bébé né à terme et en bonne santé, le lait maternel est la seule nourriture nécessaire jusqu'à ce qu'il manifeste, par certains signes, le besoin d'aliments solides, en général vers le milieu de sa première année.
6. Idéalement, la relation d'allaitement se poursuivra jusqu'à ce que le bébé n'en ait plus besoin.
7. La participation consciente et active de la mère pendant son accouchement favorise un bon démarrage de l'allaitement, en consolidant le couple mère-enfant.
8. Le soutien, l'aide et l'amour du père favorisent l'allaitement en consolidant le couple mère-enfant. Dès la toute première enfance, les échanges particuliers du père avec son enfant sont un facteur important dans le développement futur de celui-ci.
9. Une bonne alimentation signifie un régime varié et bien équilibré, composé d'aliments servis dans un état aussi proche que possible de leur état naturel.
10. Dès la petite enfance, les enfants ont besoin d'être guidés avec amour, ce qui implique la compréhension de leurs capacités et de leur sensibilité propre.

Avant-propos

Sans l'allaitement, je ne serais pas de ce monde.

À ma naissance, en 1941, mon petit village, au pied des montagnes séparant la Thaïlande de la Malaisie, était pris dans les combats de la Deuxième Guerre mondiale. Mais j'ai eu de la chance. Ma mère m'a donné non seulement les bienfaits de son lait, mais aussi l'amour et les soins qui l'accompagnent.

Le pouvoir de l'allaitement compte parmi les plus grandes merveilles du monde. Il parle d'amour véritable. Il parle de cultiver et de célébrer la joie immense de nourrir une nouvelle vie. Il parle de la joie d'être une femme.

Dans un monde trop souvent dominé par le matérialisme et l'avidité, chaque geste qui manifeste le pouvoir de l'allaitement nous rappelle qu'il y a une autre voie : la voie de la nature, la voie de l'allaitement.

Allaiter, c'est manifester le pouvoir de la paix, le pouvoir de la générosité, le pouvoir de la responsabilité.

Aujourd'hui, dans le monde entier, des femmes témoignent de ce pouvoir en choisissant d'allaiter. Elles célèbrent ce pouvoir et cette joie en aidant d'autres mères qui souhaitent elles aussi faire ce choix.

Aujourd'hui, dans le monde entier, La Leche League International (LLLI) fait de l'allaitement une réalité. Grâce au partenariat forgé par LLLI avec WABA (World Alliance for Breastfeeding Action – Alliance mondiale pour l'allaitement maternel), des groupes œuvrent de concert partout dans le monde pour protéger, promouvoir et soutenir l'allaitement. Chaque année, pendant la Semaine mondiale de l'allaitement, des milliers de groupes et des millions de personnes célèbrent cette cause.

Les Nations unies, en particulier au travers de l'Unicef et de l'Organisation mondiale de la santé (OMS), ont élaboré un code qui sert de cadre général pour protéger l'allaitement et la culture de l'allaitement.

Pour perpétuer cette culture, rien n'est plus fort que l'exemple vivant des mères qui allaitent partout, montrant et partageant leur savoir-faire et la sagesse de ce patrimoine universel. C'est pourquoi LLLI est si importante et ce livre, si indispensable.

Le soutien de mère à mère est un moyen chaleureux, convivial et familial d'y parvenir, et ce livre contribue à transformer cette somme d'expériences en informations utiles. Ne vous en privez pas, et pensez à en offrir un exemplaire à une amie. C'est le genre de geste qui tisse des liens et les multiplie, un moyen d'aider de plus en plus de mères et d'enfants à partager la joie et le pouvoir de l'allaitement. C'est bon pour les bébés, c'est bon pour les mères, c'est bon pour les familles, c'est bon pour la société, c'est bon pour la planète, et c'est même bon pour l'économie !

Anwar Fazal

Président d'honneur de la World Alliance for Breastfeeding Action (WABA)

Lauréat du Right Livelihood Award, aussi appelé « prix Nobel alternatif »

Penang, Malaisie, mai 1997

Remerciements

Au nom de toutes les animatrices de La Leche League France, je remercie en tout premier lieu les sept femmes courageuses, généreuses et clairvoyantes qui ont fondé La Leche League International en 1956 et écrit la première édition de *L'Art de l'allaitement maternel* deux ans plus tard.

Je remercie tout particulièrement Flore Marquis-Diers, présidente de La Leche League France, qui m'a confié l'énorme et passionnante tâche de coordonner l'adaptation et la traduction de ce livre. Je suis aussi très reconnaissante à Karine Bailly, des éditions First, qui a soutenu très activement notre projet à travers beaucoup d'aléas, qui nous a guidées et encouragées, montré beaucoup de patience, et avec qui nous avons lié des relations chaleureuses.

Ce livre n'aurait pas été possible sans le dévouement, la passion et la collaboration d'une équipe d'animatrices et de stagiaires (futures animatrices) bénévoles qui ont réfléchi ensemble sur les modifications à apporter à la version originale pour qu'elle devienne un livre bien de chez nous, relu et révisé, qui ont cherché et trouvé des témoignages et des citations, construit les annexes, adapté les illustrations, apporté leurs compétences en informatique… tout ça dans des délais très courts.

Chacune a contribué selon ses disponibilités, certaines ayant fait beaucoup plus que d'autres, mais chacune étant indispensable à la réussite de notre projet. Les membres de cette équipe sont :

Rozenn Audoux, Fabienne Auffret-Boulet, Magali Bontemps, Laurence Broyez, Martine Chazelle, Lea Cohen, Roxanne Collet, Marie Courdent, Claude Didierjean-Jouveau, Christel Faverie, Marie-Hélène Favre-Plaveret, Stéphanie Fischer, Armelle Girard, France Gouy, Jeanne Guyonnet, Eileen Harrison, Pauline Hennequin, Marie-Laure Hessel, Joëlle Hirt, Patricia Hodicq Vuillemot, Eva Humair, Juanita Jauer-Steichen, Gisèle Laviolle, Raquel Le Bouquin, Quitterie Loison, Myriam Loreau, Valérie Marchandeau, Flore Marquis-Diers, Daliborka Milanovic, Danielle Ortais, Sophie Petit, Mélissa Plavis, Sylvie Ricochon, Amy Robert, Édith Rousseau, Christina de Schepper, Isabelle Steffan, Abigail Vérité, et mon bras droit dans ce projet, Carole Hervé !

Merci à nos deux relectrices, Flore Marquis-Diers et Claude Didierjean-Jouveau, qui, en plus de leurs contributions nombreuses par ailleurs, ont revu chaque chapitre avant envoi à l'éditeur, apportant les dernières touches pour vous présenter un livre agréable à lire et plein d'informations. Le tout dans un temps record. Grand merci à elles deux.

Au nom de nous toutes, je remercie les mères qui ont bien voulu parler de leurs expériences d'allaitement. Leurs témoignages inspireront et encourageront d'autres mères à surmonter les défis que leur allaitement ou leur bébé pourrait leur lancer. Ce partage de mère à mère est précieux !

Et enfin, une grande pensée pour nos familles, qui pendant quelques mois ont accepté avec grâce que leurs femmes et leurs mères se couchent à des heures indues pour se lever à l'aube, soient « toujours » sur l'ordinateur ou au téléphone — bref, un peu moins présentes pour eux. Merci !

Carmen Vandenabeele

Coordinatrice du projet *L'Art de l'allaitement maternel* français,
animatrice depuis vingt-sept ans

Chapitre 1

Pourquoi choisir d'allaiter

L'allaitement est ce qu'il y a de plus naturel pour que votre bébé soit bien nourri et qu'il se sente en sécurité. Pour bien des mères, allaiter est un accomplissement, la concrétisation de l'idée qu'elles se font d'être une femme.

Porter un enfant, le mettre au monde et l'allaiter, cela correspond à une période tout à fait particulière, privilégiée.

Quand vous attendez un enfant, vous vous rendez compte que la vie ne sera plus jamais comme avant. Vous prenez conscience que vous devez apprendre à être mère, mais vous pouvez aussi douter d'y parvenir.

« *À la naissance de ma fille, je me suis sentie débordée, et surtout pas capable d'assumer une telle responsabilité : être maman ! Comment savoir si ce qu'on fait est bien ? Il y a tellement de façons contradictoires d'être mère ! On ne naît pas maman, on le devient. Et je dois dire que l'allaitement permet de le devenir. C'est une force et une ressource incroyables. Ce qui me paraissait si difficile dans les premiers temps me paraît tellement facile maintenant...* »

Myriam Dutilleul, Seigneulles, Meuse

Quand vous voyez votre corps changer et s'adapter à l'enfant qui grandit à l'intérieur de vous, vous pouvez vous dire que vous aussi vous vous adapterez et serez capable de vous occuper de votre bébé une fois qu'il sera né. Allaiter, c'est l'occasion pour la mère et le bébé d'apprendre à se connaître l'un l'autre dès les premières heures et les premiers jours qui suivent la naissance.

Une expérience unique

Le développement du bébé est particulièrement impressionnant au début de la grossesse. Son cœur bat huit jours après la conception. À environ quatre mois de grossesse, vous sentez un palpitement, un mouvement qui ne ressemble à aucun autre : c'est le signe d'une nouvelle vie. Votre corps change pour répondre aux besoins de votre bébé : vos seins se mettent à gonfler, votre ventre s'arrondit comme un berceau. Vous êtes belle, épanouie comme un arbre qui porte ses fruits.

Dans les trois derniers mois, vous serez impatiente, vous aurez hâte que cette période se termine et que le bébé soit là.

Et un jour, vous sentez un élancement, souvent au moment où vous vous y attendez le moins. Et encore un autre. C'est le moment. Le mélange de soulagement et d'appréhension fait peut-être que vous sentez votre gorge se serrer : aujourd'hui, très bientôt, votre bébé sera là !

C'est le travail de l'accouchement qui commence. C'est un jour qui ne ressemble à aucun autre. Votre esprit et votre corps tout entiers sont occupés par ce qui se passe à l'intérieur de vous.

Le travail se fait intense, il vous submerge comme une grande vague, il atteint un sommet puis reflue. Vous vous efforcez de vous détendre, vous demandez à vos muscles d'obéir. Le répit entre deux contractions est bienvenu : il vous permet de vous reposer un peu.

Le rythme s'accélère. Les contractions sont fortes, elles se suivent rapidement. Vous n'avez sans doute rien fait de plus dur de toute votre vie. « Travail » est bien le mot qui convient ! Et, au moment même où vous avez l'impression d'être épuisée et découragée, vous entendez ceux qui sont près de vous vous encourager : « Ne t'arrête pas ! Le bébé est bientôt là ! »

Et c'est enfin le moment que vous avez attendu des mois entiers, le moment béni de la naissance ! Vous reprenez votre respiration et vous entendez votre bébé pour la première fois. Avez-vous jamais entendu un son aussi incomparable ?

On coupe le cordon ombilical : c'est la première séparation. Qui assurera à votre nouveau-né la transition entre les deux mondes, qui l'apaisera et lui fera sentir qu'il est de nouveau en sécurité ? Qui peut le faire mieux que sa mère ?

Et de nouveau, votre corps est un berceau. Vous touchez votre bébé ; un baiser sur la joue, une caresse sur sa petite tête humide. Est-ce qu'il tétera ? Peut-être. Il prendra le sein à un moment ou à un autre pendant l'heure qui suit la naissance. Vous le porterez tout contre vous et il cherchera votre sein. Sa petite bouche saisira votre mamelon. C'est tout simplement stupéfiant ! Vous pouvez vous reposer, votre bébé et vous. Après le gros effort de l'accouchement, c'est une douce récompense.

Votre lait va venir sans que vous ayez à y penser ou à faire un effort conscient. Vous avez devant vous des journées entières d'intimité avec votre bébé. La sécurité et la chaleur de vos bras, le réconfort immédiat de votre lait, l'odeur de votre corps et les battements familiers de votre cœur sont autant de nourritures précieuses qui comblent le corps du bébé et stimulent son esprit et son intelligence. Ce sont des choses qui demandent du temps. Mais y a-t-il rien de plus important ? Le spectacle de la mère et l'enfant, c'est une beauté sans âge, un moment de grâce et de paix.

Vous le serrerez dans vos bras, vous sentirez intensément qu'il dépend de vous. Bien sûr, il grandira, et il vous quittera sans doute. Mais ce n'est pas pour tout de suite. Prenez votre temps tous les deux : il serait dommage d'avoir quoi que ce soit à regretter. Vous établirez tous les deux un nouveau cordon pour remplacer celui qu'on vient de couper. Vous tisserez le nouveau lien simplement et naturellement, parce que vous serez toujours proches l'un de l'autre, des journées entières loin de la précipitation.

Ce nouveau cordon n'est pas destiné à être coupé ; il formera le premier lien de l'amour et de la compréhension humaine.

Vous aurez peut-être une césarienne au lieu de l'accouchement naturel auquel vous vous attendiez. Ou il se peut que votre bébé naisse avant terme et ait besoin de soins spécialisés. Il y aura alors toute une période où vous n'aurez sans doute pas beaucoup de contacts avec lui.

Cela retardera le moment où la mère et l'enfant tissent leurs liens, mais cela ne veut pas dire qu'ils n'existeront pas : la mère et l'enfant ont une force et une capacité étonnantes d'adaptation si on leur apporte un soutien adapté. Depuis toujours, les mères ont su allaiter leur bébé, vous y arriverez vous aussi.

Le meilleur pour votre bébé, le meilleur pour vous

Quand vous allaitez votre bébé, vous lui donnez la seule nourriture parfaitement adaptée à ses besoins, facilement assimilée et digérée, contrairement à tout autre aliment infantile. Aucun produit n'a autant fait ses preuves à travers le temps que le lait maternel. Il contient tous les éléments dont le nouveau-né a besoin. Mais ce n'est là qu'un des nombreux bienfaits que le bébé retire de l'allaitement.

Si vous mettez votre nouveau-né au sein dans les minutes qui suivent l'accouchement, votre utérus se contracte, ce qui réduit les pertes de sang. Par ailleurs, il reprendra plus vite sa forme initiale que si vous n'allaitez pas.

Quand votre bébé blottit sa tête contre le sein et que votre lait réchauffe son corps, il est proche de vous et c'est pour lui une expérience inégalable. Cela lui donne une base solide dans un domaine important de la vie : il apprend l'amour.

En allaitant votre bébé, vous favorisez une prise de poids adéquate, ce qui est la meilleure prévention contre la tendance à l'obésité.

L'allaitement est aussi la meilleure prévention contre les allergies. Le corps de votre bébé sera prêt à absorber d'autres aliments s'il reçoit uniquement votre lait pendant environ les six premiers mois de sa vie.

Les éléments vivants que seul votre lait contient empêchent les bactéries et les virus nocifs de se développer dans son organisme en cours de formation. Et votre bébé sera plus heureux s'il a moins de problèmes de santé. Il sera question de la plupart de ces bienfaits dans les chapitres suivants, notamment dans le chapitre 17.

Le lait humain contient toutes les substances appropriées pour le développement optimal du cerveau du bébé et de son système nerveux.

Chez la femme, la lactation, le fait que les seins produisent du lait, est la suite logique et naturelle de la grossesse et de l'accouchement. Les mères qui donnent le sein disent qu'allaiter est une expérience naturelle et agréable.

La mère qui allaite exclusivement (sans donner de compléments de lait artificiel) constatera sans doute qu'elle n'a pas de règles dans les six mois qui suivent l'accouchement, voire plus longtemps, surtout si le bébé tète souvent. La mère aura donc très peu de risques d'être enceinte pendant cette période (voir chapitre 18). En cas d'allaitement long, le retour de couches survient en moyenne dix-huit mois après la naissance du bébé.

Une mère qui allaite a besoin de plus de calories et son métabolisme change, ce qui permet à la plupart des mères de perdre peu à peu du poids sans suivre de régime.

Allaiter diminue les risques de plusieurs problèmes de santé. Des études ont ainsi montré que les mères qui allaitent, même seulement quelques mois, ont moins de risques d'avoir un cancer du sein que celles qui ont eu un enfant sans l'avoir allaité. L'allaitement permet de réduire également le risque de cancer des ovaires, des infections urinaires et de l'ostéoporose.

Il y a bien d'autres avantages à allaiter : vous gagnez du temps, vous faites moins d'efforts et plus d'économies. Allaiter le bébé, c'est un moment de détente. Jour et nuit, de façon automatique et appropriée, le lait se fait tout seul et s'accumule dans les seins. Sa température est toujours la bonne, le lait est sûr, sa quantité, non limitée.

L'allaitement permet de voir que les pères et les mères peuvent participer à l'éducation de l'enfant d'une manière différente mais complémentaire. Pour les parents, c'est une occasion de progresser dans leur propre éducation : aussi formateur qu'une grande école !

L'allaitement, c'est le meilleur départ dans la vie pour votre bébé. Alors que souvent, ce qu'on considère comme « le meilleur » est hors de portée des rêves les plus fous, ici, le meilleur, c'est vous qui le donnez !

Hier et aujourd'hui

Si vous aviez été une jeune mère dans la Rome antique, vers 180, vous auriez sans doute entendu l'avis du médecin Galien, qui donnait des cours d'anatomie et de physiologie :

> *Si on met le mamelon dans la bouche du nouveau-né, il tète et avale avec avidité. Et s'il lui arrive de s'agiter ou de pleurer, la meilleure manière de calmer son inquiétude est de mettre le mamelon de la mère dans sa bouche.*

Plus près de nous, celui qu'on considère habituellement comme le père du mouvement moderne de l'accouchement naturel, le docteur Grantly Dick-Read, disait :

> *Le nouveau-né n'a besoin que de trois choses : la chaleur des bras de sa mère, le lait de ses seins, et la sécurité de sa présence. L'allaitement les lui fournit toutes les trois.*

Ashley Montagu, anthropologue, a écrit dans son livre *La Peau et le Toucher* :

> *Ce qu'établit la relation d'allaitement forme l'assise pour développer toutes les relations sociales de l'homme, et la communi-*

> *cation que reçoit l'enfant par la chaleur que donne la peau de la mère est la première expérience socialisante de la vie.*

En 1985, James P. Grant, alors directeur général de l'Unicef, écrivait ce qui suit à propos de la décision d'allaiter et des cas où cela peut être une question de vie ou de mort :

> *Allaiter, c'est un « filet de sécurité » naturel qui protège des conséquences les plus néfastes de la pauvreté. Si l'enfant survit au premier mois, qui est la période la plus dangereuse de l'enfance [...], l'allaitement exclusif est ce qui contribue à annuler les différences liées à la santé entre ceux qui sont nés dans la pauvreté et ceux qui sont nés dans la richesse. Même si la mère présente des carences nutritionnelles, le lait d'une mère qui vit dans un village africain est aussi bon que le lait d'une mère qui vit dans un appartement de New York [...]. C'est comme si l'allaitement annulait la pauvreté dans les tout premiers mois cruciaux pour donner à l'enfant un meilleur départ dans la vie et pour compenser l'injustice du monde où il est né [...].*
>
> *Dans beaucoup de villes du monde en développement, l'incidence et la durée de l'allaitement ont considérablement reculé ces dernières années [...]. Il peut en résulter que la malnutrition, les infections et la mortalité infantile doublent ou triplent.*

En août 1990, des délégués de l'OMS (Organisation mondiale de la santé) et de l'Unicef se sont rencontrés en Italie, à Florence, et ont rédigé une déclaration solennelle pour encourager l'allaitement : on la connaît sous le nom de Déclaration d'Innocenti. Elle a été ratifiée par 32 pays et 10 départements des Nations unies, et a été le tremplin pour toute une série de décisions et d'initiatives destinées à encourager l'allaitement.

En 2002, l'Assemblée mondiale de la santé adoptait une résolution sur « La nutrition chez le jeune enfant et le nourrisson » :

> *Pour que sa croissance, son développement et sa santé soient optimaux, le nourrisson doit être exclusivement nourri au sein pendant les six premiers mois de la vie : c'est là une recommandation générale de santé publique. Par la suite, en fonction de l'évolution de ses besoins nutritionnels, le nourrisson doit recevoir des aliments complémentaires sûrs et adéquats du point de vue nutritionnel tout en continuant d'être allaité jusqu'à l'âge de 2 ans ou plus.*

En 2005, le ministère français de la Santé publiait, dans le cadre du Plan national nutrition santé, la brochure « Allaitement maternel : les bénéfices pour la santé de l'enfant et de la mère », élaborée par le comité de nutrition de la Société française de pédiatrie. Dans sa préface, William Dab, directeur général de la santé, écrivait :

> *Malgré l'amélioration de la qualité des laits infantiles, la composition nutritionnelle et l'apport en substances biologiques du lait maternel ne peuvent être reproduits. Aucun autre lait que le lait d'une mère ne peut s'adapter de façon permanente aux besoins du nourrisson en croissance. L'effet bénéfique pour la santé du nourrisson, largement reconnu dans les pays où les conditions économiques et d'hygiène demeurent précaires, est également prouvé dans les pays industrialisés.*

Dans l'introduction de la brochure, on peut lire : « L'allaitement maternel constitue la référence pour l'alimentation du nourrisson » et, dans sa conclusion :

> *L'allaitement maternel exclusif permet une croissance normale au moins jusqu'à l'âge de 6 mois. Il n'y a donc pas de raison d'introduire d'autres aliments avant cet âge, comme le recommande l'OMS, en insistant sur le fait que l'allaitement maternel peut*

être poursuivi jusqu'à l'âge de 2 ans ou même davantage, selon les souhaits de la mère.

De nombreuses organisations, parmi lesquelles La Leche League International, se sont regroupées pour former un réseau appelé WABA (World Alliance for Breastfeeding Action –Alliance mondiale pour l'allaitement maternel) afin de coordonner les actions à travers le monde. WABA organise chaque année une Semaine mondiale de l'allaitement maternel (SMAM), pour commémorer la Déclaration d'Innocenti.

À l'occasion de la SMAM 1999, Nathalie Roques, membre fondateur d'IPA (Information pour l'allaitement), sollicita Claude Didierjean-Jouveau et Roselyne Duché-Bancel, toutes deux de LLL France, afin de coordonner les associations françaises de soutien à l'allaitement. Elles choisirent le nom de CoFAM (Coordination française pour l'allaitement maternel). Son existence officielle date du printemps 2000. La CoFAM organise chaque année la SMAM, et coordonne l'« Initiative hôpital ami des bébés » en France.

La clé d'un bon maternage

Votre lait est important pour votre bébé : c'est sa nourriture, il contient les éléments qui le protègent des infections. Mais allaiter, ce n'est pas seulement une façon de nourrir votre bébé, c'est aussi le moyen le plus naturel de comprendre et de satisfaire ses besoins.

Si allaiter a un tel effet sur le maternage, c'est qu'une mère qui allaite est physiquement différente d'une mère qui n'allaite pas. Son état hormonal n'est pas le même : son niveau de prolactine, l'« hormone du maternage », est élevé du fait qu'elle allaite.

Chacun sait que la maternité peut être très exigeante, et l'allaitement aide à faire des concessions quand on s'occupe d'un jeune enfant. C'est comme un pont qui relie la mère à l'enfant, et l'enfant à la mère.

Materner, qu'est-ce que c'est ?

Materner, c'est s'occuper de son bébé, communiquer avec lui et l'encourager à ce qu'il communique lui aussi. C'est tout ce que vous ferez pour que votre bébé soit en bonne santé et qu'il se sente bien, pour contribuer à sa croissance, aussi bien celle de son corps que celle de son esprit.

Allaiter, c'est une forme de communication incomparable entre la mère et l'enfant. C'est faire appel à tous les sens. Votre bébé déguste votre lait. Il vous reconnaît à l'odeur de votre peau et de votre lait. Il sent votre peau contre la sienne. Il peut vous regarder facilement dans les yeux quand il est en train de téter. Il entend votre voix. Chaque fois que vous allaitez votre bébé, vous lui dites : « Oui, tu es aimé. Tu es en sécurité. Tu fais exactement ce qu'il faut ! » Et lui, tout naturellement, répond qu'il se sent aimé et il est rassuré. C'est une expérience où chacun des deux apprend de l'autre et où chacun réconforte l'autre.

Les mères ont toujours apporté le réconfort à leur bébé par le sein. Elles savent qu'allaiter quelques minutes peut apaiser un enfant qui a peur ou qui est angoissé. Rien n'est plus rassurant pour un jeune enfant que d'être contre sa mère et d'avaler son lait tout chaud.

Quand il explique comment l'allaitement contribue à l'interaction entre une mère et son enfant, le pédiatre William Sears dit :

> *Quand le bébé donne un signe de faim ou d'angoisse, il y a chez la mère une réponse biologique (un réflexe d'éjection du lait) et elle sent qu'elle doit prendre le bébé et l'allaiter. Cette réaction procure en retour de bonnes sensations à la fois à la mère et au bébé. Une mère qui n'allaite pas répond très différemment aux signes de faim ou d'angoisse de son bébé. Elle doit d'abord détourner son attention de lui vers un objet, le biberon, et prendre le temps de le préparer [...] Mon expérience m'a montré que les mères qui allaitent ont souvent une sensibilité plus marquée à leur bébé et je crois que cela tient aux modifications biologiques chez la mère qui répond aux signes qu'il envoie.*

Bien materner, c'est s'occuper du bébé, accepter que ses désirs et ses besoins sont une seule et même chose. C'est aussi le porter quand il est rassasié et qu'il ne tète pas mais qu'il n'est pas prêt à dormir. Materner, c'est changer une couche ou jouer à faire coucou. C'est aussi admettre que chaque enfant a un besoin infini d'être aimé pour ce qu'il est, c'est-à-dire une personne qui a sa propre individualité. Ses besoins changeront à mesure qu'il grandira.

L'enfant aura plus tard une réponse très différente face aux gens ou aux situations selon que ses besoins précoces auront été satisfaits ou non. La manière dont on materne l'enfant est importante, non seulement pour la mère et pour l'enfant, mais aussi pour l'ensemble de la société. Marian Tompson, l'une de fondatrices de La Leche League, dit :

> *Quel que soit le progrès technologique, ce sont les gens eux-mêmes qui décident de la manière dont on utilise la technologie. Le caractère des personnes que nous éduquons est donc décisif pour la direction que prend notre monde. La contribution la plus importante que nous puissions apporter au progrès du monde, c'est d'élever un enfant capable d'amour et d'attention aux autres.*

Apprendre à connaître votre bébé

Le maternage n'est pas quelque chose qu'on apprend dans les livres. On peut bien vous dire par exemple que la plupart des jeunes enfants aiment la sensation rassurante d'être câlinés et entourés. On peut bien vous dire qu'à partir de 3 mois, les enfants aiment la compagnie des autres, qu'ils aiment se trouver au milieu de leur famille, que parfois ils préfèrent interagir avec leur entourage plutôt que d'être nourris ou câlinés. Toutes ces observations sont sans doute tout à fait exactes pour la plupart des bébés, mais votre nouveau-né préférera peut-être avoir les bras et les jambes libres, ou encore votre bébé de 3 mois sera trop stimulé par une activité intense et il ne se sentira pas à son aise. Il faudra que vous sentiez ce dont votre bébé à vous a besoin.

C'est en ayant une connaissance intime de votre bébé que vous sentirez ce qu'il faut faire et que vous le ferez au bon moment. Vous y arriverez en passant du temps avec lui, et d'autant plus rapidement et complètement en l'allaitant. Grâce à la grande proximité et à l'intimité que donne l'allaitement, vous sentez plus vite et plus justement les sentiments et les besoins de cette petite personne, ce qui vous aide à les satisfaire.

Dali Milanovic (Seine-Saint-Denis) explique comment l'allaitement l'a aidée à connaître son bébé :

> *« L'allaitement implique une telle proximité, une telle immédiateté des corps, qu'il en découle une « immédiateté des âmes ». Ce lien sans médiation est infaillible. C'est ce qui fait que je sais à coup sûr de quoi mon bébé a besoin. Il n'y a rien à penser, rien à calculer, rien à réfléchir, il suffit de mettre son bébé au sein. »*

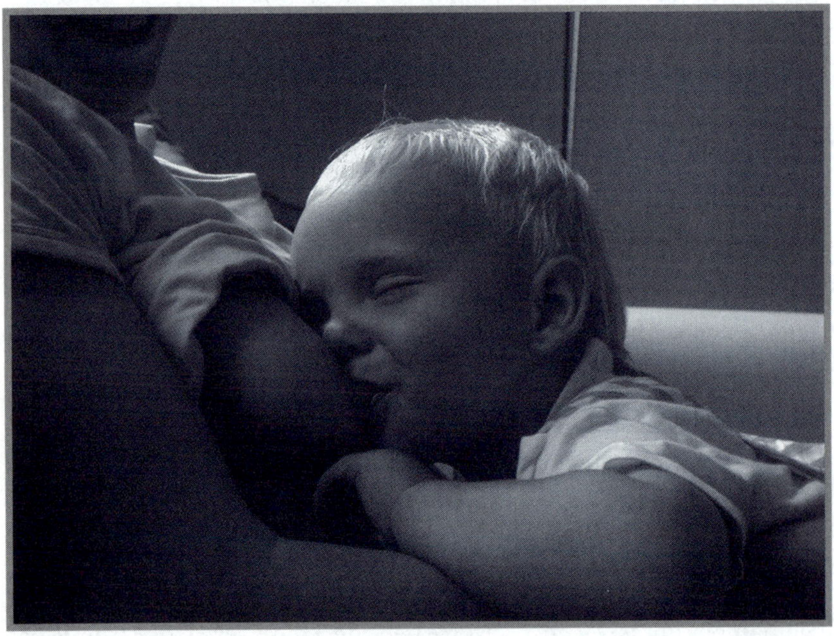

Le plus important est l'amour que vous donnez à votre bébé.

La joie que vous procure le maternage grandit quand vous sentez rapidement et fortement l'affection toute naturelle entre une mère qui allaite et son bébé, si vous êtes prête à comprendre les besoins de votre bébé et que vous avez confiance en votre capacité à les satisfaire, et enfin si vous constatez les bienfaits de cette bonne relation quand le bébé grandit.

« Quand on n'a jamais allaité, on ne peut pas savoir ce que cette relation a de si particulier et de si intense. Pour moi, il me suffit de penser au sourire de mes petits, les yeux dans les yeux, le regard illuminé de félicité pure, avec les coins de la bouche qui s'ouvrent, pour lâcher finalement le sein dans l'éclat d'un sourire plein. »

Flore Marquis-Diers, de Paris

L'allaitement n'est pas la garantie d'un bon maternage, et le biberon ne l'exclut pas. Le plus important, c'est l'amour que vous donnez à votre bébé. Une autre des fondatrices de La Leche League, Mary White, rappelle :

Nous apprenons tous, tout le temps. Nous parvenons tous en haut de l'échelle, même s'il faut du temps pour y arriver. Mais chacune de nous le sait : c'est de notre propre bébé que nous apprenons le plus. Il faut l'écouter, lui donner ; c'est en donnant que nous grandissons dans notre rôle de mère et de femme. Quand on le voit grandir et se développer, le résultat nous procure un sentiment de fierté.

Chapitre 2

Vous attendez un enfant

Attendre un enfant est un des événements les plus importants de la vie d'un couple.

Au début de la grossesse, vous vous occupez sans doute de détails pratiques. Vous allez choisir un lieu pour accoucher, une préparation à l'accouchement, et peut-être assister à des réunions de parents et de futurs parents comme celles des groupes LLL (voir chapitre 19). Vous vous rendez compte ensuite qu'il vous faut redéfinir vos priorités dans la vie. Comment changer ses habitudes ou supprimer certaines activités pour faire une place au nouvel arrivant, alors que votre vie est déjà bien remplie ?

Notre longue expérience nous a montré que si l'une de nos habitudes est inadaptée à un des membres de la famille, c'est l'habitude qu'il faut changer. « Les personnes avant les choses », voilà la philosophie de vie à adopter.

Il faut bien comprendre que le changement ne sera pas seulement temporaire, et qu'on ne reviendra pas à sa vie d'avant une fois que l'enfant aura grandi. Avoir un bébé, aimer un enfant, c'est pour toujours. Vous allez vivre des expériences nouvelles, ouvrir des possibilités infinies et éprouver des sentiments profonds.

Il est vrai qu'avoir un enfant représente un grand investissement. Vous savez sans doute que l'aspect financier est un point important pour bien des couples. Mais il est rare que l'argent soit la question décisive. Ce qui est important et qu'il est plus difficile d'accepter, c'est qu'il faut donner de soi-même, s'impliquer dans ses émotions et physiquement. Les enfants n'ont aucune idée de ce que cela coûte à leurs parents de leur prodiguer des soins, de l'attention, et de les aimer nuit et jour. Ils n'ont évidemment aucun moyen de le savoir jusqu'à ce qu'ils deviennent eux-mêmes parents. Ce n'est qu'à ce moment qu'ils se rendent compte de ce qu'ils ont reçu et qu'ils peuvent le transmettre à leur tour.

Quand on attend un enfant

Dès les débuts de La Leche League, nous nous sommes aperçues que l'expérience de la mère lors de l'accouchement influe sur les débuts de l'allaitement et sur sa façon d'être mère. L'allaitement a toutes les chances de bien démarrer si la mère participe activement à la naissance.

L'accouchement peut être une expérience riche qui apporte joie et maturité. Celles qui ont accouché sans médication ni intervention médicale savent qu'aider un bébé à venir au monde et entendre son premier cri est un moment d'accomplissement qui couronne la vie d'une femme. Dans une étude portant sur les souvenirs que gardent les femmes de leur expérience d'accouchement, Penny Simkin a constaté que celles qui étaient les plus satisfaites de leur accouchement « parlaient d'accomplissement et de contrôle de soi, de meilleure estime de soi et/ou s'étaient convaincues de leur propre valeur. La plupart de celles qui avaient été le moins satisfaites disaient qu'elles étaient déçues ou s'en voulaient de ne pas avoir pu contrôler la situation. » Elle concluait que « le sentiment d'accomplissement maternel et de valeur personnelle caractérise un bon déroulement » de l'accouchement.

Comme le disait une femme qui avait choisi d'accoucher sans anesthésie pour le second accouchement après un premier « sous péridurale » plutôt mal vécu : « J'ai mis au monde mon bébé et c'était formidable. Ce qui est formidable, ça n'est pas de souffrir, mais de comprendre, ressentir, agir et se sentir tellement forte. »

Avoir un enfant est une fonction naturelle et normale à laquelle le corps de la femme est entièrement adapté. Le meilleur accouchement, à la fois pour la mère et pour l'enfant, est celui qui a lieu sans aucune médication. Presque toutes les mères sont physiquement capables de mettre leur enfant au monde sans intervention médicale. Un médecin ou une sage-femme sera à vos côtés lors de l'accouchement, pour assurer la sécurité en cas de problème. Lors d'une naissance naturelle et normale, ce n'est pas le médecin qui met l'enfant au monde, mais la mère.

Dix conseils pour un accouchement physiologique

De nos jours, les femmes sont submergées de discours contradictoires sur l'accouchement. Des pratiques obstétricales autrefois réservées à un travail et à un accouchement difficiles sont souvent devenues routinières, et elles peuvent empêcher une mère qui le souhaite d'accoucher normalement. Pour contrecarrer cette tendance inquiétante, l'association Lamaze International a dressé une liste de dix conseils que nous reproduisons ci-dessous avec son autorisation. Tous les adeptes d'une naissance naturelle s'y réfèrent et vous pourrez vous en inspirer.

- Choisissez d'accoucher dans un lieu favorable à l'accouchement naturel, un lieu où vous vous sentez bien : votre domicile, une maison de naissance ou une maternité.
- Choisissez un professionnel de santé favorable à l'accouchement naturel. Les femmes trouvent souvent que les sages-femmes offrent plus de soutien au cours du travail et qu'elles sont moins interventionnistes.
- N'acceptez pas qu'on déclenche le travail, ne le demandez pas non plus, sauf en cas de raison médicale. Si vous laissez votre corps déclen-

cher seul le travail, vous êtes pratiquement sûre que le bébé est prêt à naître. Allez au rythme du travail.

- Faites en sorte de pouvoir vous déplacer librement pendant le travail. Vous serez plus à votre aise si vous êtes debout et que vous changez de position en fonction de la douleur : le travail sera plus rapide et votre bébé descendra plus facilement.
- Vous pouvez recourir à une doula ou à une autre spécialiste du soutien à la naissance : ce sera une aide durable, à la fois physique et émotionnelle, aussi bien pour vous que pour votre compagnon ou toute autre personne qui est là pour vous soutenir.
- Demandez qu'on ne surveille pas les battements du cœur du bébé en continu, mais seulement de temps en temps : vous ne serez pas liée à une machine ou à un lieu par des ceintures ou des câbles.
- Mangez et buvez en fonction des signes que votre corps vous envoie. Boire beaucoup pendant le travail vous donne l'énergie dont vous avez besoin et vous empêche de vous déshydrater.
- Utilisez d'autres moyens que les médicaments pour atténuer la douleur. Les femmes sont souvent soulagées par des bains chauds ou des douches chaudes. Utilisez par exemple un ballon de naissance, essayez les massages, les compresses froides ou chaudes, l'aromathérapie, concentrez-vous sur votre respiration, et rappelez-vous ce qu'on vous a suggéré dans les séances de préparation à l'accouchement.
- N'accouchez pas sur le dos. Vous serez plus à l'aise en position verticale (assise, accroupie ou debout), à quatre pattes ou couchée sur le côté, les contractions seront plus efficaces et la force de gravité vous aidera. Quand votre corps vous le dira, poussez. Les personnes qui vous soutiennent sont seulement là pour vous encourager. Écoutez tout simplement les messages de votre corps, et suivez son rythme.
- Gardez le bébé à vos côtés après l'accouchement. Le contact peau à peau maintient votre bébé au chaud, et contribue à réguler sa respiration et son rythme cardiaque. Si vous êtes dans la même pièce, vous

apprenez à vous connaître et vous pouvez répondre à votre bébé dès ses premiers signes de faim : c'est le meilleur début pour l'allaitement.

Vous trouverez en annexe des informations sur les associations qui aident les femmes à vivre un accouchement naturel et satisfaisant.

Effets des médicaments

Les études ont montré que les problèmes d'allaitement sont plus nombreux quand on utilise des analgésiques et l'anesthésie pendant le travail. Une étude de 2006 portant sur plus de 1 200 femmes en Australie a par exemple montré que celles qui avaient accouché sous péridurale avaient plus de difficultés d'allaitement dans les tout premiers jours suivant la naissance, et deux fois plus de risques de cesser d'allaiter au cours des six premiers mois. D'autres médicaments qu'on utilise couramment au cours du travail peuvent aussi avoir des effets sur la succion de l'enfant après l'accouchement.

S'il y a eu médication pendant l'accouchement, il faudra peut-être plus de patience avec le bébé pour la mise en route de l'allaitement.

Informations sur l'accouchement

Il peut être bon pour vous et votre bébé de suivre des séances de préparation : votre accouchement sera plus sûr et plus serein. Vous et votre compagnon pouvez vous préparer dès que vous le souhaitez. Beaucoup de vos peurs, doutes et préjugés sur l'accouchement disparaîtront dès que vous serez mieux informée, et vous aurez une meilleure confiance en vous. Vous apprendrez pendant les séances de préparation à l'accouchement comment il se déroule et comment participer et contribuer à la naissance. De nombreux livres présentés en annexe vous expliquent par ailleurs les différentes manières d'accoucher.

Vous pourrez apprendre des techniques de relaxation dont les effets sont inestimables lors de la première phase du travail. Lors de la deuxième phase, en poussant pendant les contractions, vous mettrez votre bébé au monde, peut-être même dans les mains de son père. Une relation toute spéciale s'établit entre le père, son enfant et la mère de son enfant quand il voit et tient le nouveau-né.

Si tout se passe bien, vous serez en mesure de tenir votre bébé et de le mettre au sein juste après l'accouchement. À ce moment, l'amour et la chaleur que vous transmettrez à votre enfant seront la suite naturelle du bien-être et de la sécurité qu'il a connus avant de naître. Ce contact précoce pourra se révéler très apaisant et très satisfaisant pour vous deux. Votre sécrétion lactée s'établira d'autant mieux si vous allaitez votre bébé juste après la naissance, et vous entrerez dès lors dans le rôle d'une mère qui allaite.

Des études ont montré que l'enfant peut avoir des difficultés à prendre le sein quand la mère et l'enfant ont été séparés après l'accouchement et qu'on a retardé la première tétée. Il est donc utile de parler à l'avance à votre médecin ou à votre sage-femme pour être sûre que vous et votre bébé pourrez être ensemble tout de suite après l'accouchement.

Différentes manières d'accoucher

De nos jours, les femmes voient l'accouchement comme l'événement naturel et normal qu'il est réellement et non comme un acte médical. Elles savent qu'il existe autre chose que l'accouchement traditionnel à l'hôpital. La naissance à domicile et dans des maisons de naissance commence à se répandre dans certains pays. À leur tour, certains hôpitaux mettent en place des salles de naissance physiologique ou salles « nature », avec des soins centrés sur la famille, à côté des traditionnelles salles de travail et d'accouchement. Ces changements se font souvent à la demande des patients.

Sylvie Ricochon, dans les Landes, raconte :

« J'ai accouché de mes deux premiers enfants à 34 et 37 ans dans une maternité « respectueuse », autant que faire se peut, de la

physiologie de l'accouchement. Mais pour mon troisième, à 42 ans, j'avais envie d'accoucher à la maison. J'avais en effet été très stressée par le déplacement qui s'impose quand on accouche à l'hôpital : à quel moment partir ? N'y aura-t-il pas des embouteillages qui nous empêcheront d'arriver ? Mon mari sera-t-il là ? Est-ce que les personnes choisies pour garder les enfants seront disponibles ? Finalement, accueillir son bébé à la maison quand tout va bien me paraissait plus simple ! Et la séparation d'avec les aînés pouvait ainsi être évitée. Aussi, une sage-femme pratiquant l'accompagnement à domicile fut trouvée, et notre fille est née un soir, dans la joie... Forte de cette expérience, j'ai choisi d'accoucher également à la maison pour mon quatrième enfant, un garçon.

Ce que je retiens de ces deux naissances ? J'avais un très fort besoin d'intimité qui a été entièrement respecté, j'ai pu bouger comme je voulais, vivre jusqu'au bout « normalement », m'occuper des enfants, préparer le dîner, mais aussi me retirer pour me concentrer sur ce qui se passait, quand cela a été nécessaire, sans avoir à penser à prendre une valise et ma carte de sécurité sociale, qui peuvent distraire de ce qui se passe profondément en soi.

J'ai pu écouter mon corps, qui m'indiquait les positions antalgiques : cela n'a pas été les mêmes lors des deux accouchements, qui se sont tous deux très bien passés. Surtout, j'ai eu chaud ! On avait prévu de chauffer la pièce à 28-30 °, car il semblerait que cela facilite l'accouchement.
Et j'ai beaucoup pensé à toutes ces femmes qui accouchent depuis la nuit des temps et qui font que nous sommes tous là aujourd'hui. »

Pour connaître toutes les possibilités qui vous sont offertes pendant que vous attendez votre enfant, vous pouvez vous reporter aux livres et aux adresses présentés en annexe.

La césarienne

En France, la césarienne représentait 20,1 % des naissances en 2007, contre 10,9 % en 1981. En d'autres termes, un accouchement sur cinq a lieu aujourd'hui par césarienne (avec des variations considérables selon les établissements : de 9 % à plus de 30 %). Bien des professionnels de santé trouvent que cette proportion est trop importante.

Pratiquer une césarienne est une décision grave qu'on prend souvent à un moment critique du travail lorsque les parents ne sont pas en mesure de contester la décision du médecin. Il est donc important d'avoir une discussion approfondie avec le médecin sur la césarienne bien avant la naissance. Certains médecins sont persuadés que la césarienne est nécessaire en cas de jumeaux, en cas d'accouchement par le siège et en cas de travail « prolongé ». D'autres n'envisagent de pratiquer une césarienne qu'en dernier ressort, et trouvent que, dans bien des cas, il suffit d'un peu de temps et de patience. Une aide médicale et des soins appropriés permettent à la plupart des bébés, même aux plus gros, de naître par voie vaginale, tout en assurant la sécurité de la mère et de l'enfant.

L'incidence de la prématurité, du syndrome de détresse respiratoire et d'autres complications est beaucoup plus élevée en cas de césarienne, et la probabilité que la mère soit séparée de l'enfant, souvent assez longtemps, beaucoup plus importante. Les taux de morbidité et de mortalité sont accrus chez les mères qui ont subi une césarienne. Il y a plus de risques que la mère ait une infection, des douleurs, des malaises et qu'elle souffre de difficultés psychologiques comme la dépression.

Si votre médecin pense qu'une césarienne est nécessaire pour votre bébé, n'hésitez pas à consulter un autre médecin avant de vous ranger à son opinion.

Si vous avez déjà eu une césarienne, vous devez savoir que la plupart des mères peuvent accoucher par voie vaginale lors des naissances suivantes. Souvent, la raison pour laquelle on a pratiqué une césarienne n'est plus de mise aux accouchements suivants. Vous pourrez trouver des informations sur le sujet auprès des organismes dont la liste est fournie en annexe.

« Après deux césariennes imposées par le corps médical, je tenais absolument à accoucher par voie basse, à mettre moi-même mes

enfants au monde, et surtout à leur permettre de passer leurs premières heures de vie sur moi. En effet, Matthieu et Simon (mes deux premiers enfants) et moi avions beaucoup souffert de la séparation à la naissance.

Enceinte de mon troisième enfant, et malgré de fortes pressions familiales et médicales, je quitte le médecin qui me suit à Brest et vais en Vendée voir une sage-femme pour chaque visite mensuelle : Benoît-Gabriel naît pour notre plus grande joie par voie basse dans une clinique vendéenne, les forceps seront cependant nécessaires.

Pour mon quatrième enfant, nous retournons en Vendée et avons la chance de vivre une naissance physiologique. Samuel-Élie reste sur moi et peut téter à volonté.

Claire-Emmanuelle naît à la maison en août 2007, avec l'aide d'une sage-femme libérale : mon rêve s'est enfin réalisé, nous profitons paisiblement de ces moments ensemble en peau à peau. »

Martine, Brest

Les médecins et les hôpitaux sont de plus en plus nombreux à permettre au père d'être présent en cas de césarienne. La mère apprécie d'être réconfortée et soutenue, et le père est heureux d'assister à la naissance de son enfant. Et s'il n'est pas possible à la maman de prendre son bébé contre elle immédiatement après la naissance, on propose souvent au père de tenir son bébé en peau à peau au bloc, en attendant la mise au sein. Vous pourrez en parler à votre médecin.

« *Quand Esther est née, nous n'étions pas préparés à ce qui allait se passer. La césarienne a été une mauvaise surprise, et nous nous sommes retrouvés, mon mari et moi, « emportés » dans la logique des protocoles : bébé en couveuse, première tétée retardée, séparation nocturne... Les débuts de l'allaitement ont été difficiles, et nous nous sommes promis de faire autrement pour le prochain enfant.*

Armand est né par césarienne trois ans après sa sœur. Il a été accueilli en peau à peau dans une écharpe de portage contre son papa le temps de la suture. Ce fut un moment fort pour tous les deux : le papa, très ému, et son bébé, endormi paisiblement au chaud, ont attendu, le temps de me retrouver en salle de réveil pour une première tétée. J'ai ensuite gardé mon bébé contre moi, en peau à peau, les trois premiers jours où ma mobilité était réduite (perfusion, pansements...), afin de ne pas avoir à effectuer les transferts périlleux du berceau au lit. Nous n'avons pas du tout été séparés.

L'allaitement a très bien démarré ; je n'ai même pas senti ma « montée de lait », tellement il avait tété les premiers temps ! ”

Sylvie, Vesoul

Les professionnels de santé qui vous soutiennent

Il est important de bien choisir les professionnels de santé auxquels on s'adresse. Le médecin ou la sage-femme qui vous accompagnent durant l'accouchement vont en effet prendre des décisions pour votre accouchement, et le médecin que vous aurez choisi pour suivre votre bébé aura ensuite une influence sur la manière dont se déroulera votre allaitement. Le médecin qui prescrit un médicament devra tenir compte de vous, mais aussi de votre bébé, au cas où vous tombez malade. Un médecin qui n'a pas reçu de formation en allaitement aura tendance à vous demander de sevrer quand il décidera du traitement que vous ou votre bébé doit suivre. Il faut savoir qu'il est très rare qu'un sevrage soit nécessaire en cas de maladie.

Les jeunes couples sont nombreux à ne compter ni leur temps ni leurs efforts pour trouver des interlocuteurs ayant les mêmes priorités qu'eux. Dialoguer avec votre médecin est d'autant plus important si vous n'avez pas la possibilité d'aller chercher un autre avis.

Les réunions organisées par La Leche League sont un bon moyen pour en apprendre plus sur le sujet, et pour échanger des expériences avec d'autres parents. Si vous êtes bien informée grâce aux lectures et aux échanges, vous saurez quelles questions poser pour en savoir plus sur les pratiques d'un médecin ou d'un hôpital.

Dans un premier temps, vous allez choisir le médecin ou la sage-femme qui vous suivra lors de l'accouchement. Vous pouvez chercher un médecin ou un établissement qui n'utilise pas systématiquement la péridurale, les médicaments ou les injections d'ocytocine pendant le travail, qui n'a pas pour habitude de déclencher le travail ou d'utiliser un monitorage fœtal en continu, ou de pratiquer l'épisiotomie en routine. Demandez-lui quelle est la proportion de césariennes chez ses patientes, quelles sont à son avis les indications qui rendent la césarienne nécessaire. Demandez si l'hôpital permet que les bébés soient dans la même chambre que la mère.

Avant de choisir le professionnel de santé qui vous accompagnera, rencontrez-en plusieurs et discutez avec eux. Faites la liste de ce que vous voulez lui demander avant de le rencontrer.

Cherchez aussi à savoir si le médecin ou la sage-femme partage sa clientèle avec un autre. Il est important que vous sachiez si la personne que vous avez choisie sera présente lors de l'accouchement ou si ce sera son associé. Il faut que vous sachiez si l'associé tiendra lui aussi compte de vos souhaits.

Après avoir discuté avec le médecin ou la sage-femme, il est judicieux de résumer par écrit ce que chacun accepte de faire et de lui demander de l'approuver en le signant. Ce document rédigé ensemble s'appelle un projet de naissance. Il est évident que le professionnel de santé se réservera le droit de changer d'avis en cas de nécessité médicale. Emportez votre projet de naissance avec vous à l'hôpital. Bien des mères disent qu'il leur a suffi de montrer un tel document pour empêcher de passer à l'acte une personne qui s'apprêtait à appliquer une procédure de routine ou à administrer un médicament ou encore à donner un biberon d'eau ou de lait artificiel au bébé à la nursery.

Un médecin pour votre enfant

Votre souhaitez trouver quelqu'un qui connaisse bien l'allaitement et qui se montrera bienveillant envers vous. Un médecin généraliste peut apporter des soins à la fois à vous et à votre bébé, et vous pouvez parler d'allaitement dès les visites prénatales. Vous pouvez aussi choisir un pédiatre pour suivre votre enfant après l'accouchement. Prenez rendez-vous avant pour discuter de l'allaitement avec lui. Posez-lui des questions. Quelle est la proportion de femmes qui allaitent parmi ses patientes ? Que fait-il face à un enfant qui tarde à prendre du poids ? Un médecin qui n'a pas l'habitude des enfants allaités aura tendance à prescrire des compléments de lait artificiel ou à recommander d'introduire les solides trop tôt. Allez voir un autre médecin si vous ne trouvez pas satisfaisantes les réponses qu'il vous donne. Si vous êtes dans une situation où cela n'est pas possible, exposez votre point de vue au médecin et expliquez-lui pourquoi l'allaitement est important pour vous. Parfois, il peut être utile que le père vous accompagne pour parler au médecin.

Un dialogue nécessaire

Quand vous vous adressez à des professionnels de santé, dites-leur ce que vous désirez. Vous pouvez commencer par une déclaration simple et directe pour ouvrir le dialogue : « Docteur, je souhaite parler avec vous. C'est important pour moi. » S'il est nécessaire que votre bébé reçoive des médicaments ou soit hospitalisé, vous souhaiterez que le médecin n'interrompe pas l'allaitement ou l'interrompe aussi peu que possible. Le mieux est toujours de pouvoir être auprès de votre bébé le temps qu'il est malade, et de l'allaiter autant que possible.

Vous pouvez consulter un autre médecin si celui qui vous suit, vous ou votre enfant, n'est pas disposé à transiger.

Se préparer à allaiter

Si vous demandez à des mères de votre connaissance des conseils pour vous préparer à allaiter, on vous parlera sans doute de mamelons douloureux. À une époque, c'était la principale raison pour laquelle une mère cessait d'allaiter, et l'on insistait sur la nécessité de « préparer ses mamelons » avant l'accouchement. On conseillait de les masser, d'y appliquer des crèmes, du jus de citron, d'étirer les mamelons, de les frotter avec une brosse à dents, etc. Tout cela dans le but de leur donner la « bonne » forme et de les « endurcir ».

On sait aujourd'hui que toutes ces manœuvres sont non seulement désagréables, mais complètement inutiles : ce n'est pas cela qui évite l'apparition de crevasses, mais une bonne position du bébé au sein.

Ce que vous pouvez faire

On peut, si l'on veut, appliquer des crèmes hydratantes sur les seins pendant la grossesse. Mais là encore, ce n'est pas préventif de l'apparition de crevasses.

Attention en revanche au savon, qui peut dessécher considérablement la peau : mieux vaut éviter d'en appliquer près des mamelons. Il suffit de les rincer à l'eau quand vous prenez un bain ou une douche. Quand vous allaitez, les glandes de Montgomery qui entourent le mamelon sécrètent une substance qui lubrifie la peau et ralentit la croissance des bactéries. Il est inutile et néfaste d'appliquer de l'alcool ou d'autres antiseptiques sur les mamelons.

Dans certains couples, les caresses des seins prennent une grande place dans les jeux amoureux : cela peut être une manière naturelle de préparer les seins avant que l'enfant lui-même ne tète.

Massage des seins

Vous serez plus à l'aise pour manipuler vos seins si vous les massez doucement, et cela pourra être ensuite utile si vous avez besoin de tirer votre lait. Soutenez l'un des seins avec les deux mains, les pouces au-dessus et les autres doigts en dessous. Rapprochez doucement les doigts des pouces en faisant glisser les doigts vers l'avant, de la cage thoracique vers le mamelon ; massez doucement de cette manière tout le tour du sein. Passez ensuite à l'autre sein. Ce massage est une technique d'extraction du lait.

Mamelons plats ou rétractés

Beaucoup de femmes s'entendent dire qu'elles ont les mamelons plats et qu'elles auront donc des difficultés à allaiter. À l'examen, très souvent, les mamelons s'avèrent tout à fait normaux. Donc première chose : faire vérifier !

Si le mamelon est effectivement plat, voire rétracté, mais qu'une pression douce permet de le faire ressortir, pas d'inquiétude à avoir : la succion du bébé, si elle est bonne, le fera aussi ressortir. Sachant par ailleurs que ce n'est pas seulement le mamelon que le bébé a en bouche quand il tète, mais un bon morceau de l'aréole.

Si, en revanche, tout ou partie du mamelon reste invaginé dans le sein, les débuts de l'allaitement peuvent être plus problématiques.

Pour remédier au problème, on suggérait le port de coupelles dans le soutien-gorge, à partir du dernier trimestre de la grossesse, et/ou les exercices dits « de Hoffmann » (pressions fermes des pouces à la base du mamelon) destinés à assouplir le tissu périmamelonnaire.

Mais l'efficacité de ces techniques a été fortement mise en cause par une étude datant de 1992, où l'on a demandé à des femmes ayant au moins un mamelon plat ou rétracté de porter des coupelles ou de faire les exercices de Hoffmann, ou les deux, ou de ne rien faire. Résultat : le taux d'allaitement à l'arrivée était le plus élevé… chez celles qui n'avaient rien fait !

Depuis cette date, deux nouveaux produits sont arrivés sur le marché : la Niplette d'Avent (qu'on peut remplacer par une simple seringue dont on a découpé le fond, enlevé l'aiguille et remis le piston en passant par le fond), et le LatchAssist de Lansinoh, petit bulbe en caoutchouc sur un embout. Avec ces deux produits, il s'agit de créer un vide qui aspire le mamelon. Même si des mères en sont satisfaites, il n'existe pas à notre connaissance d'étude un peu vaste sur leur efficacité.

Dans tous les cas, l'important sera de veiller à une bonne prise du sein par le bébé, qui arrivera généralement à faire ressortir le mamelon, même si ce dernier rentre à nouveau dans le sein dès que le bébé le lâche. Sachant également que, le plus souvent, un seul des mamelons est concerné, on pourra, si les mises au sein sont vraiment trop douloureuses, choisir d'allaiter d'un seul sein.

Exprimer le colostrum

Vos seins commencent à produire du colostrum pendant la grossesse pour se préparer à leur rôle, qui est de nourrir le bébé. Il est possible que vous voyiez quelques gouttes s'écouler de votre mamelon pendant les dernières semaines de la grossesse, spontanément ou pendant que vous vous massez le sein par exemple.

Il fut un temps où les spécialistes recommandaient d'exprimer quelques gouttes de colostrum chaque jour pendant la grossesse, mais on n'a aucune preuve que cela soit utile pour empêcher l'engorgement ou les mamelons douloureux.

Les vêtements : mode et allaitement

Vous serez sans doute heureuse de remiser votre garde-robe de grossesse une fois que votre bébé sera né et que votre silhouette changera. De nos jours, presque tous les vêtements conviennent quand on veut allaiter, mais certains sont plus pratiques que d'autres.

Les seins augmentent souvent de volume pendant la grossesse et pendant la montée de lait ; il peut alors être utile d'avoir un soutien-gorge adapté. Choisissez celui que vous trouvez le plus pratique. Si vous n'avez pas l'habitude de porter de soutien-gorge, vous n'en aurez peut-être pas besoin non plus pendant l'allaitement.

Vous vous sentirez sans doute mieux en portant un soutien-gorge spécial allaitement. Le soutien-gorge d'allaitement traditionnel comporte des bonnets que vous pouvez ouvrir pendant que vous allaitez. Nous vous conseillons de commencer par deux ou trois soutiens-gorge, et d'attendre de savoir lequel vous trouvez le plus pratique avant d'en acheter d'autres. Si vous achetez un soutien-gorge au cours des dernières semaines de la grossesse, choisissez une taille de bonnets et une taille de dessous de poitrine plus grandes que nécessaire : vos seins augmenteront de volume après la naissance du bébé et la montée de lait. Si votre soutien-gorge est trop serré, vous risquez d'avoir des canaux lactifères bouchés ou des infections du sein, ce qui est à éviter !

Quand vous essayez un soutien-gorge d'allaitement dans un magasin, vérifiez le système d'attache du bonnet. Il est préférable de pouvoir l'ouvrir et le fermer d'une main, l'autre tenant le bébé. Vous pouvez aussi acheter des coussinets d'allaitement lavables ou jetables, à mettre à l'intérieur de votre soutien-gorge pour absorber le lait qui peut s'écouler des mamelons entre deux tétées, ou de l'autre sein pendant que le bébé tète.

Côté vêtements, le plus simple et le plus pratique est de porter un haut (t-shirt, chemisier, sweat-shirt, pull…) un peu lâche, que vous pourrez facilement soulever, au-dessus d'une jupe ou d'un pantalon. Quand vous soulevez le haut pour allaiter, le bébé cache la partie dénudée au-dessus de la taille. Pour ne pas avoir le ventre à l'air pendant la tétée, vous pouvez porter deux épaisseurs, un débardeur par-dessous dont vous baissez le décolleté tandis que vous soulevez votre corsage.

Dans les publications de La Leche League, vous trouverez des publicités pour des soutiens-gorge et des vêtements spécialement conçus pour les femmes qui allaitent, et même des robes ! De nos jours, une femme qui allaite peut trouver toute une gamme de vêtements à la mode et pratiques, avec des ouvertures conçues pour allaiter discrètement. Les boutiques pour futures mamans, les catalogues spécialisés et de nombreux sites Internet proposent des articles tout à fait à la mode. Renseignez-vous.

Allaiter discrètement

Cela nous amène à une question que vous vous posez sans doute : comment donner le sein à votre bébé en public, quand vous n'êtes pas chez vous et que vous êtes entourée de beaucoup de gens ? Comme on l'a fait remarquer : « Il est curieux de voir que notre société accepte fort bien des scènes crues de sexualité ou de violence dans la littérature ou les médias, mais qu'elle peut avoir du mal à accepter le spectacle d'une femme qui allaite. »

Comme l'écrit Françoise Coudray, fondatrice de l'association Allaitement des jumeaux et plus, et présidente actuelle de l'Association française des consultantes en lactation, dans *Allaiter aujourd'hui* n° 41 :

Allaiter en public, c'est allaiter face au regard des autres. C'est le partage, désiré ou involontaire, d'un moment d'intimité, d'un geste socialement devenu rare. Dans une société qui a opté généralement pour le biberon de lait artificiel, allaiter en public, c'est assumer un geste pouvant être vu comme « désuet », « dépassé », devant l'incrédulité médicale, familiale, environnementale. Et quand je dis « incrédulité », je pourrais ajouter aussi critique, envie, jalousie. Allaiter en public, c'est aussi assumer un corps que la société réduit à la seule érotique.

La gêne est la raison principale qui dissuade les femmes d'allaiter ou les pousse à sevrer les premières semaines. Les études montrent que les mères qui arrêtent d'allaiter tôt ne connaissent souvent pas d'autres femmes qui allaitent et qu'elles ne sont pas soutenues dans leur nouveau rôle. Les mères qui ont de l'expérience savent comment allaiter un enfant si discrètement que seuls la mère et son enfant savent ce qui se passe ! Une mère peut souhaiter allaiter à l'écart dans un cadre intime, mais il n'est pas forcément nécessaire de s'isoler avec son bébé.

Il arrive cependant qu'on soit en contact avec des personnes extrêmement sensibles au spectacle d'une mère qui allaite en public. C'est quelque chose qu'une mère remarque, et dans une telle situation, la discrétion est de mise. Certaines femmes préfèrent quitter un moment la pièce, le temps de mettre l'enfant au sein. Quand l'enfant est en train de téter, on peut se couvrir d'un châle ou d'une légère couverture, puis retourner tranquillement dans la pièce où tout le monde se trouve.

Karima, une mère qui habite Lille, raconte comment elle a appris à allaiter discrètement :

« À la naissance de mon premier enfant, la liste de matériel pour la maternité précisait que si l'on avait décidé d'allaiter, on aurait besoin de chemises de nuit à boutons et de chemisiers *que l'on puisse ouvrir sur le devant... Je me suis vite aperçue, après seulement quelques jours de pratique, que ces tenues obligeaient systématiquement à se dépoitrailler pour la tétée. Peu de temps après, je suis allée à ma première réunion LLL. Les mamans à la réunion soulevaient leur T-shirt ou leur pull pour mettre leur bébé au sein, et c'était beaucoup plus discret que d'ouvrir des boutons du cou jusqu'au nombril ! Le bébé s'installait juste sous le tissu relevé, le sein était couvert, et l'on ne voyait rien. Comme c'était simple, finalement !* »

Ne laissez pas la question de l'allaitement en public vous empêcher de profiter de ses bienfaits et de sa commodité. Dans les chapitres suivants, nous vous parlerons de comment faire des promenades ou des sorties avec votre enfant allaité.

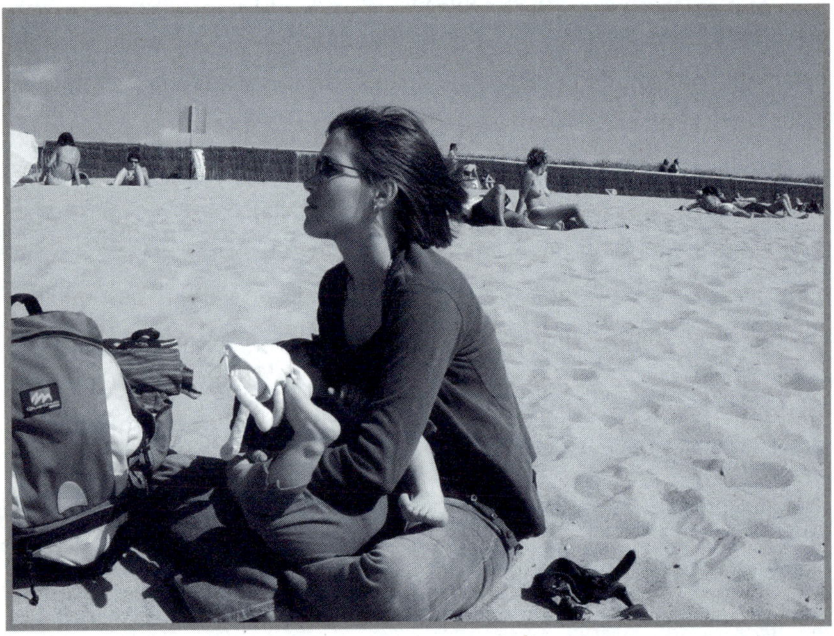

Ne laissez pas la question de l'allaitement en public vous empêcher de profiter de ses bienfaits.

Chapitre 3

Votre bébé est là !

Un nouveau-né, c'est un spectacle unique et incroyable. Il a l'air si petit et si fragile, même s'il montre qu'il est capable de survivre.

Quand sa maman le tient contre elle, le nouveau-né peut voir distinctement son visage, et l'on constate que c'est ce qu'il préfère regarder ! Il entend aussi très bien. La plupart des nouveau-nés sont très éveillés et extraordinairement réceptifs au cours de la première heure qui suit leur naissance. Quand ils sont ensemble à ce moment précis, il y a entre la mère et le bébé un échange complexe et vivant de signaux. Les heures et les jours qui suivent l'accouchement sont une période particulièrement importante pour l'établissement du lien mère-enfant.

Le docteur Marshall Klaus et sa femme, Phyllis, parlent ainsi des compétences du nouveau-né dans leur livre *La Magie du nouveau-né* :

> *Dans les premières heures qui suivent leur naissance, les enfants nés à terme et en bonne santé se montrent calmes et éveillés pendant un certain temps, en moyenne quarante minutes : ils fixent alors le visage et les yeux de leur mère et de leur père et sont capables de répondre aux voix. C'est comme si les nouveau-nés*

connaissaient la meilleure manière de rencontrer pour la première fois leurs parents.

La première tétée

Plus tôt vous mettez votre bébé au sein, mieux c'est. La plupart des nouveau-nés sont prêts à téter et même impatients de le faire peu de temps après la naissance. Il est étonnant de constater qu'un enfant né à terme et en bonne santé qu'on pose sur le ventre de sa mère est capable de trouver le chemin du sein et de le prendre sans aucune aide, à partir du moment où il n'est pas rendu somnolent par les médicaments ou l'anesthésie administrés au cours de l'accouchement. Il aura généralement le meilleur réflexe de succion dans l'heure suivant sa naissance. Si l'on rate ce premier moment, le réflexe de succion peut être moins fort pendant environ un jour et demi.

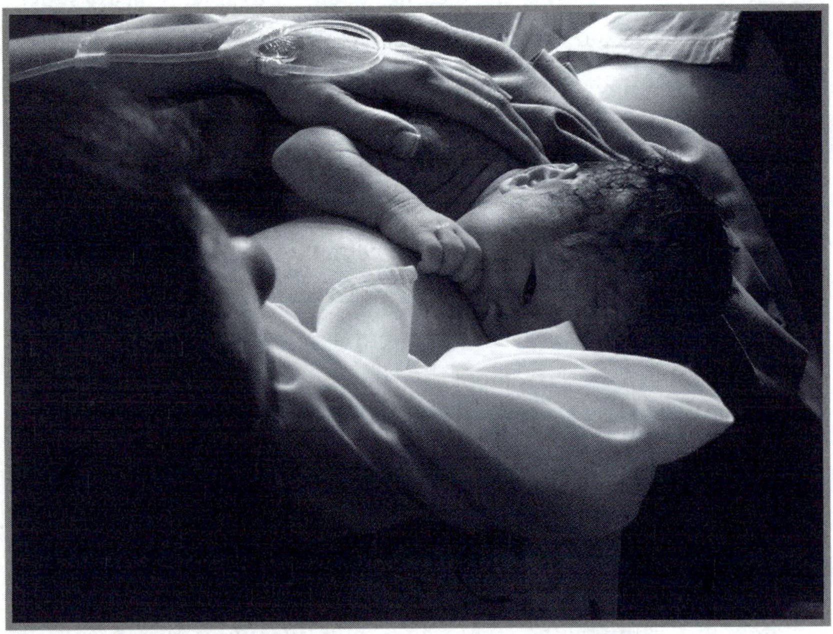

La tétée précoce est bénéfique à la fois à la mère et à l'enfant.

La tétée précoce est bénéfique à la fois à la mère et à l'enfant. Non seulement l'allaitement démarre bien quand on met l'enfant immédiatement au sein, mais l'expulsion du placenta est plus rapide. Vous perdrez moins de sang parce que la succion du bébé fait se contracter l'utérus. Le bébé sera en outre réconforté d'être contre sa mère, et le « premier lait », le colostrum, contient des facteurs immunitaires qui en font un apport essentiel pour sa protection et la construction de son système immunitaire.

Quand la mère est en mesure de prendre son bébé en le câlinant et en lui donnant le sein et quand l'enfant est avec sa mère et qu'il tète à volonté, il est rare qu'il y ait beaucoup de problèmes d'allaitement.

Allaiter pour la première fois son bébé, c'est tout un apprentissage, une approche mutuelle pour vous et votre bébé. Le bébé peut avoir différentes réactions. Il peut se contenter de renifler votre mamelon ou le lécher une ou deux fois. Vous êtes encore sous le coup des fortes sensations de l'accouchement, et vous vous sentirez peut-être maladroite pour bien mettre le bébé au sein. Vous aurez du mal à vous détendre s'il y a beaucoup d'agitation autour de vous.

Ce qui est important, c'est que le bébé soit contre vous, que vous lui parliez et le rassuriez. Soutenez votre sein de la main comme on le montre plus loin, et chatouillez les lèvres du bébé avec le mamelon. S'il ouvre grand la bouche, rapprochez-le de vous : il pourra saisir le mamelon et une grande partie de l'aréole, la partie sombre qui entoure le mamelon. Il aura une ou deux succions et il s'assoupira. Ou alors, il lâchera le sein et préférera regarder tout autour de lui. Ne vous inquiétez pas s'il ne prend pas le sein correctement. Il le fera bientôt. Cette première tétée pose des jalons pour les heures et les jours suivants, où vous et votre bébé apprendrez à vous connaître.

> « *Quand Nicolas est né, il a rampé jusqu'au sein, il l'a senti, il s'est agrippé et il a tété beaucoup, beaucoup. Cette image restera gravée en moi et surtout le sentiment de paix, de calme, de bonheur, d'être hors du temps. Ça a été pareil pour Laure. La sage-femme m'a rapporté mes propos, que j'ai totalement oubliés : je lui ai dit que j'étais bien même si je perdais beaucoup de sang après l'accouchement. En effet, j'étais dans un état de bien-être extrême, mon bébé était sur moi, il tétait : le bonheur d'être mère. Je ressentais ce sentiment de bien-être à chaque tétée, j'étais détendue, en phase avec mon bébé.* »
>
> France Gouy, Val-d'Oise

Rien n'est perdu si des complications médicales vous empêchent de donner le sein juste après l'accouchement. Vous et votre bébé, vous serez capables de rattraper le temps perdu dès que vous serez ensemble ; l'allaitement pourra alors commencer. Les chapitres suivants abordent l'allaitement dans certains cas difficiles, en cas de complication médicale ou dans certaines situations inhabituelles. Une consultante en lactation pourra vous aider s'il y en a une dans l'hôpital où vous êtes. Vous pouvez aussi contacter une animatrice LLL si vous rencontrez des difficultés ou des problèmes.

Les débuts

Rapidement, vous saurez très bien mettre votre bébé au sein, doucement et facilement, comme si vous l'aviez toujours fait. Il s'agit pour l'instant moins de parler d'allaiter le bébé que de décrire avec précision les gestes eux-mêmes.

Un des avantages d'aller à des réunions de La Leche League pendant la grossesse, c'est que vous aurez vu d'autres mères allaiter leur bébé. Cela peut être bien plus utile que de voir des photos ou de lire des explications, parce que vous voyez plusieurs mères : leur enfant est plus ou moins grand et plus ou moins gros, et elles ont trouvé des positions confortables pour allaiter. Elles se servent peut-être d'un coussin, d'un oreiller, d'un tabouret, d'un accoudoir pour bien placer le bébé. Il n'y a pas deux mères qui font pareil, et la position devient de moins en moins importante à mesure que l'enfant grandit.

Une nouvelle approche

D'après des études récentes, il semble que la mère qui allaite adopte instinctivement une position où elle est inclinée en arrière et où le bébé est couché sur le ventre de sa mère, bien en contact avec son corps. Dans cette position, le bébé utilise des réflexes archaïques antigravitationnels qui lui permettent de trouver le sein sans qu'on doive lui soutenir le dos pour qu'il tète. Dans cette position, les mères arrivent plus instinctivement à aider leur bébé.

Le plus souvent, la mère est allongée sur le dos, son corps sert d'assise, ses bras délimitent un espace ; ses doigts guident instinctivement le bébé et déclenchent le nombre et la nature des réflexes archaïques qui l'aident à prendre le sein et à téter. Le bébé est aussi orienté d'une manière particulière quand la mère est inclinée en arrière ; tout son corps est plaqué sur le corps de sa mère, en position longitudinale, transversale ou oblique. Les réflexes primitifs semblent mieux mis en œuvre qu'en position assise, ce qui aide le bébé à prendre le sein et à avoir spontanément une succion efficace. Aidé par ces différents réflexes archaïques, le bébé peut en outre mieux contrôler la tétée.

La gravité maintient le bébé sur le corps de sa mère, sans pour autant empêcher sa mobilité. Son visage est plaqué contre le sein, sur lequel son menton appuie en rythme, ce qui permet une bonne prise du sein et une succion efficace. Les réflexes antigravitationnels nécessaires dans cette position favorisent une ouverture large de la bouche, et permettent une prise du sein efficace et sans douleur. Enfin, on rencontre moins de problèmes liés à un flot de lait abondant dans cette position.

Une tétée au ralenti

De toute façon, toutes les mères sont différentes, et par conséquent, une position unique ne conviendra pas à toutes.

Les mères savent trouver une position confortable lorsqu'on évite de leur donner des conseils sur la façon dont elles doivent s'installer.

La position spontanément choisie par la mère ne sera pas forcément la même pour toutes les tétées (elle peut varier avec l'âge de l'enfant, d'un jour à l'autre, d'une tétée à l'autre).

On explique ci-dessous comment mettre le bébé au sein pour que l'enfant tète bien et reçoive le plus de lait possible. Quand le bébé a une bonne position et qu'il prend bien le sein, la tétée n'est pas douloureuse.

1. **Installez-vous confortablement.** Beaucoup de mères ont trouvé que pour allaiter les premières fois, il vaut mieux être assise, soit dans le lit soit dans un fauteuil ou un canapé. Des coussins vous aideront : vous pouvez en mettre dans le dos, sous le coude et sur vos genoux pour tenir le bébé. Un tabouret pourra servir à relever les genoux, ou des coussins si vous êtes allongée. Soyez détendue, relâchez tous vos muscles.
2. **Installez bien votre bébé.** En position « madone », l'enfant est allongé sur le côté, tout son corps en face de vous, ses genoux vers vous. Sa tête repose sur votre avant-bras. Votre avant-bras soutient son dos, votre main lui tient les fesses ou les cuisses. Son oreille, ses épaules et sa hanche sont alignées. Il a la tête dans le prolongement du corps : il n'a pas besoin de se tourner sur le côté pour atteindre le mamelon.
3. **Tenez le bébé à la hauteur du mamelon.** Cela vous évitera de vous pencher en avant pour parvenir à lui, et il n'aura pas à faire d'effort pour prendre le sein. Un coussin sur les genoux peut être utile.
4. **Présentez le sein au bébé.** Le pouce et l'index qui forment un « C » ou un « U » vous aideront à soutenir le sein ; veillez à ce que vos doigts soient à l'arrière de l'aréole pour qu'ils n'empêchent pas le bébé de prendre le sein. Certaines mères tiennent le sein de façon qu'il soit autant que possible à sa hauteur naturelle, aussi bien au moment où le bébé prend le sein que pendant toute la tétée, leur pouce aligné avec le nez de l'enfant, les quatre autres doigts de l'autre côté du sein.

5. **Incitez le bébé à prendre le sein correctement.** Si l'enfant détourne la tête, caressez-lui doucement la joue qu'il vous présente. Le réflexe des points cardinaux lui fera tourner la tête vers vous. Incitez le bébé à ouvrir grand la bouche en le rapprochant et en l'éloignant du sein et en effleurant légèrement ses lèvres jusqu'à ce qu'il ouvre grand la bouche. La bouche du bébé qui prend le sein devrait être largement ouverte, comme s'il bâillait. Parlez-lui pour l'inciter à ouvrir la bouche. Quand il a la bouche grande ouverte, rapprochez-le du sein, le menton en avant pour que sa mâchoire inférieure, qui fait tout le travail pendant qu'il tète, soit aussi loin que possible du mamelon.
6. **Rapprochez l'enfant du sein d'un mouvement rapide** pour qu'il prenne en bouche une grande partie du sein. Dès qu'il a pris le sein, maintenez-le tout contre vous pour que son menton rentre dans le sein. Si le bébé prend bien le sein, vous ne ressentirez aucune douleur.
7. **Incitez le bébé à téter efficacement :** le nouveau-né doit avoir en bouche non seulement le mamelon mais aussi une bonne partie de l'aréole. Les gencives du bébé vont donc au-delà du mamelon et recouvrent en entier ou en partie l'aréole à l'arrière du mamelon. Il faut que les canaux lactifères soient comprimés pour que le lait qui se trouve sous l'aréole puisse être livré. Vérifiez que sa langue est bien sous le mamelon. L'enfant doit être tout contre vous, le menton calé dans le sein. Si vous trouvez que son nez est bloqué par le sein, relevez le sein ou rapprochez de vous la hanche et les jambes de l'enfant plutôt que d'appuyer sur le sein pour dégager son nez, car cela risque de modifier la position du mamelon dans la bouche du bébé, et de vous faire mal.
8. **Évitez les douleurs au sein.** Si le bébé prend bien le sein et qu'il a une bonne succion, la pression exercée sur le mamelon ne devrait pas provoquer de douleur. Si le bébé semble ne pas avoir une bonne succion ou que vous avez mal quand il tète, retirez le bébé du sein et recommencez. Interrompez la succion en mettant le petit doigt entre les gencives de l'enfant. Ne le laissez pas continuer à téter si

vous avez mal; cela peut en effet provoquer des lésions au mamelon. De plus, il est difficile d'apprendre à bien téter à un enfant qui a pris de mauvaises habitudes. Il suffit parfois que le bébé ouvre plus grand la bouche : modifiez l'angle de telle manière que sa mâchoire inférieure soit plus loin du mamelon ou rapprochez l'enfant de vous.

Les bébés apprennent plus ou moins vite à prendre le sein. Certains bébés doivent s'y reprendre à plusieurs fois à chaque tétée avant que l'allaitement soit agréable. Votre bébé est en phase d'apprentissage, et vous aussi : adaptez-vous à ses réactions pour vous faciliter la tâche à tous les deux. Si le bébé s'énerve, arrêtez d'allaiter, calmez-le et recommencez.

Il est important que le bébé prenne bien le sein dès les premières semaines. De cette façon, non seulement vous éviterez les douleurs au mamelon, mais vous serez certaine que l'enfant reçoit le lait qui correspond à ses efforts et vous aurez suffisamment de lait. Très vite, la mise au sein sera rapide et automatique, si bien que vous pourrez vous passer de ces étapes. Mais jusque-là, il vaut mieux que vous preniez un peu de temps à chaque tétée pour que votre bébé prenne de bonnes habitudes.

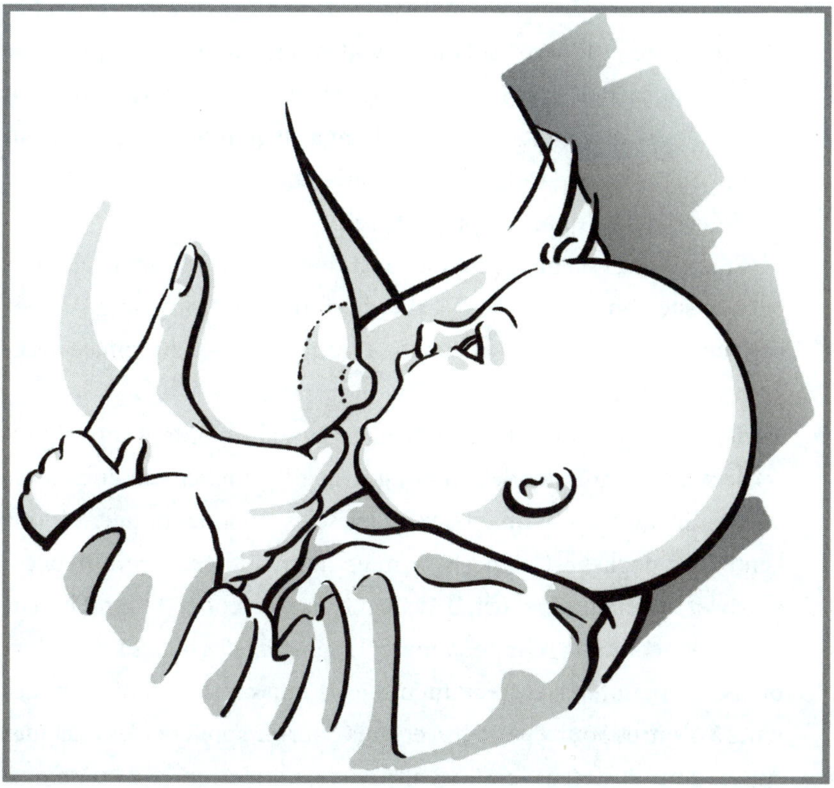

Le bébé ouvre grand la bouche.

Si vous avez toujours mal, la douleur que vous ressentez aux mamelons peut tenir à l'une des raisons suivantes :

- Ne laissez pas le bébé prendre le sein en aspirant : sa position ne serait pas bonne. Vérifiez qu'il ouvre assez grand la bouche pour que le mamelon soit, dès le départ, placé au fond de sa bouche.
- Si l'enfant exerce une trop forte pression quand il commence à téter, abaissez du doigt sa mâchoire inférieure en appuyant sur son menton tout en lui disant « ouvre » d'un ton posé et ferme. Ouvrez vous-même grand la bouche, l'enfant vous imitera.
- Si vous avez toujours mal au mamelon, demandez à quelqu'un d'abaisser doucement la lèvre inférieure du bébé pendant qu'il tète et de vous dire si la langue de l'enfant est bien entre sa lèvre

inférieure et le sein. Si l'on ne voit pas la langue, il se peut que l'enfant la suce en même temps que le mamelon. Retirez l'enfant du sein et recommencez, en veillant à ce qu'il ouvre assez grand la bouche et que sa langue se trouve sous le mamelon, à l'avant de sa bouche, quand il prend le sein.

- Si le menton du bébé ne touche pas le sein, il ne pourra pas avoir une succion efficace. Retirez-le du sein et recommencez. Veillez à ce qu'il ouvre grand la bouche et rapprochez-le du sein, le menton en premier.

9. **Veillez à ce que la tétée soit efficace.** Quand un enfant tète vigoureusement, les muscles de son visage travaillent tellement que même ses oreilles bougent. Vous voyez les muscles des joues bouger et vous l'entendez déglutir. Quand la faim est moins forte, il commence à s'apaiser : il tète moins fort, il avale moins souvent et il prend plaisir à être tout contre le sein de sa mère. La plupart des bébés savent fort bien comment téter correctement dès la naissance. Il faut quelques jours à d'autres pour y parvenir, et vous pourrez appliquer les quelques suggestions ci-dessus, en faisant preuve d'attention et de patience. Mais ce sera un réel plaisir de contempler votre bébé pendant la tétée dès qu'il têtera bien.

10. **Laissez le bébé finir un sein avant de lui présenter l'autre.** Les premiers jours, au démarrage de l'allaitement, il est judicieux de donner les deux seins à chaque tétée. Si le bébé est bien positionné et qu'il prend bien le sein, il n'y a pas de raison d'interrompre la tétée. Du moment que l'enfant tète avec vigueur, laissez-le prendre le lait du premier sein jusqu'à ce qu'il s'en détache de lui-même, soit en le lâchant soit en s'endormant, et présentez-lui ensuite le deuxième sein. Parfois il le prendra, parfois il ne le prendra pas, ce n'est pas grave. Si l'enfant s'assoupit ou qu'il s'arrête de téter vigoureusement au bout de quelques minutes, il vaudra mieux lui faire reprendre le sein et l'inciter à continuer.

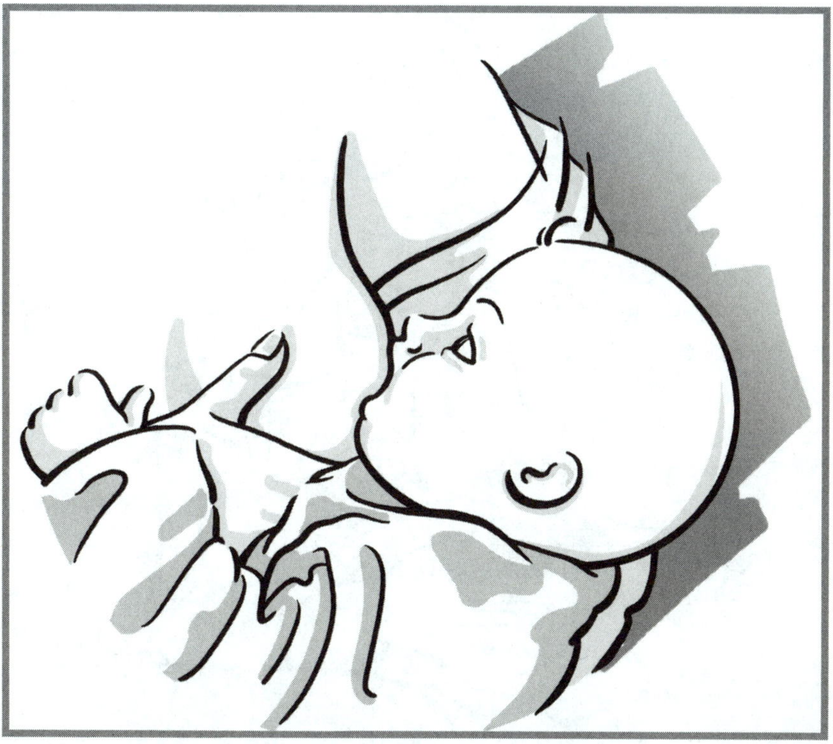

Le bébé prend une bonne « bouchée » de sein.

Soutenir le sein

Vous verrez sans doute des photos où la mère s'aide seulement de deux doigts pour placer le sein de manière que le bébé le prenne bien. On a recommandé cette technique à une époque, et certaines mères la trouvent pratique. On a cependant montré récemment que si la mère dispose le pouce et les doigts en « C » ou en « U » pour soutenir le sein, elle évite d'exercer une pression sur l'aréole ou de pincer son mamelon. Tenez par exemple le sein de telle manière que la plus grande partie du sein soit alignée avec la plus grande partie de la bouche de l'enfant. En d'autres termes, adoptez la position en « C » quand vous tenez le bébé en face de vous et la position en « U » quand le bébé prend le sein de côté, dans la position ballon de rugby par exemple.

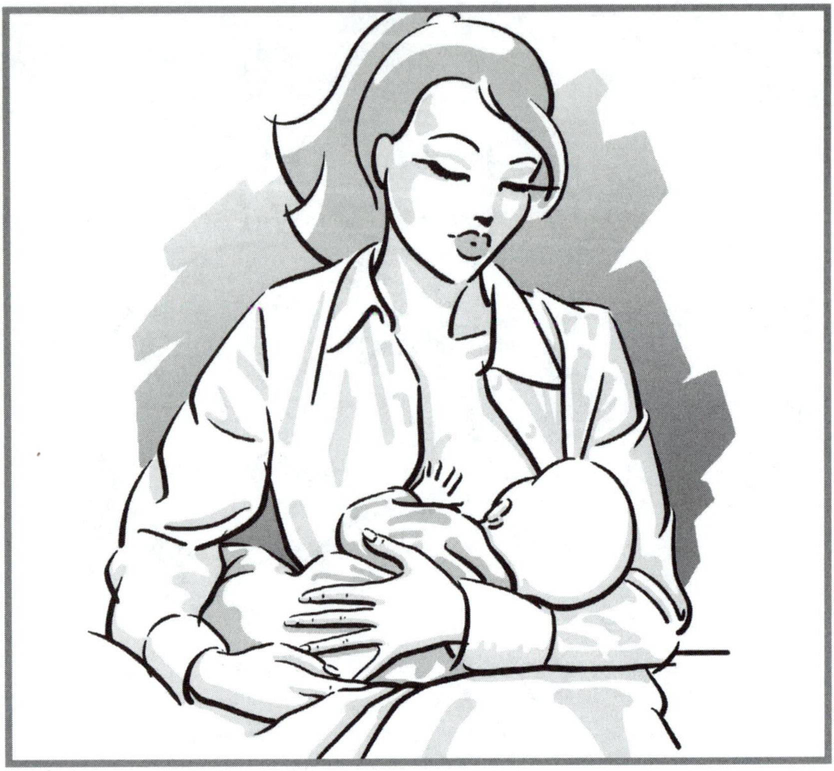

Position en madone, ou en berceau.

Autres positions d'allaitement

Il est utile de connaître différentes positions pour allaiter votre bébé : vous pourrez alors trouver celle qui vous convient le mieux.

S'allonger pour allaiter

Il est très utile de savoir comment allaiter allongée. Vous pourrez vous reposer plus longtemps les premières semaines en allaitant votre bébé alors que vous êtes couchée. Il vous faudra des coussins pour que vous-même et votre bébé puissiez vous appuyer. Un peu d'aide sera nécessaire au début jusqu'à ce que le bébé soit bien positionné et qu'il puisse bien prendre le sein. Allongez-vous sur le côté, un coussin sous la tête. Le bébé sera allongé sur le côté en face de vous, la bouche alignée avec votre mamelon et les genoux contre votre corps. Vous verrez bien quelle est la position la plus agréable : quand le bébé est allongé sur le lit ou quand vous passez le bras sous son corps. Adossez-vous confortablement aux coussins. Présentez à l'enfant le sein que vous soutenez, les doigts par-dessous et le pouce par-dessus, loin derrière l'aréole. Incitez le bébé à bien prendre le sein, comme on l'explique plus haut. Attendez qu'il ouvre grand la bouche. Rapprochez-le rapidement de vous : il peut alors prendre facilement le sein et avoir une succion efficace.

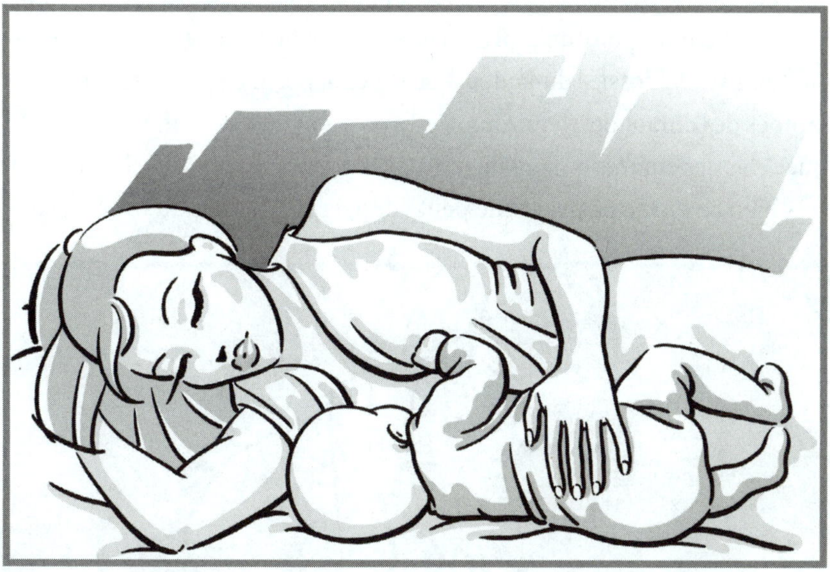

Allaiter en position allongée.

Quand l'enfant a commencé à téter, vous pouvez lui mettre un coussin dans le dos pour le caler et glisser le bras sous le coussin sur lequel repose votre tête si vous vous sentez mieux ainsi. Vous pouvez aussi mettre un coussin entre vos genoux. Pour changer de côté, soulevez l'enfant et tapotez-lui le dos pour voir s'il a besoin de faire un rot ; couchez-le de nouveau sur le sein et changez de position en roulant sur le dos. C'est une technique particulièrement adaptée aux femmes qui ont eu une césarienne ; à l'hôpital, les barrières latérales du lit vous aideront à rouler sur vous-même.

Position en ballon de rugby

Vous et votre bébé pouvez aussi adopter la position en ballon de rugby. Asseyez-vous dans un fauteuil ou dans un canapé, mettez le bébé à côté de vous, les jambes sous vos bras et la tête près de votre sein. Soutenez-lui la tête en plaçant les doigts sur sa nuque et sur ses épaules. Des coussins vous permettront de mettre le bébé à hauteur du sein. Quand vous rapprochez l'enfant pour qu'il prenne le sein, vérifiez que ses pieds ne poussent pas sur le dossier du fauteuil ou du canapé. Si c'est le cas, relevez les jambes de l'enfant derrière vous. Cette position est particulièrement indiquée chez les enfants qui ont du mal à prendre le sein : en effet, la mère voit très bien ce qui se passe, et elle peut corriger la position du bébé au sein.

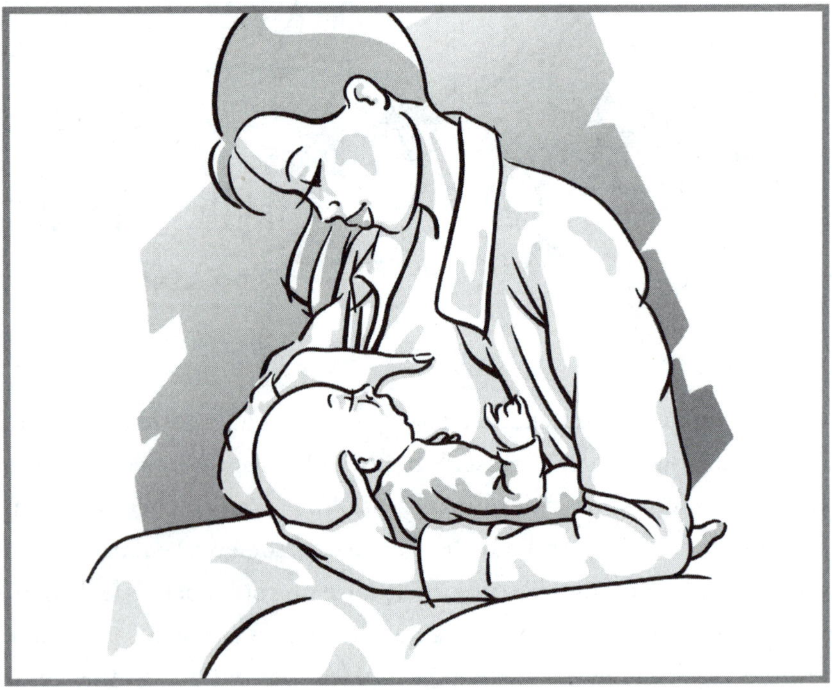

Position en ballon de rugby.

Position « madone inversée »

C'est la même que la position « madone » ci-dessus, à ceci près que vous tenez le bébé de l'autre bras. Pour donner le sein gauche, soutenez le sein de la main gauche et tenez le bébé de la main droite. Cette position vous permet de bien voir l'enfant qui prend le sein, et c'est sans doute la meilleure solution pour un prématuré ou pour un bébé qui a des difficultés à prendre le sein. Soutenez la tête de l'enfant en la posant sur la paume de votre main, le pouce et les autres doigts se trouvent sur sa nuque. Ne maintenez pas le bébé par l'arrière de la tête : il arrive en effet que l'enfant se rejette alors en arrière, et il a besoin d'avoir une bonne mobilité de la tête pour pouvoir téter. On peut aussi mettre sous le corps du bébé des coussins qui supportent son poids et qui le mettent à hauteur du sein. La position de la main en « U » vous permet d'avoir le coude sur le côté. La main du côté du sein vous servira à le soutenir.

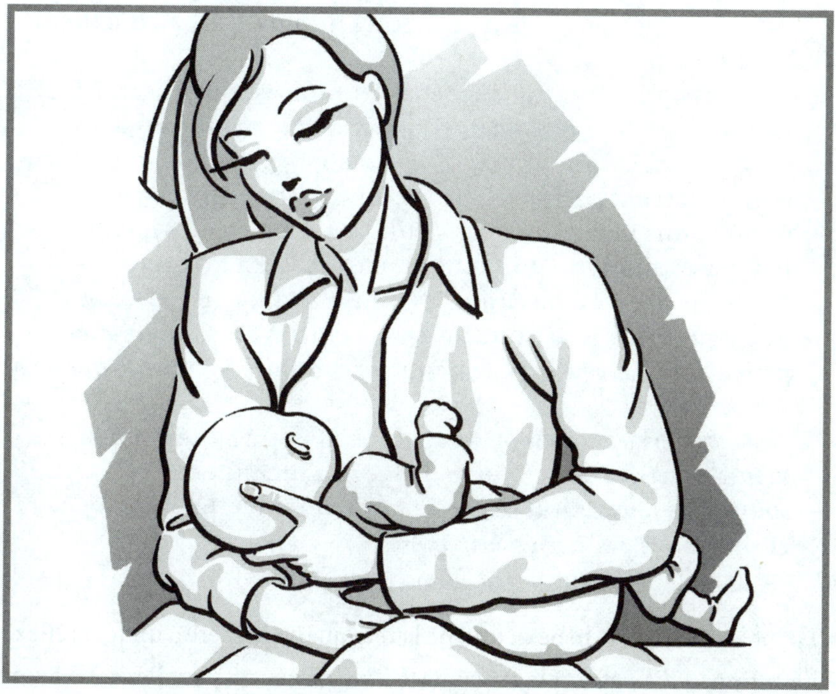

Madone inversée.

Le réflexe d'éjection du lait

Quand le bébé a tété avec vigueur quelques minutes, la mère a souvent une sensation de fourmillement, et elle remarque une forte montée de lait. Les spécialistes appellent cela le réflexe d'éjection. Il apparaît plusieurs fois au cours d'une tétée, et les mères remarquent que l'autre sein coule quand ce réflexe a lieu. On voit à la réaction du bébé que le réflexe d'éjection a eu lieu, car il se met à déglutir plus fréquemment. Même si vous n'avez pas la sensation d'un fourmillement au sein ou même pas de sensation particulière, car cela est possible, vous saurez que ce réflexe a eu lieu en observant la manière dont votre bébé tète et avale. Il arrive que le réflexe se déclenche quand on entend l'enfant pleurer, bien avant de commencer à lui donner le sein.

« Pour mon quatrième enfant, les tétées tranquilles sont rares, souvent, c'est dans l'écharpe de portage quand je fais la cuisine, sur les genoux quand je joue avec les grands. C'est bien souvent la course !

Mais il faut une « pause tétée d'amour » au moins une fois par jour : un moment de pure douceur et de bonheur qu'on s'accorde. Allongée sur mon lit, je laisse mon petit bonhomme venir se lover contre moi, et là, c'est un doux frémissement qui monte dans mes seins, le lait jaillit en même temps qu'une bouffée d'amour envahit tout mon corps. C'est avec cette tendresse et cet amour dans les mains et dans les yeux que je dévisage et que je détaille toutes les parties du corps de mon petit être ; émerveillée, je le découvre chaque fois comme après sa naissance.

Son grand frère arrive à mes côtés et notre bulle d'amour s'élargit, cet élan d'amour se dirige maintenant vers lui. Je soupire de joie devant ce visage rayonnant qui m'invite à jouer et rire. Ah, le bonheur d'être mère ! »

Delphine, Trélazé, Maine-et-Loire

Il peut arriver que le bébé détourne la tête quand la mère a un fort réflexe d'éjection, qu'il s'étrangle et se mette à recracher un peu. Pensez à avoir un linge propre à proximité, pour mettre sous le sein qui va continuer à couler quand vous relevez votre bébé pour qu'il reprenne son souffle.

La sensation de fourmillement ou de tension est parfois très forte, surtout les premières semaines. Certaines mères, au contraire, ne sentent pas du tout le réflexe d'éjection, mais il y en a toujours un si le bébé tète bien.

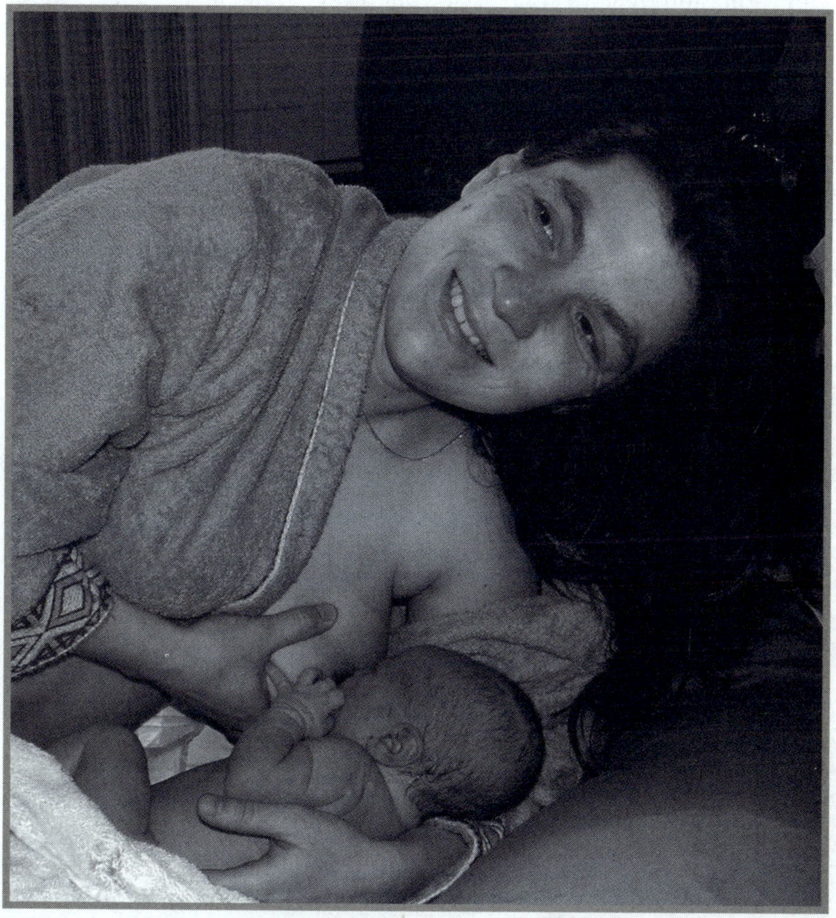

Dès les premières heures…

Engorgement : la montée de lait

Vous avez du lait en quantité, c'est la « montée de lait », deux à six jours après l'accouchement. Avant cela, votre enfant a pris le colostrum, le

« premier lait », qui lui donne non seulement toute la nourriture dont il a besoin, mais aussi des éléments qui le protègent des infections. Il faut environ deux semaines pour que le colostrum se transforme peu à peu en lait mature.

Plusieurs facteurs déterminent le moment où la montée de lait a lieu. La production de lait est favorisée quand on allaite le bébé juste après l'accouchement et souvent, quand l'accouchement n'est pas médicalisé et quand votre bébé est à vos côtés. Tout ira mieux si vous vous sentez bien. Il suffit souvent de se retrouver dans le cadre familier de sa maison, de pouvoir câliner le bébé et de lui donner souvent le sein.

Quand vous avez du lait en quantité, vous pouvez avoir l'impression que vos seins sont prêts à éclater. Vous seriez capable d'allaiter des jumeaux, voire des triplés ! Cette impression est due au sang qui afflue vers les seins pour que le nouveau-né ait suffisamment à manger. C'est comme un général qui commande son armée : il met en ligne toutes ses forces pour qu'elles soient opérationnelles. Le sang supplémentaire et le gonflement de certains tissus permettent la montée de lait. Certaines mères ont une montée de lait modérée, d'autres ont des engorgements à chaque enfant. Mais si votre bébé a tété vigoureusement et souvent depuis sa naissance, il est possible que cette montée de lait passe inaperçue, et que vous n'ayez aucun engorgement.

Si tout se passe normalement, l'impression d'avoir les seins tendus ne durera que quelques jours. Il est très important de continuer à allaiter souvent le bébé, au moins toutes les deux heures : les seins seront mieux drainés, ce qui limite la congestion. Vous pouvez atténuer la sensation désagréable en prenant une douche chaude et en allaitant ensuite.

Il arrive cependant que la sensation d'avoir les seins tendus précède un engorgement : les seins deviennent alors durs et douloureux. La mère peut aussi avoir un peu de fièvre. L'expérience a montré qu'il suffit parfois d'appliquer des compresses chaudes et humides et d'exprimer un peu de lait avant la tétée pour soulager l'engorgement. On peut aussi avoir recours à des sachets de glace ou de petits pois congelés enveloppés dans un linge pour limiter l'œdème entre deux tétées.

Un massage doux du sein peut aussi soulager l'engorgement. Il arrive que celui-ci soit limité à une partie du sein, par exemple à la partie supérieure vers le bras. Appuyez la paume de la main sur le sein en direction du mamelon. L'effet sera plus net si vous le faites sous la douche ou si vous faites couler l'eau sur le sein au-dessus d'une cuvette d'eau chaude.

Les feuilles de chou sont un remède traditionnel contre l'engorgement. Elles peuvent être soit froides soit à température ambiante. Rincez les feuilles, retirez la nervure principale et faites un trou pour le mamelon. Appliquez-les directement sur les seins, sous le soutien-gorge. En deux ou trois heures, les feuilles de chou ramollissent et flétrissent : changez-les alors. Remettez-les en place après chaque tétée ; vous pouvez les garder jusqu'à huit heures ou jusqu'à ce que les seins soient soulagés. Il vaut mieux ne pas utiliser plus longtemps les feuilles de chou, cela pourrait diminuer la quantité de lait que vous produisez.

L'engorgement peut aussi rendre le mamelon plat : le sein est si tendu qu'il n'y a plus aucun relief, et l'enfant peut alors avoir des difficultés à bien le prendre. Pour y remédier, il peut être utile de vous masser les seins ou d'exprimer du lait, à la main ou au tire-lait. On objecte parfois qu'on risque ainsi d'augmenter la production de lait, même si on n'exprime qu'une petite quantité de lait, et de provoquer un engorgement. C'est inexact. L'enfant qui prend bien le sein l'assouplit en le drainant, et cela suffit parfois à remédier au problème. On peut aussi appliquer sur le mamelon un linge froid ou un sachet de glace pour le faire ressortir.

« Quentin s'est annoncé un peu plus tôt que prévu. Suffisamment pour que son arrivée parmi nous soit marquée par le protocole des 36 SA, c'est-à-dire un test de dextro (glycémie capillaire) toutes les trois heures le premier jour, puis toutes les six heures le jour suivant. La recommandation qui m'avait été faite péremptoirement était qu'il ne mange pas dans l'heure précédant le prélèvement. Je suis scrupuleusement ces

recommandations, mais le personnel soignant, débordé, n'est pas toujours à l'heure pour faire le prélèvement, et les tétées sont parfois espacées de quatre heures. Difficile de faire des tétées à la demande…

Sous l'effet de la montée de lait, mes seins durcissent, ils gonflent et passent de la taille de petits pomélos à celle d'un gros melon, puis, au bout de vingt-quatre heures, d'une petite pastèque. Sous mes aisselles, des boules se forment, de la taille d'une balle de ping-pong puis d'une balle de tennis. Je deviens un peu fébrile, et ma peau devient hypersensible au toucher. Mon petit bout n'arrive pas à bien prendre le sein : des cloques commencent à se former.

Je me souviens vaguement qu'on peut se soulager en appliquant du chaud juste avant et du froid entre les tétées. J'applique des gants de toilette passés à l'eau froide et je me masse les seins sous la douche chaude : l'eau devient jaune doré. Je continue en me penchant au-dessus du lavabo tout en massant, j'ai l'impression de vider des litres tant ça coule, et enfin mon fils peut prendre le sein aisément, d'abord d'un côté et le lendemain des deux côtés. Pendant les tétées, je me masse instinctivement en faisant des ronds sur les « boules » dures que je sens, et de la base de la poitrine vers le mamelon. Vers le quatrième jour, je pousse un ouf de soulagement : mes seins ont enfin retrouvé un aspect normal et les tétées sont plus paisibles. »

Myriam Loreau, de Saint-Michel-sur-Orge

On peut aussi assouplir l'aréole par « pression inversée », juste avant la tétée pour faciliter la prise du sein quand le sein est très tendu. Voici la technique pour assouplir l'aréole : poser la pulpe des doigts à plat sur l'aréole à la base du mamelon comme les pétales d'une fleur, ou poser les doigts à plat de chaque côté du mamelon et exercer une pression douce vers l'intérieur du sein pendant quelques secondes, et recommencer en décalant les doigts pour faire le tour de l'aréole. L'œdème est alors supprimé, l'aréole devient plus souple et le réflexe d'éjection se déclenche. Le bébé peut alors mieux prendre le mamelon en bouche et la succion est plus efficace. Si le sein est très dur, on fera aussi un appui pour placer le menton du bébé sur le sein. L'assouplissement par « pression inversée » est utile avant chaque tétée aussi longtemps que l'engorgement dure (Jean Cotterman, infirmière diplômée et consultante en lactation, a développé la technique API, aussi connue sous le nom anglais *reverse pressure softening*).

Lorsque le sein est très engorgé, dur et douloureux, le médecin pourra prescrire un anti-inflammatoire compatible avec l'allaitement pour soulager l'engorgement et y remédier.

Les coquilles d'allaitement en plastique rigide peuvent aider à faire ressortir les mamelons plats si vous les portez une demi-heure avant la tétée. On a aussi proposé d'utiliser un tire-lait quelques minutes pour faire ressortir les mamelons plats, et remédier à l'engorgement.

La maternité propose parfois des bouts de seins en silicone quand le bébé a du mal à prendre le mamelon. Comme les bouts de seins peuvent causer par la suite plus de problèmes qu'ils ne comportent d'avantages, on préférera d'autres techniques pour faciliter la mise au sein.

Deux mois après son accouchement, Hélène Chazal (Chantilly, Oise) garde un vif souvenir de son engorgement et de l'aide qu'elle a reçue :

« *Je n'étais pas du tout préparée à la montée de lait qui, dans mon cas, a été fulgurante : ma poitrine a triplé de volume la nuit en quelques heures, des ballons de rugby durs comme de la pierre. C'était le troisième jour après mon accouchement, je ne comprenais pas ce qui m'arrivait, et en plus du baby blues, j'ai dû faire face aux infirmières qui voulaient donner des biberons de complément, entendre des conseils aberrants sur l'allaitement et subir le « massage » d'une infirmière qui m'a compressé le sein, j'en ai crié de douleur. Le résultat, c'est une inflammation qui persiste encore à cet endroit chaque fois que mes seins se « remplissent ». Heureusement, ce jour-là, j'ai eu l'aide d'une sage-femme extraordinaire qui s'y connaissait en allaitement, elle m'a soulagée en me massant les aréoles pendant près de deux heures, et elle m'a appris ce geste qui me sert encore aujourd'hui. J'avais également gardé sur moi le numéro d'une animatrice de La Leche League que j'avais rencontrée pendant ma grossesse. Son aide m'a été précieuse à ce moment et aussi au retour à la maison, car je l'ai appelée plus d'une fois ! Ces personnes ont sauvé mon allaitement, je leur en suis extrêmement reconnaissante.* »

Combien de temps dure une tétée ?

À une époque, on recommandait que les premiers jours, la mère ne donne le sein que trois ou quatre minutes de chaque côté à chaque tétée. Le but était d'éviter les douleurs aux mamelons. Mais quand on allaite souvent (toutes les deux heures environ, en comptant du début d'une tétée au début de la tétée suivante), on ménage aussi le mamelon et on stimule par ailleurs la production du lait tout en évitant que le taux de bilirubine soit trop important chez l'enfant.

On sait aujourd'hui qu'une bonne position du bébé au sein et une bonne technique de prise du sein sont les meilleures garanties contre les douleurs aux mamelons : il n'est donc pas nécessaire de limiter la durée d'une tétée pour éviter les douleurs.

La durée d'une tétée dépendra de l'intérêt que montre l'enfant et de sa réaction. En général, le bébé tète avidement, déglutit souvent pendant les dix ou vingt premières minutes. Le flot de lait diminue ensuite et il commence à somnoler ou à montrer moins d'intérêt. C'est le bon moment pour changer de sein. Vous pouvez en profiter pour lui faire faire son rot, ou pour le changer avant de le mettre à l'autre sein. Vous pouvez le laisser au deuxième sein aussi longtemps qu'il tétera efficacement.

Retirer l'enfant du sein

Si vous devez interrompre une tétée alors que l'enfant tient fermement le mamelon, retirez-le du sein en lui glissant doucement le petit doigt entre les gencives. Évitez de retirer l'enfant du sein sans rompre la succion : cela pourrait être douloureux et endommager le mamelon.

Un côté ? Deux côtés ?

Les premiers jours, la plupart des femmes préfèrent proposer les deux seins à chaque tétée. Le bébé qui tète stimule la production du lait, et les seins n'auront pas tendance à être trop pleins si on donne les deux seins à chaque tétée.

Veillez à ne pas toujours présenter le même sein en premier. Si vous avez par exemple commencé par le premier sein et continué par le deuxième à une tétée, présentez d'abord le deuxième la fois suivante. Les idées ne manquent pas pour se rappeler quel côté présenter : une épingle de sûreté sur le soutien-gorge, un bracelet ou une bague qu'on change de côté, etc. Si vous ne vous en souvenez plus, votre bébé et vous-même vous apercevrez vite que vous avez commencé par le « mauvais » côté. Ne vous inquiétez pas, ça arrive !

« Vider le sein »

Quand tout se passe normalement, que l'enfant tète souvent et avec efficacité, la mère n'a pas besoin de s'inquiéter que ses seins soient « vidés ». Mais si le bébé a des difficultés pour bien téter, il faudra peut-être exprimer du lait après chaque tétée pour que la stimulation soit suffisante et pour produire assez de lait.

La recherche sur la lactation montre que vider les seins contribue à stimuler la production du lait. En d'autres termes, s'il reste une grande quantité de lait dans les seins après une tétée, les seins vont produire moins de lait pour les tétées suivantes. Cela permet à un enfant qui tète efficacement de réguler la quantité de lait que produit sa mère pour couvrir ses besoins. La mère peut cependant produire moins de lait si le bébé s'endort régulièrement avant d'avoir pris assez de lait, s'il ne prend pas bien le sein ou s'il a subi un traumatisme à la naissance ou s'il a un problème physique qui rend sa succion peu efficace. Si cela arrive, vous avez tout intérêt à vous mettre en relation avec quelqu'un qui connaît les situations où l'allaitement est difficile : vous pourrez alors augmenter la quantité de lait que vous produisez et donner à votre enfant votre propre lait jusqu'à ce qu'il puisse téter avec efficacité.

Nettoyer les mamelons

Il n'est pas nécessaire de prendre des mesures particulières, ni avant ni après la tétée, pour que vos mamelons soient propres. Les glandes de Montgomery qui entourent le mamelon sécrètent une substance qui lubrifie la peau et empêche les bactéries de se développer. Quand vous prenez une douche ou un bain, veillez à ne mettre que de l'eau sur vos seins et vos mamelons ; en effet, le savon pourrait dessécher la peau. Il est important que vous vous laviez les mains avant la tétée, en particulier quand vous êtes à l'hôpital.

Le rot

Un bébé qui tète avale parfois de l'air qu'il faut faire sortir en lui faisant faire un rot s'il semble mal à l'aise. Vous apprendrez vite par vous-même si votre enfant a besoin de faire un rot et à quel moment. Il y a des bébés qui semblent n'avoir jamais besoin de faire de rot, alors que d'autres avalent régulièrement de l'air quand le sein de leur mère est très plein et que le lait arrive vite. Un bébé glouton aura sans doute besoin de roter plus que d'autres. Si votre bébé est agité, pensez à lui faire faire un rot.

Il y a mille et une manières de faire faire son rot au bébé. Vous pouvez mettre l'enfant sur votre épaule et lui tapoter le dos. Un lange ou un morceau de tissu propre que vous aurez mis sur l'épaule absorbera le lait régurgité. Il suffit de porter le bébé plus ou moins à la verticale pour que les bulles d'air remontent facilement. Une autre technique qui a fait ses preuves consiste à asseoir le bébé sur les genoux et à le pencher vers l'avant au niveau des hanches tout en lui tapotant ou en lui frottant le dos. S'il est tout petit, pensez à lui soutenir la tête et le dos et ne le maintenez dans cette position que quelques secondes. Vous pouvez aussi mettre le bébé à plat ventre sur vos genoux, en lui frottant ou en lui tapotant le dos. Essayez de lui faire faire un rot quand vous le changez de côté lors de la tétée, et recommencez une fois qu'il a fini la tétée. Si le rot ne vient pas au bout d'un certain temps, n'insistez pas, sauf s'il est agité. Vous pourrez réessayer plus tard.

Si le bébé fait un gros rot, il voudra peut-être à nouveau du lait. Il se peut que la grosse bulle d'air lui ait donné l'impression d'être rassasié bien qu'il ne le soit pas. Si le bébé s'endort en tétant, il est inutile de le déranger pour lui faire faire son rot.

Hoquet

Quelques mots ici du hoquet. Les tout jeunes bébés ont tendance à avoir le hoquet, souvent après chaque tétée. Ne vous inquiétez pas, c'est tout à fait normal et cela gêne plus les parents que le bébé. Souvenez-vous : il avait sans doute déjà le hoquet dans votre ventre. Si vous le voulez, vous pouvez mettre le bébé au sein quelques minutes. Il arrive alors que le hoquet s'arrête.

Routines hospitalières

Les hôpitaux font de leur mieux pour les patients, mais il est fréquent que leur taille et que leur bureaucratie se mettent en travers de leurs bonnes intentions et de vos besoins. Soyez prête à exprimer ce que vous désirez : il suffit parfois de redemander quelque chose pour l'obtenir. Une mère raconte que lorsqu'on lui disait « Je suis désolée, ça n'est pas possible », elle répondait qu'elle ne voulait pas qu'on enfreigne les règlements de l'hôpital, mais qu'elle souhaitait parler à quelqu'un qui puisse les changer. On a transmis sa demande, et il a été finalement possible de résoudre le problème.

Flore, de Paris, constate que les pratiques sont en train d'évoluer dans les maternités. Les idées de l'IHAB[1] font leur chemin :

« L'importance de ne pas séparer la mère et le bébé est désormais connue, bien plus qu'à la naissance de mon aîné il y a quatorze ans. Lors de la naissance à l'hôpital de mon petit numéro 4, j'ai rencontré un grand respect de mes demandes, formulées avec le sourire… et toute la confiance en soi que donnent trois maternités épanouies. Il n'a pas été question de séparer mon tout-petit de moi à sa naissance, malgré son très petit poids. Et les soins donnés en routine ont pu être différés, voire supprimés. Il a d'abord rencontré sa maman, on m'a donné un drap chaud pour le recouvrir, puis il a tranquillement tété. Longtemps après sa naissance seulement, on l'a pesé et mesuré. Lorsque j'ai demandé à l'habiller moi-même avant de sortir du bloc, cette demande inhabituelle n'a rencontré aucun obstacle et on n'a vérifié sa glycémie qu'au retour à la chambre, et toujours au sein. Les routines hospitalières ont pu être aménagées sans heurt et très simplement, parce que mes demandes ont été entendues. Comme la glycémie de mon petit n'était pas bonne, la pédiatre alertée est venue me proposer différents compléments pour y remédier. J'ai alors demandé à tirer mon lait pour le donner à la seringue à mon bébé. La pédiatre, pas très convaincue, me fait remarquer qu'il est presque impossible de tirer du colostrum à J0, que je n'aurai que trois gouttes… Avec un grand sourire, je relève le défi : « On parie ? » On m'apporte un tire-lait double pompage du tonnerre, et un quart d'heure plus tard, je donne à la seringue les 20 millilitres que j'ai tirés… Là encore, ma détermination confiante a convaincu et elle a emporté le morceau ! J'ai même reçu les félicitations de la pédiatre, épatée ! »

1. IHAB = Initiative Hôpital ami des bébés ; c'est un programme commun à l'Organisation mondiale de la santé et à l'Unicef dont le but est de réunir les meilleures conditions pour démarrer l'allaitement maternel à la naissance dans les établissements de santé.

Une aide est parfois nécessaire

Il faut parfois de l'énergie pour s'affirmer, et il arrive que ce soit trop vous demander à un tel moment. Votre compagnon peut vous seconder pour aménager ou pour contourner une routine qui entrave les efforts que vous faites pour allaiter. Vous êtes prise par les soins au bébé, lui pourra se charger de la bureaucratie et des règlements qui se mettent en travers de votre chemin. C'est de votre bébé qu'il s'agit, il arrive qu'on le perde de vue dans le délicat équilibre entre le point de vue de l'institution et celui des parents.

Pas de compléments – allaiter souvent

À l'hôpital, il faudra peut-être répéter inlassablement que vous ne souhaitez pas qu'on donne une tétine à votre bébé, ni d'eau ni de lait artificiel, et que vous voulez pouvoir l'allaiter souvent. C'est important parce que les tétines et le lait artificiel en complément sont les principaux obstacles à ce que vous ayez suffisamment de lait. Les risques d'ictère seront aussi moindres si vous allaitez souvent le nouveau-né. La quantité de lait que vous produisez dépend de ce que prend votre bébé : plus il tète, plus vos seins produisent de lait. Si on lui donne du lait artificiel, il prendra moins de lait au sein.

L'ANAES (Agence nationale d'accréditation et d'évaluation en santé) le dit dans ses recommandations de 2002 : « Il n'y a pas lieu de donner des compléments (eau, eau sucrée, substitut de lait) à un nouveau-né exclusivement allaité. L'introduction de compléments perturbe le bon déroulement de l'allaitement maternel et entraîne un sevrage plus précoce. »

Votre bébé peut aussi être dérouté si on lui donne une sucette avant qu'il sache bien téter. Le bébé utilise autrement la langue, les joues et la bouche quand il prend une tétine. Si on lui donne à ce moment le biberon ou une sucette, il pourra être très difficile de lui apprendre à bien téter. La sucette peut aussi perturber sa demande : un très jeune bébé peut être trompé par la succion « à vide » d'une sucette… et en oublier de réclamer à manger. Cela peut même avoir une incidence sur sa prise de poids, à un moment où téter fréquemment est essentiel pour stimuler la production lactée et lui permettre d'obtenir la quantité de lait dont il a besoin.

Si votre bébé ne dort pas dans la même chambre que vous, assurez-vous que tout le monde sait que vous souhaitez qu'on vous amène le bébé chaque fois qu'il veut téter, c'est-à-dire au moins toutes les deux heures le jour et chaque fois qu'il se réveille la nuit. Les bébés veulent téter très souvent la première et la deuxième nuit qui suivent la naissance ; cela vous aide à produire du lait. Les nouveau-nés ont besoin de téter la nuit et si on ne vous amène pas l'enfant, on lui donnera sans doute un biberon d'eau ou de lait artificiel à la nursery.

Le nouveau-né dans votre chambre

On peut éviter les problèmes dus aux routines hospitalières si le nouveau-né est dans la même chambre que sa mère : votre bébé est alors près de vous presque tout le temps. Vous vous occupez de votre bébé et d'autres s'occupent de vous.

« J'ai accouché de mon fils dans une maternité que j'avais choisie parce qu'elle pratiquait l'accouchement physiologique et qu'elle soutenait l'allaitement. J'avais lu beaucoup de choses sur le cododo durant ma grossesse ; dès que j'ai pu, j'ai gardé mon fils dans mon lit à la maternité (j'étais en chambre individuelle). Le quatrième jour en fin de matinée, alors que nous sommeillions tous les deux, le pédiatre entra dans la chambre pour les vérifications de routine. Mon fils et moi étions endormis l'un contre l'autre dans le même lit : la tête de Rowan était tournée vers la porte, il n'était manifestement pas en train de téter. J'ai regardé le pédiatre en m'attendant à une critique sur cette position « dangereuse ». Au lieu de ça, le médecin m'a seulement dit en souriant : « Vous avez tout compris : quand le bébé dort, la maman dort. C'est comme ça qu'on tient le coup ! » »

Chloé Terrier, Villejuif, Val-de-Marne

Le bébé qui dort, le bébé qui pleure

Si vous partagez la même chambre que votre bébé ou au moins si vous pouvez l'allaiter à la demande, vous ne rencontrerez pas les problèmes causés par le respect d'horaires de tétées arbitraires de l'hôpital. Il peut cependant arriver que votre bébé ne se réveille pas aussi souvent qu'il le devrait. Un nouveau-né doit téter au moins huit à douze fois en vingt-quatre heures.

Si votre bébé a dormi plus de deux ou trois heures d'affilée, essayez de le réveiller doucement. Un nouveau-né sera gêné qu'on le manipule brusquement, mais vous pouvez le bouger doucement, lui frotter la tête, lui parler, lui caresser la joue avec votre mamelon ; vous pouvez lui frotter les pieds ou souffler dessus.

Vous pouvez aussi asseoir le bébé sur vos genoux, son menton dans votre main, et le tirer vers l'avant par les hanches. Il suffira généralement de quelques secondes pour qu'il se réveille. Si ça ne marche pas, faites courir vos doigts le long de sa colonne vertébrale, ou faites-le doucement passer de la position horizontale à la verticale en lui tenant la tête dans une main et les fesses dans l'autre.

Vous pouvez aussi essayer de le déshabiller ou de changer sa couche. Si rien ne le réveille, attendez une demi-heure environ et réessayez. Si l'infirmière vient pour l'emporter à la nursery, dites-lui que votre bébé ne s'est pas réveillé pour téter et que vous souhaitez qu'on vous l'apporte pour qu'il tète dès qu'il se réveille. Il doit être clair que vous ne voulez pas qu'on donne le biberon à votre bébé à la nursery.

Si votre bébé est proche de vous, vous pourrez également remarquer les signes qu'il émet, sans nécessairement se réveiller, montrant qu'il est prêt à téter : yeux qui bougent sous les paupières fermées, petits mouvements de succion, légères mimiques, mouvements des bras et des jambes… Pour un bébé qui dort beaucoup et ne tète peut-être pas assez, il peut être bon, voire nécessaire, de lui proposer le sein quand on remarque ces « signes d'éveil », sans attendre qu'il se réveille, car justement, certains bébés ne se réveillent alors pas et repartent pour un nouveau cycle de sommeil, sans avoir réclamé à téter.

Si, pour une raison ou pour une autre, votre bébé pleure beaucoup avant que vous ne puissiez lui donner le sein, prenez le temps de le calmer pour qu'il soit prêt à téter. Bercez-le ou mettez-le sur votre épaule en lui tapotant le dos. Chantez-lui un air doux, il se calmera en entendant votre voix familière. Présentez-lui ensuite le sein ; vous verrez bien s'il s'apaise et s'il commence à téter. S'il n'est pas encore prêt, refaites vos gestes doux quelques minutes encore pour l'aider à se calmer. C'est pour cette raison qu'il est important de donner le sein à votre bébé dès qu'il montre des signes d'éveil, et surtout sans attendre qu'il pleure. La plupart des bébés lorsqu'ils pleurent sont complètement désorganisés, et il faut alors passer un long moment à les calmer avant qu'ils ne soient capables de téter efficacement.

Que le bébé soit endormi ou qu'il pleure, vous pouvez mettre quelques gouttes de votre lait sur ses lèvres pour lui donner envie de téter. Vous pouvez aussi caresser son nez ou ses lèvres avec votre mamelon : l'odeur de votre mamelon et du lait pourra l'inciter à téter. Il n'est pas conseillé de mettre autre chose sur le mamelon pour inciter le bébé à le prendre. C'est inutile, et un bébé sensible pourra réagir à des produits pouvant contenir des impuretés et provoquer des problèmes ; on peut par exemple trouver certaines spores du botulisme dans le miel, ce qui peut être très dangereux pour un nouveau-né. Il est déconseillé de donner du miel aux enfants de moins de 1 an.

Matériel pour l'allaitement

L'expérience nous a montré que l'allaitement pose rarement des problèmes si l'on suit les règles simples et physiologiques de son fonctionnement. Il y a cependant des situations où du matériel est utile.

Tire-lait

Les mères qui allaitent n'ont pas toutes besoin d'un tire-lait. Si une femme a besoin de tirer son lait pendant peu de temps, elle pourra apprendre les techniques d'expression manuelle. Il y a cependant des cas où un tire-lait est utile, par exemple quand une mère recueille son lait pour un prématuré ou quand l'enfant est malade, quand une mère reprend son travail ou quand la mère et son enfant sont séparés pour d'autres raisons. La question sera abordée plus en détail au chapitre 6.

À l'hôpital, on pourra vous conseiller d'utiliser un tire-lait pour soulager l'engorgement. Si vous l'utilisez dans ce but, veillez à ne tirer que la quantité nécessaire pour assouplir le sein afin que le nouveau-né puisse saisir le mamelon. Il suffira sans doute de le faire pour une ou deux tétées.

Coquilles d'allaitement

Ce sont des coquilles en plastique rigide qu'on recommande parfois d'utiliser pendant la grossesse pour corriger des mamelons plats ou rétractés. On peut les porter trente minutes environ avant d'allaiter pour faire ressortir le mamelon plat ou rétracté. Certains modèles ont de grandes ouvertures qui permettent à l'air de circuler tout autour des mamelons. Certains modèles appelés recueil-lait permettent de recueillir le lait qui coule entre les tétées. Seul le lait qui coule d'un côté pendant que le bébé tète de l'autre, et qui n'aura pas stagné dans les coquilles, pourra éventuellement être conservé et donné au bébé.

Bouts de sein

Le « bout de sein », sorte de tétine en silicone souple, est destiné à être posé sur le mamelon pendant la tétée. Un bout de sein peut être utile pour aider certains bébés à bien téter. Leur principale utilisation est de soulager la douleur des mamelons en cas de crevasses. Ce n'est cependant pas leur meilleur usage : il faut agir sur les causes de la crevasse pour qu'elle cicatrise.

On utilise aussi parfois les bouts de sein pour des bébés prématurés qui n'arriveraient pas à téter, mais on arrête généralement de le faire autour du terme.

Comme les bouts de sein ne sont pas sans effet sur l'allaitement, nous ne recommandons habituellement pas de les utiliser. Certes, il y a des situations inextricables où ils permettent de continuer l'allaitement. Mais attention : l'usage de bouts de sein diminue la quantité de lait que reçoit le bébé ; il peut être à l'origine d'une prise de poids insuffisante chez le bébé et d'une lactation plus faible chez la mère. Quelle que soit la raison pour laquelle on les a mis en place, on évitera donc de les utiliser chez un bébé né à terme les premiers jours de l'allaitement et lorsque la lactation est basse.

Pour limiter leurs inconvénients, on peut : les utiliser une tétée sur deux ou seulement au début de la tétée ; offrir des tétées fréquentes aux « signes d'éveil » et en faisant une compression du sein ; tirer le lait régulièrement et le donner au bébé en complément le cas échéant (DAL, seringue, pipette, SoftCup, tasse, doigt-paille, etc.) ; évaluer la quantité de lait que reçoit le bébé (en vérifiant les urines et selles, voyez le chapitre 4) et identifier les signes d'une bonne tétée ; sevrer le bébé du bout de sein en le retirant en cours de tétée quand le bébé est un peu endormi ou calme ou qu'il est déjà un peu repu.

Attention : il est aussi important d'adapter la taille du bout de sein au mamelon et à la bouche du bébé et de ne pas utiliser d'autres modèles que ceux en silicone mince.

Les bouts de sein sont comme une roue de secours ; il vaut mieux arrêter de les utiliser dès que possible en raison de leur effet possible sur la lactation.

Votre animatrice LLL ou une consultante en lactation est en mesure de répondre à vos questions sur les bouts de sein ; elle pourra vous proposer d'autres solutions pour que votre bébé apprenne à bien téter sans que vous ayez recours à un bout de sein.

Quitter l'hôpital

Certains pensent que la mère doit rester à l'hôpital deux ou trois jours, le temps de bien commencer l'allaitement. D'autres pensent que rien ne remplace l'atmosphère détendue qu'on peut avoir chez soi pour apprendre à connaître son bébé. En France, si la mère et le bébé vont bien, ils ont le droit légal de quitter la maternité dès la fin des deux heures de surveillance obligatoire suivant la naissance. Il est plus habituel de sortir le lendemain ou surlendemain de l'accouchement avec une hospitalisation à domicile ou une sage-femme libérale à domicile.

La mère qui quitte l'hôpital douze ou vingt-quatre heures après l'accouchement doit savoir qu'elle n'est pas entièrement remise de l'accouchement. Elle a besoin d'aide à la maison pour pouvoir se reposer et allaiter son bébé. Il lui sera utile d'être en contact avec une animatrice LLL ou une consultante en lactation, en cas de question ou de problème. On recommande que le bébé soit suivi par un professionnel de santé pendant les deux premières semaines pour vérifier qu'il prend suffisamment de poids et qu'il tète bien.

« Mon troisième enfant est né à l'hôpital. Comme je n'aime pas être séparée de mon mari ni de mes enfants et que je savais que je pourrais me reposer plus tranquillement à la maison (c'est un endroit où je me sens tellement bien), j'avais décidé de rentrer aussitôt que possible après la naissance. Mon fils est né à 3 heures et demie du matin. J'ai informé l'équipe soignante de mon désir de rentrer rapidement à la maison. Je l'ai d'ailleurs présenté comme un fait et pas du tout une demande. Comme je préférais montrer mon bébé à un pédiatre avant de partir et qu'il n'y avait pas de pédiatre la nuit sauf en cas d'urgence, j'ai accepté de dormir sur place quelques heures avec mon bébé. Le matin venu, j'ai de nouveau dit que j'avais l'intention de rentrer chez moi dans la matinée. Le temps de voir le pédiatre ainsi qu'un gynéco à la demande des sages-femmes, il était midi, j'ai donc mangé sur place. Nous sommes ensuite tranquillement rentrés à la maison, mon bébé, son papa venu nous chercher et moi-même. Cette manière de faire était visiblement inhabituelle

dans cet hôpital, on ne m'a pourtant pas spécialement mis de bâtons dans les roues. Il faut dire aussi que je savais que j'en avais le droit et que je n'ai pas hésité à faire remarquer que je connaissais parfaitement le comportement d'un bébé puisque je suis déjà maman de deux autres enfants, et que je n'avais pas besoin d'aide particulière pour l'allaitement puisque j'ai déjà allaité mes aînés avec succès (et avec l'aide de LLL). En fait, j'ai eu l'impression que leur plus grande crainte était que je ne puisse pas me reposer chez moi. Mais je savais que j'y arriverais avec l'aide de mon mari et de mes proches. Bien plus qu'à l'hôpital, où j'ai très mal dormi, entre le bruit, la lumière et les entrées dans la chambre. Mon troisième a ainsi quitté l'hôpital dix heures après sa naissance et il a pu faire connaissance de ses aînés dans le doux cocon de notre foyer. »

Sophie Petit, Aix-en-Provence, Bouches-du-Rhône

Les hôpitaux sont beaucoup plus tournés vers la satisfaction des usagers depuis un certain temps ; ils souhaitent savoir ce que les patients ont aimé et ce qu'ils n'ont pas aimé durant leur séjour. Si vous prenez quelques minutes pour écrire une lettre ou pour répondre à un questionnaire concernant vos préférences, vous pouvez encourager des pratiques que vous avez trouvées utiles et attirer l'attention sur celles qui devraient changer à votre avis. Vos suggestions peuvent faciliter les choses à d'autres mères qui accoucheront dans le même hôpital et, qui sait, vous trouverez peut-être l'atmosphère meilleure à votre prochaine visite.

Ne vous inquiétez pas si votre expérience à la maternité n'a pas été idéale ou si vous n'avez pas pu vous reposer. Votre séjour à l'hôpital, c'est maintenant du passé. Une fois chez vous, vous pourrez allaiter votre bébé. Des milliers de mères l'ont déjà fait, vous en êtes capable vous aussi.

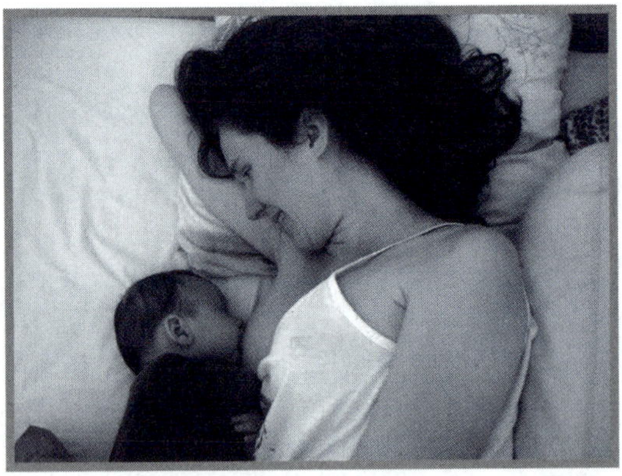

Les mères savent trouver une position confortable.

Chapitre 4

Chez vous avec votre bébé

Quelle joie quand le nouveau-né prend enfin sa place chez lui, à la maison, parmi les siens ! Tout est pour le mieux, vous êtes réunis. Mais ne vous étonnez pas s'il vous arrive de manquer d'assurance, voire par moments de paniquer. Vous devez désormais vous occuper de ce petit être vingt-quatre heures sur vingt-quatre, et il arrivera que vous vous sentiez démunie. Ayez confiance : vos talents de mère grandiront chaque jour, au fur et à mesure que vous connaîtrez mieux votre bébé.

La plupart d'entre nous sont passées par là : ce que vous ressentez, nous l'avons ressenti. Une des fondatrices de La Leche League se souvient amusée de sa maladresse quand elle et son mari sont arrivés à la maison avec le nouveau-né.

« J'ai toujours ce tableau en tête. Le bébé était dans le couffin que j'avais joliment décoré de dentelle, juste avant sa naissance. Elle pleurait tout ce qu'elle pouvait malgré tous les froufrous. Elle venait de téter et on l'avait changée, on s'attendait à ce qu'elle dorme. Je me rappelle avoir pensé : « Si seulement elle était plus âgée et qu'elle sache parler, elle pourrait me dire ce qui ne va pas. » Je ne connaissais malheureusement pas le B.A.-BA de la

communication avec un jeune enfant : le contact. Et c'est bien plus efficace que de parler ! Tout aurait été plus simple si je l'avais prise dans les bras. Au lieu de cela, je me sentais dépassée par les événements, déçue de moi-même et de mon bébé. »

N'oubliez pas que les quatre à six premières semaines qui suivent la naissance sont une période de transition, où vous apprenez à vous connaître. Votre bébé apprend à téter, et votre corps s'adapte pour produire le lait. Il n'est pas rare que tel jour, une mère ait l'impression que ses seins vont « exploser », et qu'elle panique quelques jours après, en pensant qu'« il n'y a plus rien dedans ».

Le bébé prend-il assez de lait ? Pourquoi pleure-t-il ? Combien de fois nous sommes-nous posé ces questions, et bien d'autres encore ! À un moment ou à un autre de ces premières semaines, la plupart d'entre nous se sont dit qu'allaiter était « infaisable ». Mais il a suffi des remarques d'un mari compréhensif ou de l'aide d'une autre mère qui allaite pour nous persuader de continuer quelques jours de plus.

Si vous avez des questions ou des inquiétudes, n'hésitez pas à appeler une animatrice LLL : elle pourra vous apporter une aide de mère à mère, vous écouter et vous donner des réponses rassurantes.

« *Je me souviens de ce retour à la maison. Si elle dormait toute la nuit, je m'inquiétais : est-ce que c'est normal ? Elle aurait dû me réveiller ! Si elle ne dormait pas, je m'inquiétais aussi : elle aurait dû dormir puisqu'elle avait été changée et nourrie ! Comment ça marche, un bébé ? Quelle est la clé pour le comprendre ? Dommage qu'elle ne soit pas née avec un mode d'emploi, ce serait plus simple… Manger à l'heure, dormir à l'heure, donner le bain à l'heure… C'était donc cela être maman, une suite de choses à faire… ? Il devait y avoir autre chose : où était cette vague d'amour qui devait nous soulever et nous emporter ? C'est aux réunions de La Leche League que j'ai appris à lâcher prise et que j'ai commencé à me laisser aller à l'aimer, simplement, avec mon instinct de jeune maman.* »

Armelle Girard, Haubourdin, Nord

Un bébé a besoin qu'on l'aime

Dans les moments de doute et d'angoisse, n'oubliez pas qu'un bébé a besoin qu'on l'aime. Il ne vous semblera plus si difficile de vous occuper du nouveau-né si vous gardez cela à l'esprit. Ce dont il a avant tout besoin, d'après les meilleurs spécialistes, c'est de « soins apportés avec amour ». Regardez votre bébé : il n'est jamais aussi heureux que quand il est blotti contre vous, qu'il tète souvent, peut-être toutes les heures. Ou quand vous le posez après la tétée et que vous le caressez pour qu'il s'endorme. Vous saurez ce que vous devez faire en voyant que votre bébé est satisfait, se sent bien et en sécurité.

> *L'enfant a des besoins qu'il faut satisfaire parce qu'il y va de sa survie. L'enfant apprend peu à peu la confiance quand les adultes comblent ces besoins chaque jour et chaque semaine, avec la constance et la rapidité qui conviennent.*
>
> James Kenny, psychologue clinicien qui a écrit de nombreux articles sur l'éducation de l'enfant, en collaboration avec sa femme, Mary

> *Le bébé humain, l'enfant de l'homme, a besoin qu'on le prenne dans les bras, il a besoin de pleurer pour rappeler à l'adulte cette exigence impérieuse : être entendu, apaisé, consolé. [...]*
>
> *Pourquoi s'arrêter à la notion de caprice et craindre d'être l'objet de la prétendue « tyrannie » des enfants ? Pourquoi ne pas aller au-delà et considérer qu'en leur répondant généreusement, nous serions plutôt en train d'œuvrer en faveur d'un supplément d'humanité qui fait terriblement défaut dans notre monde. Pourquoi ne pas envisager que ce supplément d'attention, d'amour et de consolation que nous donnons à nos enfants sera demain pour eux un capital qu'ils sauront partager.*
>
> Docteur Haim Cohen, pédiatre parisien, dans son livre *Tu ne laisseras point pleurer*

S'occuper d'un tout jeune enfant est d'une simplicité qui ne se retrouve plus par la suite. On peut le dire sans se tromper : ce qu'un bébé veut, c'est ce dont il a besoin. En revanche, ce que veut un bambin de 2 ou 3 ans n'est plus toujours ce dont il a besoin. Les parents n'agiront pas avec moins d'amour, mais leurs réactions s'adapteront au monde différent d'un bambin qui trottine.

> « *L'enfant est d'abord dans le ventre de sa mère, où le cordon ombilical lui donne tout ce dont il a besoin, puis il en sort, mais il est toujours près du ventre de sa mère. Sa place est à proximité du sein chaud et du son de sa voix. C'est le moyen qu'a la nature de le faire passer de son ancien monde à son nouveau monde. Le petit enfant a ce qu'il lui faut pour grandir, du moment qu'il a une présence constante et aimante. Le lien mère-enfant, si important, remplace le cordon ombilical.* »
>
> Mary Ann Cahill, l'une des fondatrices de La Leche League

Ne craignez pas de « céder » à votre nouveau-né. Lui « céder », c'est lui répondre, répondre à sa demande, c'est être un bon parent. Donnez-lui le sein selon son propre rythme. Réconfortez-le quand il se sent mal.

Vous allez dire : mais c'est du laxisme, je vais le « gâter » ! C'est une question que se posent la plupart des parents qui veulent faire de leur mieux.

Marion Blackshear, animatrice de La Leche League et grand-mère, répond ainsi à cette objection :

> « *Quand vous pensez à un fruit « gâté », vous le voyez pourri, oublié dans une corbeille ou tombé par terre. Satisfaire les besoins de quelqu'un, lui témoigner de l'amour, le traiter avec gentillesse, ce n'est pas le gâter. J'irais même plus loin et je dirais que, de même que le fruit sera parfait si on le laisse mûrir sur l'arbre qui lui donne sa nourriture, le bébé sera parfait s'il est maintenu près de sa mère, qui lui donne sa nourriture, physique et émotionnelle.* »

Le docteur William Sears, pédiatre, poursuit la même idée en écrivant : « Il faudrait supprimer pour toujours le mot "gâté" des livres destinés aux parents. On ne gâte pas le bébé en le portant. Le bébé “se gâte” quand on ne le porte pas. »

Il n'est jamais trop tôt pour commencer à donner à un enfant une affection constante, chaleureuse et confiante. Il doit recevoir cet amour inconditionnel pour agir avec efficacité dans le monde de tous les jours.

Docteur Ross Campbell, *Comment vraiment aimer votre enfant*

Combien de fois donner le sein ?

On dit tout au long de ce livre que l'enfant tète « toutes les deux ou trois heures » ; c'est en effet l'intervalle qui correspond communément à l'appétit d'un nouveau-né. Et l'on constate qu'on évite la plupart des problèmes d'allaitement si l'estomac du bébé se remplit assez souvent, et que les seins de la mère sont vidés régulièrement. Mais aucun horaire préétabli ne vous dira combien de fois allaiter votre bébé. Certains bébés prendront le sein plus souvent que toutes les deux heures, d'autres téteront moins souvent, ou dormiront plus longtemps la nuit ou le matin.

Lors d'une conférence donnée à la Journée internationale de l'allaitement de 2003, Kitty Frantz disait qu'à sa consultation de sortie de maternité, elle rappelait aux jeunes parents que si les bébés tètent bien en moyenne huit à douze fois par vingt-quatre heures, les tétées sont souvent groupées. Elle insistait particulièrement sur le mot « groupées », expliquant que la plupart des bébés tètent un peu le matin et peuvent dormir beaucoup jusqu'à midi, pour téter ensuite par tranches de deux ou trois heures, avec plusieurs tétées au cours de ces tranches.

On peut dire qu'en général, un nouveau-né tète huit à douze fois par jour, et il est inutile de regarder sa montre pour vérifier l'heure de la dernière tétée. Les femmes qui ne vivent pas dans un monde aussi mécanisé et organisé que le nôtre lèveraient les bras au ciel en apprenant qu'on programme le réconfort que le nouveau-né reçoit au sein. Une équipe d'anthropologues partis étudier les soins aux enfants chez les Bochimans, dans le désert du Kalahari (sud de l'Afrique), avait voulu compter le nombre de « tétées » journalières. Ils sont arrivés au chiffre de quatre-vingt-dix ! Le bébé avait accès au sein jour et nuit, et le prenait plusieurs fois par heure, pour des tétées très courtes.

« J'ai remarqué que, parfois, Wendy tétait beaucoup plus pour se rassurer. C'était par périodes.

Lorsque nous recevions des invités, je voyais que ces nouveaux visages l'intriguaient, elle les observait, presque un peu méfiante, et parfois se mettait à pleurer. La nuit, une fois que tous les invités étaient rentrés chez eux, que tout était calme, elle me réclamait le sein deux, voire trois fois plus souvent. Peut-être pour se rassurer de ses frayeurs, de ses observations, de ce changement dans ses habitudes ?

En période d'évolution ou de découvertes, lorsqu'elle a commencé à marcher à quatre pattes par exemple, elle tétait plus souvent ! Si elle pleurait le soir, je me rappelais que j'avais par exemple acheté un nouveau jouet, et que cela l'avait stimulée. Lors de ses découvertes, elle tétait plus la nuit et même la journée, comme pour se réconforter de ce nouvel apprentissage pas toujours si facile.

Parfois aussi, elle se réveillait en hurlant lors d'un cauchemar et se rendormait, rassurée et consolée, en prenant le sein. Elle se sentait en sécurité tout contre la chaleur de sa maman, le sein dans la bouche ! Ou lorsque, la journée, un rhume ou les dents la titillent et la font souffrir, lorsqu'elle est grognon, ma fille a plus besoin de la chaleur et de la douceur du sein dans sa bouche. Téter la calme, l'apaise, la tranquillise, la rassure, bref, c'est parfois plus que nécessaire et recommandé ! »

Cynthia Luciaud, Saint-Malo, Ille-et-Vilaine

La lactation est une expression de la féminité ; une femme n'a pas plus à compter combien de fois elle donne le sein à son bébé qu'elle ne doit compter combien de fois elle l'embrasse.

Babette Francis, *Journal of Tropical Pediatrics and Environmental Child Health*

La réussite de l'allaitement, au moins les premières semaines, s'accommode très mal de tout le minutage qu'on veut lui imposer. Comme le disait une mère africaine vivant en France : « Quand j'allaite, je n'ai pas d'heure. Je mens tout le temps à la PMI, pour chaque chose ils disent l'heure. » Et le meilleur conseil d'allaitement à donner à une nouvelle mère serait sans doute bien de ranger au fond d'un placard tout ce qui ressemble à une montre, à un réveil ou à une pendule...

Régurgitations

Il arrive à presque tous les bébés de régurgiter un peu de lait après la tétée, mais certains régurgitent régulièrement après chaque tétée et entre les tétées.

Ils peuvent régurgiter parce qu'ils prennent trop de lait trop vite. Si votre bébé avale et suffoque juste après un réflexe d'éjection, essayez de lui retirer le sein quelques instants, le temps que le flot de lait diminue. Remettez le bébé au sein quand le lait coule moins fort. Certains bébés peuvent laisser le surplus de lait couler en dehors de la bouche, ce qui est une bonne manière d'éviter les problèmes.

Réagissez avec douceur, sans mouvement brusque. Si le rot est trop fort, l'enfant régurgite du lait qui autrement serait resté dans son estomac. Ne pas manipuler trop brusquement le bébé après la tétée l'aidera à ne pas trop régurgiter. Un bébé couché à plat a tendance à régurgiter davantage : vous pouvez, pour l'éviter, relever son matelas de quelques centimètres du côté de la tête.

Il arrive qu'un nouveau-né termine sa tétée comme à son habitude, et qu'il régurgite brutalement tout ce qu'il semble avoir pris. Ce n'est pas inquiétant si le bébé ne donne pas de signe de maladie, qu'il n'a pas de fièvre et qu'il ne pleure pas plus que d'habitude. Quand il s'est un peu calmé (et que vous avez tout nettoyé !), vous pouvez reprendre la tétée et lui redonner le sein. Si cela arrive trop souvent, vous pouvez évidemment consulter un médecin. Vous trouverez des précisions sur les régurgitations fréquentes et les vomissements au chapitre 8.

Protégez vos vêtements de votre petit « régurgiteur » avec un bavoir ou un lange en tissu que vous garderez à portée de main, et pensez aux vêtements de rechange pour lui ! « Chez un bébé qui va bien, les régurgitations sont un problème de lessive, pas un problème de santé », faisait remarquer le docteur Gregory White, membre jusqu'à sa mort du bureau professionnel consultatif de La Leche League et père de onze enfants allaités.

La croissance de l'enfant est le meilleur remède aux régurgitations. La régurgitation est certes une gêne, mais l'odeur et les taches sont moins gênantes qu'avec du lait artificiel. Et d'ailleurs, qu'est-ce qu'un peu de crachouillis entre une mère et son petit ?

La sucette

Sachez que la sucette peut poser plus de problèmes qu'elle n'en résout, souvent parce qu'elle est trop efficace. La pièce devient soudainement le royaume du silence quand on la met dans la bouche d'un bébé qui pleure, c'est en effet bien pratique ! La sucette se glisse sournoisement dans nos habitudes parce qu'elle apporte une solution très facile. Mais si elle peut parfois remplacer le sein de la mère, elle ne remplace pas la mère.

La sucette peut cependant aider la mère qui allaite si on l'utilise à bon escient, peu de temps, et dans un nombre limité de situations. Un bébé peut trouver apaisant de sucer, et la sucette peut être une solution quand vous êtes dans l'impossibilité de lui donner le sein. Elle peut le faire patienter jusqu'à ce que vous puissiez l'allaiter. Néanmoins, il est préférable de ne pas donner de sucette à votre bébé avant qu'il sache bien téter et qu'il prenne régulièrement du poids.

Utiliser une sucette systématiquement, par exemple pour endormir le bébé, peut induire des problèmes de lactation. Si votre bébé aime s'endormir en suçant, laissez-le plutôt au sein : c'est un moyen d'endormissement imparable, et plus vous donnez le sein, plus vous aurez de lait.

Si votre bébé prend régulièrement la sucette chaque jour, il peut arriver que votre lactation baisse, et que le bébé ne prenne pas assez de poids. Une étude a montré que les mères qui donnaient régulièrement une sucette avaient tendance à sevrer plus tôt que celles qui n'en donnaient pas.

Le nouveau-né prend-il assez ?

Comment savoir si le bébé prend assez de lait ? Il en prend sans doute assez s'il tète toutes les deux ou trois heures. Est-il repu, prend-il du poids ? Sa taille augmente-t-elle ? Est-il actif et éveillé ? Si vous répondez « oui » à toutes ces questions, c'est que votre bébé grandit bien.

Il y a un moyen fiable, facile et rapide de savoir s'il prend assez de lait : regardez combien de couches il mouille. S'il a six couches bien mouillées par jour, vous pouvez être rassurée : il prend assez de lait. Pour apprendre à estimer si une couche est bien mouillée, vous pouvez verser quatre cuillerées à soupe ou un demi-pot de yaourt d'eau sur une couche sèche. Les selles fréquentes sont aussi le signe que votre bébé prend assez de lait. Au cours des six premières semaines, un bébé allaité a en général trois ou quatre selles par jour.

Votre médecin pèsera régulièrement le bébé pour mesurer sa croissance. Certains bébés ne perdent pas un gramme par rapport à leur poids de naissance, et prennent très facilement du poids. Mais la plupart des nouveau-nés perdent du poids la première semaine, et retrouvent leur poids de naissance vers deux semaines. On considère généralement comme normal que, les tout premiers mois, un garçon prenne en moyenne 230 grammes par semaine, et une fille 190 grammes, bien que certains bébés prennent moins de poids certaines semaines, alors que d'autres prennent jusqu'à 450 grammes par semaine les premiers mois.

Pour évaluer la prise de poids, il faut aussi tenir compte des caractéristiques familiales et de la constitution du nouveau-né. N'oubliez pas que les bébés heureux et en bonne santé ne sont pas tous pareils, et qu'ils peuvent avoir une silhouette et une taille très différentes les uns des autres. Il n'y a pas à s'inquiéter du poids que prend un bébé les premiers mois tant qu'il obtient suffisamment de lait au sein et qu'il tète autant qu'il en a besoin. Néanmoins, si le bébé prend moins que les quantités indiquées plus haut, observez la conduite de l'allaitement pour vérifier qu'il tète bien et assez souvent. La faible prise de poids est une question abordée aux chapitres 6 et 8.

« Simon pesait 3,800 kg à la naissance. À la maternité, on m'a quand même dit : « Vous ne sortirez que s'il reprend son poids de naissance. » Je n'avais pas du tout envie de rester plus longtemps, et je me demandais comment faire pour que Simon pèse quelques grammes de plus le lendemain ! Du coup, comme il ne dormait quasiment pas, je l'ai allaité toutes les demi-heures cette nuit-là. Et banco, le lendemain, on a pu sortir et rentrer enfin à la maison. »

Anne-Lise, Angers, Maine-et-Loire

Marian Tompson, l'une des fondatrices de La Leche League, se souvient qu'elle avait deux nièces qui faisaient chacune dix kilos, mais l'une avait 6 mois, et l'autre, 1 an et demi ! Mais le médecin était satisfait dans les deux cas, car chaque bébé se portait parfaitement bien.

Fuites de lait

Quand vous allaitez, il arrive souvent que du lait coule d'un de vos seins quand le nouveau-né commence à téter l'autre. Vous pouvez aussi avoir des fuites de lait si vos seins sont très pleins ou qu'ils sont engorgés : ils se vident ainsi du trop-plein. Pour éviter de vous mouiller, vous pouvez porter des coussinets d'allaitement, ou des mouchoirs pliés dans le soutien-gorge.

« Pendant de longues semaines, j'ai « souffert » d'un réflexe d'éjection fort, qui se produisait non seulement sur le sein tété (que mon bébé lâchait lorsque ça coulait trop vite à son goût), mais également sur l'autre, qui coulait librement pendant que le premier était bu. Les coussinets d'allaitement étaient rapidement trempés, à tel point que j'utilisais des couches et autres serviettes en tissu que je glissais dans mon soutien-gorge au moment des tétées. Puis une amie m'a donné l'idée d'utiliser

des coupelles d'allaitement pour recueillir ce lait qui coulait tout seul. Au moment de la tétée, je glissais une coupelle sur le sein libre, et au lieu de jeter tout ce lait « en trop », je le stockais dans des bacs à glaçons. C'est ainsi que je me suis facilement constitué une petite réserve de lait au congélateur, dans laquelle le papa a pu puiser librement lors de mes absences. Aujourd'hui, ma fille a 1 an, et lorsqu'elle tète, j'ai toujours l'autre sein qui coule un peu. Mais lorsque je sens les picotements qui annoncent l'arrivée du lait, il me suffit d'appuyer un peu sur le bout du sein pour stopper l'écoulement et ne pas tacher mes vêtements. »

Anne-Claire Assémat, Lyon

Les fuites de lait sont parfois bien gênantes ! Elles sont particulièrement fréquentes au début de l'allaitement. À votre grand étonnement, vous constatez brusquement que du lait coule de vos seins : c'est souvent peu de temps avant la tétée, et il suffit parfois de voir le bébé, de l'entendre ou même seulement de penser à lui pour déclencher le réflexe d'éjection.

Il arrive qu'on soit très embarrassée si le lait coule quand on ne s'y attend pas :

« *Une fois, j'étais chez le kiné, j'avais oublié de mettre des protections dans mon soutien-gorge, et mes seins ont dégorgé en m'allongeant sur le côté. J'ai inondé la table. Très gênée, j'ai demandé au kiné (un homme) s'il avait de quoi m'essuyer. Heureusement, en parfait professionnel, il n'a pas fait de commentaire, et il m'a donné des mouchoirs, mais je peux vous assurer que les rendez-vous suivants, je n'ai pas oublié de mettre des protections !* »

Katia, Angers

Les mères qui allaitent savent qu'en exerçant une pression juste sur le mamelon, on peut stopper l'écoulement. Si vous avez une sensation de fourmillement ou de picotement due au réflexe d'éjection, ou si le lait commence à couler, croisez vos bras sur la poitrine et appuyez sur vos seins avec la paume de la main. Vous pouvez aussi arrêter la fuite en prenant votre menton dans les mains et en appuyant sur les seins avec les avant-bras.

Vous trouverez des coussinets d'allaitement dans les pharmacies, les rayons de puériculture des grandes surfaces, les magasins de puériculture, les catalogues de vente par correspondance et sur Internet. Il en existe de jetables, d'autres sont lavables et on peut les utiliser presque à l'infini. Évitez les coussinets avec une doublure en plastique : le mamelon pourrait macérer. On peut aussi fabriquer soi-même des coussinets en superposant des pièces de tissu rondes découpées dans de vieux langes ou tout autre tissu absorbant. On peut laver ces coussinets avec les autres affaires du bébé, et les réutiliser. On peut aussi utiliser un mouchoir en coton ou en lin.

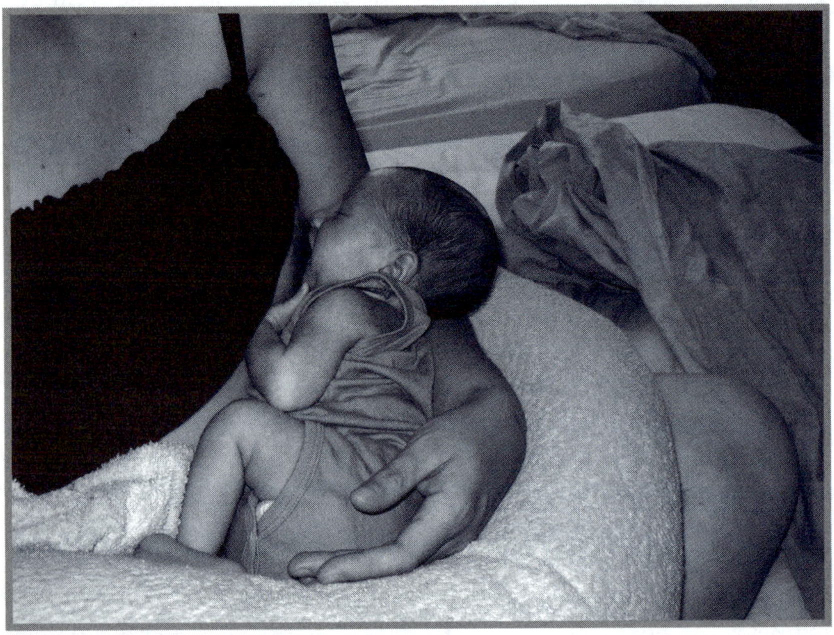

Rien de tel pour réconforter Bébé.

Mais où est donc passé le lait ?

Vous êtes très heureuse et vous avez entière confiance en vous quand vos seins sont pleins lors de la montée de lait : vous avez tout le lait qu'il faut à votre bébé. Mais quand vous n'aurez plus cette sensation, vous risquez de penser que vous n'avez plus de lait. Vous vous sentirez peut-être découragée. Vous vous demanderez : « Est-ce que j'ai encore du lait ? »

Rassurez-vous, vous en avez. N'allez pas penser que vous avez moins de lait parce que vous n'avez plus la sensation que le sein est plein. Le lait est produit presque en continu. Il est fabriqué au fur et à mesure que le bébé en prend. Continuez d'allaiter : votre petit glouton recevra du lait, même si vous n'avez pas l'impression que vos seins sont pleins.

Plus le bébé tète, plus vous produisez de lait. Chez une mère de jumeaux, les seins sont deux fois plus stimulés, elle a donc assez de lait pour deux enfants. La quantité de lait que vous produisez diminue si votre bébé tète moins souvent ou moins fort. Il voudra téter plus souvent s'il reçoit moins de lait que ce dont il a besoin. Et grâce à ces tétées supplémentaires, vos seins vont produire davantage de lait.

Comme vous le verrez, l'allaitement illustre très bien la loi de l'offre et de la demande. Les problèmes apparaissent quand l'équilibre naturel est rompu à cause d'horaires rigides, de biberons d'eau ou de compléments. Il faut un peu de temps pour arriver à un équilibre entre l'appétit de l'enfant et le lait que vous produisez : il suffit d'un peu de patience ! Ce sont en général les six premières semaines qui sont les plus difficiles. C'est là que vous apprécierez de faire partie d'un groupe de soutien de mère à mère comme ceux de La Leche League.

Plus le temps passe, plus l'allaitement est facile. À mesure que le bébé grandit, les tétées deviennent un moment d'échange de plus en plus agréable : il vous sourit, caresse le sein avec sa petite main. Le temps passé ensemble lors des tétées vous aide à avoir une connaissance approfondie l'un de l'autre. Les petites inquiétudes des premières semaines vont bientôt faire place au plaisir qui sera le vôtre les mois suivants.

Les selles du nouveau-né

Les selles du nouveau-né sont très sombres, noir verdâtre et collantes les premiers jours qui suivent la naissance : c'est le méconium. Son évacuation est le signe que le système digestif du bébé fonctionne bien, mais il est très difficile à nettoyer ! Vous serez sûre que le bébé a le colostrum dont il a besoin pour bien se débarrasser du méconium si vous l'allaitez rapidement après la naissance, et souvent les jours qui suivent.

Une fois le méconium évacué, les selles du bébé exclusivement allaité sont très différentes de celles d'un bébé nourri au lait artificiel. Les selles d'un bébé nourri au lait maternel sont en général molles, de la consistance d'une soupe épaisse, genre soupe de pois, leur couleur est généralement jaune ou jaune verdâtre. Contrairement à celle des enfants nourris au lait artificiel, l'odeur de ses selles est peu marquée et pas désagréable.

La fréquence des selles varie d'un bébé à l'autre, et même d'une semaine à l'autre chez un même bébé. Au cours des premières semaines, un enfant allaité a en général au moins trois selles par jour, et chacune fait environ deux centimètres et demi de diamètre, la taille d'une pièce de deux euros. Certains bébés ont des selles plus fréquentes, qui ne font guère plus qu'une tache sur la couche. Au début, votre enfant peut avoir une selle à chaque tétée. Il ne s'agit absolument pas de diarrhée. C'est la preuve qu'il prend beaucoup de lait.

À partir de 6 semaines environ, il pourra n'avoir que deux ou trois selles plus importantes par semaine. Mais s'il a moins de 6 semaines et que ses selles sont rares, assurez-vous qu'il prend assez de poids. Il doit aussi toujours mouiller franchement cinq ou six couches toutes les vingt-quatre heures et ses urines doivent être claires.

Il ne faut pas vous inquiéter s'il lui arrive d'avoir une selle verte et liquide, du moment qu'il se porte bien. Les selles peuvent aussi changer de couleur une fois exposées à l'air.

Votre bébé allaité ne sera pas constipé, car le lait humain contient assez d'eau pour couvrir ses besoins. La constipation (des selles dures et foncées) n'a rien à voir avec l'intervalle entre deux selles. Certains bébés allaités plus grands ont des selles seulement tous les cinq ou sept jours (voire moins) ; c'est tout à fait normal, même si elles sont alors très volumineuses.

Il arrive que les selles rares soient un sujet d'inquiétude, si l'on n'est pas informée de cette possibilité.

« *Une fois les explications données, j'en plaisantais, mais pas mon entourage ! Ma mère ne trouvait pas normal qu'un bébé n'aille à la selle que tous les huit jours. Avec une amie qui a eu une petite fille quinze jours avant moi et qui allaitait aussi, on faisait un concours pour savoir quel était le bébé qui faisait le moins de selles. Elle m'a battue : son bébé a passé quinze jours sans selle. Elle a téléphoné aux urgences pédiatriques de notre CHU pour savoir si c'était bien normal, et on lui a répondu que ça pouvait aller jusqu'à trois semaines ! Après ça, toutes les deux, on ne paniquait plus quand nos filles avaient une selle une fois par semaine. Maintenant qu'elle mange de tout, Alexine va à la selle parfois jusqu'à trois fois par jour.* »

Sophie Prudhomme, Angers, Maine-et-Loire

Les bébés sont souvent agités juste avant ou pendant qu'ils émettent une selle. Il peut alors être utile de les changer de position. Certains bébés sont soulagés quand ils sont à demi inclinés, que ce soit sur vos genoux ou dans une chaise haute. D'autres aiment appuyer leurs pieds contre quelque chose. Mettez une main sous ses pieds si vous tenez le bébé sur votre épaule. Si vous trouvez que c'est un moment pénible pour votre bébé, vous pouvez l'aider en lui essuyant doucement les fesses à l'eau tiède. Si cela n'a aucun effet, certains médecins proposent de donner un suppositoire à la glycérine. C'est rarement nécessaire, il n'y a pas lieu de vous en faire, sauf si c'est vraiment pénible pour votre bébé et qu'il a l'air d'en souffrir.

S'occuper de son bébé

Le tout nouveau petit être qu'est votre bébé a besoin de retrouver la plupart des conditions qui lui permettaient de grandir dans l'utérus. Qu'il soit éveillé ou qu'il dorme, il a besoin d'être contre vous presque tout le temps. Votre nouveau-né est rassuré quand il est contre vous. Il connaît le rythme de votre respiration et celui de votre cœur. Comme il a aussi entendu votre voix au cours des cinq derniers mois de gestation, il sera apaisé que vous lui parliez sur un ton calme et aimant. Pour l'instant, son monde, c'est vous.

> *Un nourrisson qui s'éveille commence à pleurer seulement lorsque, après avoir émis un son bref pour attirer l'attention, il ne perçoit aucun signe de présence de la part de ses parents (Morath). Ce besoin de présence se manifeste plus souvent que les parents ne peuvent le comprendre, car rien d'inquiétant ne semble menacer le nourrisson. En fait, ce qui l'inquiète, c'est le silence et la solitude, qui n'ont rien d'anormal ni d'inquiétant pour les petits des oiseaux nidicoles. Comme le suggère Portmann, le nourrisson n'est pas nidicole de nature, mais notre société fait de lui un nidicole « culturel » (Peiper). Pourtant, du point de vue de la biologie du comportement, le nourrisson manifeste toujours son appartenance au type « petit marsupial », qui a besoin de la présence de la personne qui prend soin de lui. Sa capacité à dormir profondément, même s'il est secoué et entouré de bruit, prouve l'effet rassurant pour lui des signes d'activité, et donc de présence, de cette personne.*
>
> Docteur Evelin Kirkilionis, thèse de doctorat, université de Fribourg

« La nature est sage et prévoyante : elle donne à chaque nouveau-né un gardien et un soutien qui lui est propre, sa mère », disait souvent Herbert Ratner, médecin, philosophe et ami de longue date de La Leche League.

Viola Lennon, l'une des fondatrices de La Leche League, raconte l'histoire d'une jeune mère qui avait l'impression d'avoir des problèmes à n'en plus finir :

> « Je l'ai invitée à venir chez moi. Elle s'était à peine assise dans la salle de séjour qu'elle a commencé à poser des questions. J'ai vite remarqué qu'elle n'écoutait pas mes réponses, mais qu'elle me regardait m'occuper de mon bébé Matty, qui était plutôt grognon ce jour-là. Je lui ai donné le sein, j'ai marché en le portant, je l'ai bercé et je suis allée faire du thé dans la cuisine en le portant. Elle a fini par dire : « Est-ce qu'il est souvent comme ça ? » Quand j'ai dit oui, elle s'est mise à sourire et a dit : « Je crois que je n'ai pas vraiment de problème. C'est juste que je ne savais pas que les bébés avaient besoin de tant d'attention. »

Garder le bébé près de soi

Il est tout naturel que vous ayez envie d'avoir votre bébé contre vous, quelles que soient les différentes activités de votre journée. Il n'est sans doute pas dans vos bras tout le temps, mais vous le portez souvent : pendant que vous lui donnez le sein ou quand il a besoin de contact entre deux tétées. Vous avez tout simplement envie qu'il soit près de vous parce que c'est de vous que votre bébé a le plus besoin. Pour lui, sa mère est irremplaçable.

Dans beaucoup de cultures, il est de tradition que la mère ne soit presque jamais séparée de son enfant pendant les premières années ; soit le bébé est attaché au corps de sa mère, soit il dort blotti contre elle. Dans ces cultures, il est rare d'entendre un bébé pleurer.

Il n'est donc pas surprenant qu'une étude récente ait constaté qu'un bébé est d'autant plus heureux qu'il a plus de contacts humains. Qu'ils soient éveillés ou endormis, les bébés pleuraient moins s'ils étaient plus longtemps dans les bras de leur mère ou dans un porte-bébé. Plus le bébé était jeune, plus les résultats étaient impressionnants. Il suffisait qu'un enfant de quatre semaines soit porté trois heures de plus chaque jour pour voir ses pleurs réduits de 45 %.

> « *Mon bébé ne pleure presque pas. Je ressens ses besoins et j'y réponds sans avoir à y réfléchir. L'écharpe (de portage) m'aide à garder cette sensibilité. Je constate que ma fille est plus rassasiée depuis que je l'allaite dans l'écharpe. J'ai « plus de temps » pour donner le sein parce que je peux continuer à m'occuper de mon quotidien, avec elle dans l'écharpe. Elle a pris du poids de façon importante et a en même temps grandi en taille. Je regrette de n'avoir pas utilisé l'écharpe plus tôt. Je l'avais achetée avant sa naissance, mais je ne connaissais pas les différentes façons de la nouer, j'avais trouvé que c'était compliqué de la mettre et que ça prenait trop de temps. Je suis sûre que je peux faire encore plus avec mon écharpe, mais j'aurai déjà moins de problèmes pour le prochain bébé, et plus confiance dans mon allaitement.* »
>
> Sachiko Hasumi, Paris

Ces résultats confirment ce que nous dit l'instinct maternel : les contacts aimants ne « gâtent » pas un bébé, ils ne le rendent pas plus exigeant, mais lui permettent de se sentir mieux et plus heureux dans son nouveau monde.

Quand vous dressez la liste de ce qu'il vous faudra pour votre nouveau bébé, pensez au Porte-câLLLin, à l'écharpe de portage ou à un autre modèle de porte-bébé. Les objets vraiment indispensables sont en fait très peu nombreux ; le plus important pour un bébé, c'est le lait sucré et les bras aimants de sa mère.

> « *Nous avons mis Simon dans son écharpe pour la première fois quand il avait 3 jours et elle est devenue comme un grand doudou ! C'était le seul endroit où il dormait plus de vingt minutes d'affilée. L'écharpe ne m'a jamais fait mal, bien que j'aie de gros problèmes de dos (scoliose). Ensemble, nous avons tout fait grâce à elle : nous prenions le bus tous les jours sans qu'il dise jamais rien, on est allés aux champignons, j'ai fait le potager, et son papa a même bêché avec Simon sur son ventre ! Ce que j'aimais par-dessus tout, c'était d'enlever mon tee-shirt et le sien, l'été, pour un peau à peau intégral ! Plus qu'un accessoire « mains libres », l'écharpe est devenue une extension de nos bras.*

Aujourd'hui qu'il a 14 mois, je porte encore parfois Simon sur le dos, pour son bonheur et pour le mien. »

Anne-Lise, Angers, Maine-et-Loire

Les valeurs naturelles des enfants sont très humaines et très simples. Ils veulent qu'on les porte et qu'on les aime. Ils veulent être avec ceux qui prennent soin d'eux. Ils veulent se sentir bien. C'est que pour eux, vraiment, les personnes sont plus importantes que les choses.

La mère aussi a besoin d'attention

Vous êtes une jeune maman peut-être tellement occupée par son bébé que vous en oubliez de prendre soin de vous. Il est donc utile de rappeler ici que la mère a elle aussi des besoins. Ce n'est ni très compliqué ni très difficile ; un peu de bon sens suffit le plus souvent pour voir ce qui est important pour une jeune mère, qu'elle allaite ou non.

On pense d'abord au fait de bien manger, bien boire et se reposer. Ajoutons à cela les témoignages d'affection entre les parents du nouveau-né, ne serait-ce qu'une étreinte ou les mains qui se serrent. De tels moments de partage vous soutiendront au cours de cette période exigeante de votre vie.

Choisissez avec soin les en-cas que vous prenez entre les repas. Une mère qui allaite a faim presque aussi souvent que son bébé, elle est alors tentée de grignoter des sucreries. Au lieu d'en-cas trop riches, prenez plutôt des fruits frais, des légumes crus, des gâteaux au blé complet ou du fromage. Pour boire, ayez à portée de main de l'eau ou du jus de fruits sans sucre ajouté.

Le meilleur conseil qu'on puisse donner à une jeune mère est de dormir et de se reposer. Les jours qui suivent l'accouchement, vous aurez envie de vous reposer presque tout le temps. Votre exercice consistera essentiellement à vous lever et à faire quelques pas, mais vous aurez surtout envie d'être choyée. Dans la plupart des cultures, la tradition veut que l'on porte une grande attention à la mère qui vient d'accoucher. N'oubliez pas que votre Caisse d'allocations familiales peut vous accorder une participation pour rétribuer une aide à domicile après une naissance.

Une règle simple consiste à dormir ou du moins à se reposer quand le bébé somnole. Même un nouveau-né qui « ne dort jamais » s'assoupit plus souvent qu'on ne le croit. Certes, les moments où le bébé dort ne sont sans doute pas ceux où vous avez l'habitude de dormir, et vous devrez faire un petit effort pour ne pas penser à ce qui vous intéresse, fermer les yeux et penser à « dormir ». Quand le bébé au sein ferme les yeux, adossez-vous dans votre siège, relevez les jambes, votre tout-petit toujours dans les bras, et essayez de dormir. Et même si vous n'y arrivez pas, gardez les yeux fermés, vous retrouverez votre énergie en vous détendant et en oubliant tout ce qu'il y a à faire.

Vous pouvez aussi vous coucher, fermer les yeux et écouter de la musique calme pendant une dizaine de minutes. Cela vaut la peine d'essayer ! Imaginez que la tension vous quitte comme l'eau s'écoule d'un bassin. Ou encore, prenez un livre pendant que votre bébé tète. L'important est d'oublier tout « ce qu'il y a à faire ». Rappelez-vous : « les personnes avant les choses », ça vaut aussi pour vous !

Prenez de temps à autre un moment pour vous, pour vivre au mieux cette période de votre vie. Faites appel à votre bon sens, vous verrez ce qui est important pour vous et ce qui l'est moins. Votre bébé et les autres membres de la famille ont besoin de vous, et ils seront heureux de retrouver quelqu'un de détendu qui a confiance en soi.

Un endroit pour allaiter

Les mères qui allaitent trouvent souvent pratique d'aménager un coin pour les moments de tétée. Vous y passerez un certain temps les premières semaines, et vous apprécierez d'avoir à portée de main ce dont vous avez besoin.

Pensez par exemple à un canapé confortable, garni de coussins, où vous pourrez vous détendre et vous reposer pendant que votre bébé tète. Une chaise berçante n'est pas mal non plus !

« Lors de ma première grossesse, ma maman m'a offert un magnifique fauteuil ergonomique à bascule pour me chouchouter... Je l'ai beaucoup utilisé pendant mes trois grossesses certes, mais j'ai mesuré son importance, son confort et sa sécurité pour mes allaitements. Je m'endormais fréquemment dans ce fauteuil avec Bastien, Soline puis Floria, surtout pendant les tétées nocturnes, en toute confiance, sans inquiétude... Quel bonheur, merci maman de ce beau cadeau, personne n'imaginait à quel point il serait utile ! »

Violaine Vilt, Pérenchies, Nord

Un tabouret bas pourra aussi se révéler pratique : il vous permet de poser les pieds et de relever les genoux pour la tétée. Rien de mieux que de relever les jambes pour se détendre ! Pensez aussi à réunir un grand nombre de coussins ou d'oreillers dans votre coin pour allaiter. Ils sont souvent très pratiques pour être à son aise pendant la tétée.

Il y a aussi la lampe de chevet : il vous arrivera de vous adosser et de lire un livre ou une revue pendant que le bébé tète. Certaines mères ont aussi à portée de main le téléphone et la télécommande de la télé. Une petite table peut accueillir un grand verre d'eau ou de jus de fruits – vous en aurez besoin souvent quand vous donnerez le sein.

Pensez aussi à avoir une pile de couches, un récipient pour les couches sales et des affaires pour votre bébé (gant de toilette, sous-vêtements et petites couvertures). Vous pourrez allaiter et changer votre bébé sans grand effort en ayant toutes ces affaires à proximité.

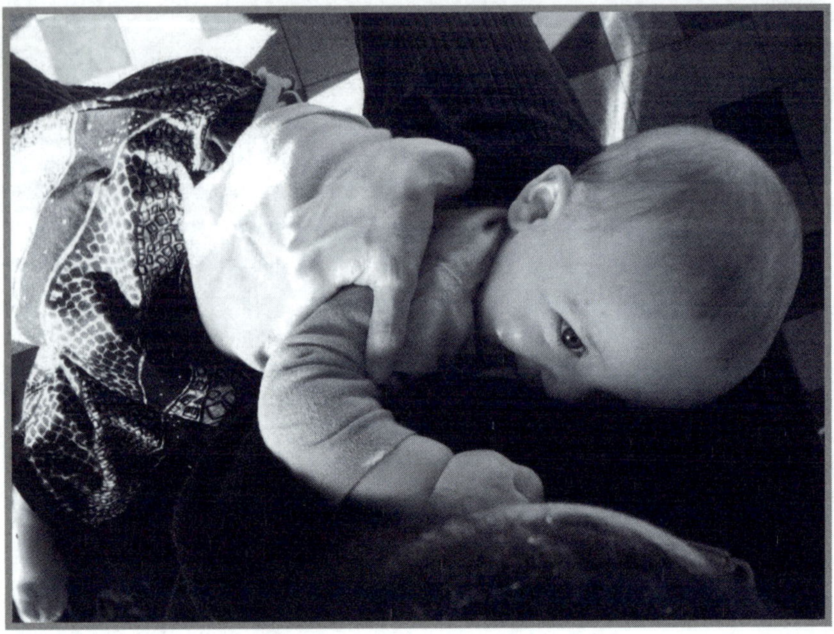

Pensez par exemple à un canapé confortable, garni de coussins, où vous pourrez vous détendre.

Le portage complète bien le coin que vous aurez aménagé. Allaitement et portage vont en effet très bien ensemble, au service d'un maternage qui privilégie le contact, le peau à peau, les tétées nombreuses et rapprochées, la réponse attentionnée aux besoins de l'enfant. L'anthropologie vient confirmer son importance. Comme l'explique Katherine Dettwyler (département d'anthropologie de l'université du Texas), certaines espèces animales cachent leurs petits et les laissent seuls plusieurs heures d'affilée, comme la biche qui laisse son faon caché dans les bois ou la louve, ses petits dans sa tanière. D'autres espèces pratiquent un maternage du « contact permanent », soit parce que la précocité des petits (qu'on pense au poulain qui peut courir dans l'heure suivant sa naissance) leur permet de « suivre » la mère tout le temps (c'est le cas de presque tous les ongulés), soit parce que les petits sont portés sur le corps de la mère (marsupiaux, la plupart des primates, y compris les humains). Les chimpanzés, les gorilles, les orangs-outans et les humains appartiennent à la catégorie qui « porte ». Les mères chimpanzés et gorilles doivent d'ailleurs porter plusieurs mois leurs petits, qui peuvent certes s'accrocher mais pas assez fort pour tenir tout seuls au début. Certains anthropologues pensent que le tout premier « outil » inventé par les humains a été un porte-bébé.

> « Quand mon frère m'a vue pour la première fois avec mon bébé de 5 mois en écharpe, il s'est exclamé : « On dirait que tu es à nouveau enceinte ! » L'écharpe, pour moi, c'est ma deuxième paire de mains. Sans elle, je ne m'en sortirais pas ! Comment faire pour s'occuper à la fois du grand et de la maison, et que le petit soit tranquille et heureux ? L'écharpe m'a bien souvent permis de trouver la solution. Mon dernier enfant a 3 ans, et elle préfère marcher maintenant, n'empêche, j'en ai toujours une dans la voiture... »
>
> Perrine, Angers, Maine-et-Loire

Les visites : une aide ou une gêne ?

Il y aura sans doute des parents ou des amis pour vous proposer de vous aider quand vous aurez votre bébé. Les bras supplémentaires sont assurément les bienvenus, mais il y aura immanquablement des gens bien intentionnés pour vous donner des conseils et faire des remarques qui ne vous seront d'aucun secours. N'hésitez pas à dire comment on peut vous aider : par exemple en apportant un copieux repas tout fait ou un dessert nourrissant. Demandez à vos amis, à vos voisins, à votre mère ou à votre famille de faire quelques courses pour vous, ou de mettre une lessive en route, quand ils viennent voir votre bébé.

Ce sera peut-être quelque chose de nouveau pour vous que d'être assise à parler avec vos visiteurs, mais c'est vraiment ce qu'une jeune maman a de mieux à faire ! Si vous aimez recevoir des amis, accueillez-les tout en leur disant que pendant quelques semaines, vous ne serez pas la « parfaite hôtesse » dont ils ont l'habitude.

Une jeune mère peut faire tout ce qu'elle veut, pourvu qu'elle sache s'arrêter quand elle se sent fatiguée. Vous vous rendrez vite compte que cette petite restriction couvre tout un tas de petites choses que vous pouvez vous passer de faire. Si vous prenez soin de vous les premières semaines, vous vous sentirez bien mieux les mois suivants.

Quand se reposer ne suffit pas

Votre bébé est peut-être du genre agité, un de ces enfants actifs qui exige constamment l'attention de sa mère et qui aime que ça bouge. Vous trouverez alors qu'il est difficile de suivre notre conseil, de vous reposer et de simplifier les choses. Si vous êtes dans ce cas, soyez sûre que nous vous comprenons : nous connaissons nous aussi ce genre d'enfant, et nous savons que cela peut être éprouvant. L'enfant très actif, très éveillé, est presque toujours plus heureux à mesure qu'il grandit et qu'il peut davantage agir par lui-même. Il est impatient de conquérir le monde par ses propres moyens !

Si vous trouvez que vous n'arrivez pas à vous détendre, demandez-vous si vous ne voulez pas en faire trop dans la journée. Votre bébé est plus important que le ménage : c'est lui votre obligation majeure ! Si vous êtes tendue, une pause pour faire un peu d'exercice peut faire des merveilles. L'activité détendra vos muscles et favorisera la circulation sanguine. Il existe même des livres ou des films expliquant comment faire participer le bébé à vos exercices.

Si le temps le permet, vous pouvez sortir, et faire une promenade tous les jours avec votre bébé dans son porte-bébé ou sa poussette : cela vous fera le plus grand bien à tous les deux !

Si vous avez les nerfs à fleur de peau, c'est peut-être tout simplement parce que vous avez faim. Depuis quand n'avez-vous pas mangé ? Pourquoi ne pas prendre un fruit frais, un morceau de fromage, des noisettes ou des fruits secs ? Un œuf dur tout prêt au réfrigérateur vous redonnera des forces grâce à ses protéines. Une tartine de pain complet à la purée de noisettes, c'est vite préparé et délicieux. Ou encore une bonne tasse de tisane, à boire pendant que le bébé tète.

Voici un « programme de survie » proposé par Anne Catteau, animatrice LLL dans le Nord :

- S'autoriser à faire des siestes.
- Avoir bébé à portée de main, à portée d'yeux, à portée d'oreilles.
- S'offrir un plaisir par jour (cela peut aller de la douche au goûter, chacune connaît ses besoins) et en profiter.
- Tenir compte de ses besoins de base (manger, boire, dormir).
- Sortir (ah ! les magasins avec bébé en écharpe, les vendeuses émues de porter le bébé le temps d'un essayage).
- Se « rhabiller » sans attendre de retrouver son tour de taille, c'est-à-dire adapter la garde-robe à sa nouvelle vie (les vêtements adorés pendant la grossesse nous sortent des yeux) pour garder l'estime de soi : « Je ne suis pas un sac, je ne m'habille pas avec un sac. »

Ou encore un programme d'aide :

- Repas cuisinés congelés.
- Heures de ménage.
- Garde des plus grands pour faire une sieste.
- Aide pour les lessives, etc.

> *« Je trouve que c'est d'ailleurs une bonne idée de mettre ce genre de choses sur la fameuse liste de naissance, plutôt que de se voir offrir cinquante doudous. »*
>
> Roxane Collet, Chassigny-sous-Dun, Saône-et-Loire

Le « baby blues »

Il arrive qu'une femme se sente le vague à l'âme, déprimée sans raison particulière, après la naissance du bébé. « J'étais là, ma jolie petite fille dans les bras, je savais que j'avais tout pour être heureuse, mais j'ai fondu en larmes », raconte une mère. Une autre parle de la « fatigue après le combat de l'accouchement ». Le docteur James Good, qui a longtemps fait partie du bureau consultatif de La Leche League, a remarqué la ressemblance entre la dépression que peut ressentir une mère après l'accouchement et celle qu'on éprouve le lendemain d'un événement exceptionnel. L'attente et les préparatifs qui ont pris des mois entiers ont pris fin. Le moment d'intense participation est passé, il faut maintenant s'adapter à la situation.

Ce bouleversement émotionnel peut être dû aux modifications hormonales de l'après-grossesse. Il est généralement de courte durée, mais si cette sensation persiste, il faudra peut-être consulter un médecin.

Lors de cette transition, allaiter et avoir votre bébé près de vous vous aidera. Les modifications hormonales sont moins brutales lorsque vous allaitez. Les conseils habituels, bien manger et se reposer suffisamment, vous aideront à retrouver votre équilibre, celui de votre corps et celui de vos émotions. Il suffit parfois que la mère parle à quelqu'un qui comprenne ce qu'elle ressent. C'est là qu'appeler une animatrice de La Leche League peut être utile.

Sortir avec bébé

Vous n'êtes pas confinée chez vous parce que vous allaitez. Le bébé peut vous accompagner presque partout. Les premières semaines, n'hésitez pas à sortir pour votre plaisir. Commencez par faire un tour dans un magasin ou une visite aux grands-parents tout heureux, ce sera sans doute un moment reposant dans votre train-train quotidien. Quand vous êtes prête, vous avez juste à prendre le bébé et le sac de change.

Allaiter votre enfant et le réconforter en lui donnant le sein n'est pas un problème puisqu'il est possible d'allaiter discrètement presque partout. Il n'y a presque aucune partie du monde où l'on voit d'inconvénient à voir une mère allaiter. Si cependant vous préférez allaiter sans attirer l'attention, vous y arriverez facilement.

« Je ne demande jamais la permission d'allaiter. J'allaite et c'est tout. Je n'ai jamais eu que des remarques positives. Mais c'est

peut-être parce que je n'entends pas les remarques négatives, elles me glissent dessus comme la pluie et passent. »

Perrine, Angers

Il est facile d'allaiter discrètement (voir chapitre 2 pour les tenues adaptées à l'allaitement). Il ne faut qu'une minute pour mettre le bébé au sein. Pendant qu'il tète, les gens penseront que votre bébé dort dans vos bras. Par ailleurs, de plus en plus de magasins et de lieux publics proposent des pièces destinées aux mères et à leur jeune enfant. Quand vous faites vos courses, vous pouvez aussi aller au rayon des vêtements femme. S'il n'y a pas trop de monde, vous pouvez allaiter votre bébé dans une cabine d'essayage. Vous saurez bientôt comment faire pour allaiter discrètement en toutes circonstances. À la plage, un grand drap de bain jeté négligemment sur l'épaule fera office de tente pour votre bébé qui tète.

Si vous ne vous sentez pas à l'aise les premiers temps, entraînez-vous chez vous à allaiter discrètement : votre compagnon ou des amis seront vos meilleurs critiques, et vous apprendrez très vite !

« *Ma fille a maintenant 23 mois, elle prend mon lait et d'autres aliments. J'étais au Salon du livre ancien le week-end dernier, et elle m'a réclamé à téter. Je me suis installée confortablement dans les fauteuils mis à la disposition du public, et là, une dame m'a dit : « Oh, c'est l'heure de la sieste, la petite s'est endormie ! » Elle n'avait pas remarqué que je lui donnais la tétée.* »

Marianne, Angers, Maine-et-Loire

Un bébé allaité va partout

Un peu de réflexion préalable et d'inventivité permet au bébé et à sa mère d'aller n'importe où tout en se sentant à leur aise. Le numéro de janvier 2008 d'*Allaiter aujourd'hui,* la revue de LLL France, consacré à l'allaitement au quotidien, présente de nombreux témoignages de mères qui racontent tous les endroits où elles ont eu l'occasion d'allaiter.

- France a allaité ses enfants dans des thés dansants, en tenue de soirée (robe longue noire, chaussures à talons, super-maquillage).

- Floriane a allaité son fils pendant la fête du village.
- Sandrine a allaité son fils à l'église pendant son baptême.
- Joana a allaité sa fille chez le coiffeur.
- Brigitte a allaité son fils dans l'écharpe pendant une cueillette à la ferme.
- Sylvie a allaité sa fille dans un restaurant en Chine.
- Marie-Florence a allaité en faisant les courses, dans le métro, dans des réunions de copropriétaires, dans des conférences, dans des expositions.
- Flore a allaité dans des réunions de parents d'élèves, à une cérémonie de remise de diplôme, au cinéma, dans des files d'attente, en train, en avion.
- Christine a allaité en camping, sous la tente, pendant une cérémonie de mariage, pendant la visite d'une grotte, pendant un spectacle au Puy-du-Fou.
- Claire parle de la « tétée en plein air, sur une serviette dans le gazon, après la baignade », de la « tétée à une terrasse de café ».
- Carmen a allaité sa fille en visitant le château de Chaumont et sur les plages de l'île d'Oléron, et trente ans plus tard, sa fille Christiane a allaité son fils à Chenonceaux et sur les plages de Bretagne.

« *L'allaitement est vraiment ce qu'il y a de plus pratique. Mes enfants ont bu dans les endroits les plus fous : dans la file d'attente aux caisses des grands magasins, en marchant sur la digue de mer, sur une souche au milieu d'un bois, dans la voiture sur un parking au bord de la route, au milieu d'un groupe de copines.* »

Marie-Luce, Lovinfosse, Brabant flamand, Belgique

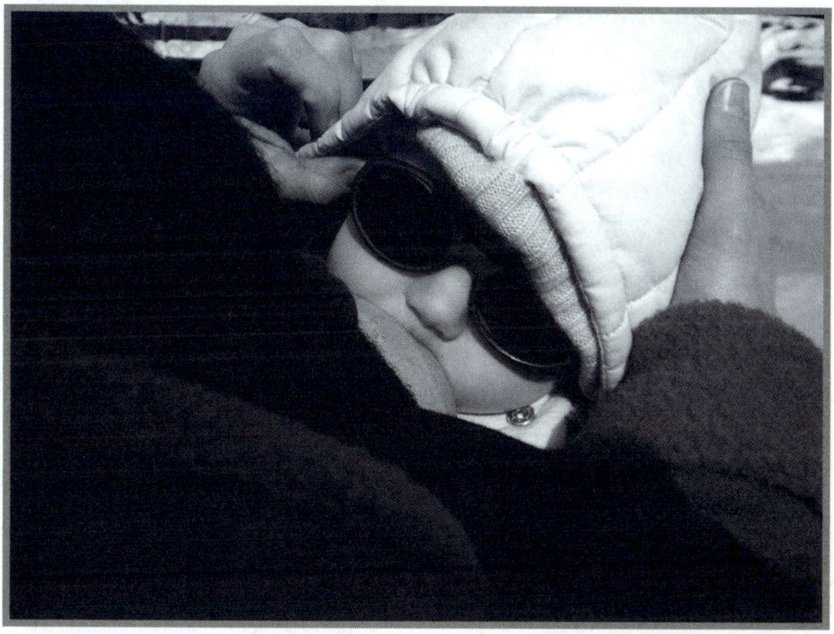

Un bébé allaité va partout !

En voyage

Même si le voyage dure longtemps, les enfants font de bons voyageurs si on pense un peu à l'avance à ce dont ils ont besoin. Combien d'heures les bébés allaités ont passé en avion ! Un vêtement ample, un Porte-câLLLin ou une écharpe de portage permettent d'allaiter discrètement sans problème.

« Accompagnée de Guilhem, âgé de 6 semaines, je suis partie d'Angers pour rendre visite à une amie à Nantes ; j'ai pris le bus à Angers, le train, puis de nouveau le bus à Nantes. Guilhem était confortablement installé dans mon écharpe, il a dormi la plupart du temps et n'a pas pleuré une seule fois. Le soir au retour, il est devenu un peu grognon quand nous étions dans le train, je l'ai alors sorti de l'écharpe et je l'ai fait téter. Ça lui a fait beaucoup de bien, et à moi aussi ! Je me suis sentie heureuse de calmer si facilement mon bébé dans ce train bondé à l'heure de pointe, grâce à l'allaitement. J'ai eu d'ailleurs droit à plusieurs remarques bienveillantes de la part des passagers.

Lorsque Guilhem avait 2 mois, nous avons pris l'avion tous les deux pour aller de Nantes à Genève. Dans l'aéroport surchauffé et bruyant, Guilhem n'était pas très à l'aise ; dès que je pouvais m'asseoir, je le faisais téter un peu pour le réconforter. Quand nous sommes enfin montés dans l'avion, je l'ai mis au sein et il a tété pendant tout le décollage. Il s'est ensuite endormi très profondément. »

Avril, d'Angers, Maine-et-Loire

Avant de prendre l'avion, demandez à votre compagnie quelles sont les règles qu'elle pratique pour le transport des jeunes enfants. On peut vous demander d'attacher le bébé à votre ceinture avec sa propre ceinture de sécurité, ou on vous proposera des sièges de sécurité spéciaux pour les enfants, ou d'emporter le vôtre. Mettez des couches, des jouets légers et un change dans votre bagage à main au cas où vos bagages n'arrivent pas au même endroit ou en même temps que vous. La pression sera moindre dans les oreilles du bébé si vous l'allaitez au décollage et à l'atterrissage : bien souvent, les bébés allaités sont les passagers les plus sages !

Soazig Rabin, Calan (Morbihan) et son compagnon ont visité le Pérou avec leur petite fille de 18 mois :

« *Le voyage en avion s'est merveilleusement passé. Marine s'est endormie au sein et n'a pas eu de problèmes de tympans dus à l'altitude. Nous entendions d'autres enfants pleurer derrière nous, et des mamans peinaient pour faire chauffer un biberon. Nous avons effectué plusieurs longs voyages en bus (d'une durée de six à dix-huit heures), et là encore, la tétée permettait à Marine de se désaltérer, de se nourrir et de se calmer pour ne pas courir partout dans le bus. Nous n'avions bien évidemment pas de problèmes de ravitaillement en lait de croissance, même perdus au beau milieu du lac Titicaca. Ce voyage a été une merveilleuse expérience pour notre famille.* »

Si vous devez être séparée de votre bébé

Si vous devez vous séparer de votre tout jeune enfant pour une courte durée (moins ce sera long, mieux ce sera), laissez-le à quelqu'un avec qui il se sent bien. Assurez-vous que votre bébé a bien tété, et qu'il est bien quand vous le quittez. Ne vous pressez pas : les enfants sentent quand leur mère est pressée de partir. Vous pourrez partir quand vous voyez qu'il est à l'aise et content.

Vous préférerez peut-être prendre la précaution de laisser au réfrigérateur un récipient contenant le lait que vous aurez tiré au cas où le bébé aurait faim. Vous trouverez au chapitre 6 des informations sur l'expression et la conservation du lait.

Les mères demandent souvent si elles doivent laisser un biberon de lait artificiel quand elles partent. Il vaut mieux laisser votre propre lait pour que votre bébé reçoive toujours sa nourriture préférée. Un seul biberon de lait artificiel peut provoquer des problèmes chez certains enfants (risques d'allergie). Les études menées chez les animaux montrent que donner du lait artificiel peut modifier l'équilibre des enzymes et des nutriments dans le système digestif, et entrer en concurrence avec les propriétés protectrices qu'apporte votre lait.

Votre bébé a besoin de vous

Votre bébé a besoin de sa mère. C'est pour lui un besoin aussi fondamental et aussi fort que le besoin de nourriture.

« C'est bien beau, direz-vous, mais où est ma place dans tout cela ? J'ai des besoins moi aussi. »

Il est évident que les mères ont des besoins, et parfois des responsabilités et des obligations qui les obligent à se séparer de leur bébé plus qu'elles ne le voudraient. Mais vous serez étonnée de voir combien le lien entre vous et votre bébé est fort, et combien votre bébé vous manque quand vous êtes séparés. Quand elles se séparent de leur bébé et qu'elles passent la nuit à l'extérieur, les mères constatent souvent qu'elles sont si inquiètes de savoir ce que devient leur bébé qu'elles ne profitent pas pleinement de l'occasion !

Le docteur William Sears explique ce phénomène. « Quand la mère et le bébé sont séparés, aucun d'eux ne profite des bienfaits d'une relation continue mère-enfant. Quand la mère et l'enfant passent beaucoup de temps ensemble et que chacun répond positivement aux signes de l'autre, ils sont en harmonie l'un avec l'autre ; non seulement la mère aide le bébé à se développer, mais le bébé aide aussi la mère à se développer. »

> *« Quand je songeais à me séparer de mon petit William, je me rappelais immanquablement qu'un bébé n'a aucune notion du temps. Si je ne suis pas là, mon absence semble une éternité pour mon bébé qui m'attend et qui a besoin de moi. Il ne peut ni savoir ni comprendre que je serai de nouveau là pour lui, un peu plus tard dans l'après-midi ou dans la soirée. Et ce qui me paraît court, par exemple un week-end, est très long dans la vie d'un bébé. On imagine sa panique, son désarroi ! Envisager une absence du point de vue d'un bébé me donnait une tout autre perspective. Bien sûr, moi aussi j'ai des besoins, comme toutes les mamans. Mais le plus souvent nous, mamans et adultes, nous sommes capables de remettre notre satisfaction à plus tard, ou de trouver des solutions créatives pour concilier nos besoins et ceux de nos bébés. »*
>
> Amélie Généres, Hautes-Pyrénées

Chapitre 5

Apprentissages

Vous et votre bébé vous adaptez l'un à l'autre au cours des premières semaines. Le maternage, ça s'apprend, et votre bébé est votre meilleur guide. Vous apprenez à répondre aux besoins de votre bébé, et lui apprend la confiance en sachant que ses besoins seront satisfaits.

Pourquoi mon bébé pleure-t-il ?

Il n'est pas facile d'ignorer les pleurs d'un bébé. D'ailleurs, ils ne sont pas faits pour ça ! Les pleurs d'un bébé sont faits pour gêner. Il n'a que les pleurs pour vous dire qu'il a besoin de votre aide, pour que vous veniez à son secours. Ses pleurs sont un important moyen de communication. Quelque chose le gêne, quelque chose l'effraie, il a peut-être faim ou il s'ennuie de vous, il a besoin de vous. Il ne peut connaître la sécurité de votre présence que si son corps est près du vôtre ; du point de vue de votre bébé, que vous soyez à l'autre bout de la maison ou sur une autre planète, cela ne fait pas de différence. Viola Lennon, l'une des fondatrices de LLL, raconte qu'elle avait un jour demandé à l'une de ses aînées de prendre dans ses bras le bébé qui pleurait pendant qu'elle finissait de préparer le repas, et que sa fille a répondu : « J'ai essayé, mais je n'y suis pas arrivée. C'est de toi qu'il s'ennuie. »

> *Les parents finissent par croire que l'enfant n'apprendra pas à se calmer s'ils le prennent à chaque fois qu'il pleure, et qu'il deviendra de plus en plus exigeant à mesure que le temps passe. Or, ce n'est pas vrai. L'enfant auquel on a répondu rapidement apprend la confiance, et il saura qu'on va lui répondre.*
>
> Docteur William Sears dans *Que faire quand bébé pleure*

Dans *Pourquoi pleurent-ils ?*, les Hollandais Hetty Van de Rijt, anthropologue spécialiste de la petite enfance, et Frans X. Plooij, psychobiologiste, expliquent que les bébés passent par des phases où ils pleurent davantage et qui correspondent à des changements importants dans leur développement, des périodes « crampons » où ils manifestent qu'il est difficile de grandir, et auxquelles la seule réponse adaptée est de compatir :

> *La personne que votre bébé connaît le mieux, c'est vous. C'est en vous qu'il a le plus confiance, vous qu'il connaît depuis le plus longtemps. Il est complètement perdu si son monde est chamboulé. Il va pleurer, parfois sans arrêt, et rien ne lui plaira plus que de passer la journée dans vos bras. À mesure qu'il grandira, il fera tout pour rester dans vos jupes, quitte à s'accrocher à vous comme à une bouée de sauvetage. Il est probable qu'il veuille que vous le traitiez comme s'il était encore un nouveau-né. Autant de signes qui révèlent son besoin de réconfort et de sécurité. C'est sa façon à lui de se rassurer. En quelque sorte, il se tourne vers « son assise », autrement dit, il se cramponne à sa maman.*

Répondre au bébé qui pleure

Une mère qui allaite répond instinctivement à un bébé qui pleure en lui offrant le sein. Quelques minutes au sein suffisent à l'apaiser, que la dernière tétée remonte à dix minutes ou à deux heures. Un nourrisson a besoin de téter souvent, et comme son appétit change d'un jour à l'autre, il peut pleurer parce qu'il a faim. Ou parce qu'il a juste besoin d'être rassuré en se blottissant contre vous. Quoi qu'il en soit, la meilleure réponse est souvent de lui donner le sein. Vous ne risquez pas de trop le nourrir, et le sein est pour un tout-petit la réponse à la fois à son besoin de nourriture, de chaleur et de contact : un outil magique dont le pouvoir ne durera pas longtemps, alors profitez-en tant que ça marche !

Mais si ce n'est pas ça qu'il veut ? Il refusera le sein, et il faudra alors que vous trouviez pourquoi il pleure. Il a peut-être trop chaud ou trop froid. Déshabillez-le : il y a peut-être une épingle ou une étiquette qui le gêne, ou quelque chose autour de son bras ou de sa jambe, par exemple un cheveu autour d'un orteil. Inspectez-le de la tête aux pieds : il y a peut-être quelque chose qui l'irrite ou qui lui blesse la peau.

S'il a l'air d'avoir trop chaud, vous pouvez le mettre en body et en couche. Si la pièce est fraîche, enveloppez-le dans une couverture légère. Certains bébés se sentent mieux quand ils sont douillettement enveloppés ou emmaillotés. Pour emmailloter un nourrisson, posez-le les bras le long du corps, au milieu d'une couverture légère ou d'un tissu carré. Faites en sorte que ses pieds et sa tête soient orientés vers les coins. Rabattez ensuite le coin du bas sur ses jambes et les deux autres coins vers le milieu en l'enveloppant confortablement. Prenez-le ensuite dans les bras en repliant le coin du haut sur sa tête. Vous l'aiderez à se sentir en sécurité en le berçant d'avant en arrière dans son petit cocon, et il s'arrêtera sans doute de pleurer.

Une fois qu'il s'est calmé, présentez-lui de nouveau le sein. Il est très probable qu'il s'endorme alors. Mais parfois, le bébé ne veut pas téter, ou alors il a pris trop de lait, qu'il régurgite, et il continue à pleurer. Que faire ? Mettez-le sur votre épaule au son d'une musique douce, ou fredonnez vous-même une berceuse, dansez la « valse du bébé » en passant d'une pièce à une autre. Certaines mères mettent l'enfant dans un porte-bébé et passent l'aspirateur. Le bourdonnement continu de l'aspirateur et les mouvements de votre corps bercent le bébé, qui souvent s'endort. Pensez aussi à faire un tour en voiture ou une petite promenade. Ou encore à prendre un bain chaud qui vous apaisera et vous détendra tous les deux — prenez le bébé avec vous dans la baignoire.

Un moment passé tous les deux dans un fauteuil à bascule est une manière éprouvée d'apaiser un bébé. Le rythme régulier du fauteuil, un doux tapotement dans le dos et éventuellement une berceuse auront un effet magique sur le bébé le plus agité.

Certains bébés pleurent parce qu'ils sont trop fatigués mais ne veulent pas qu'on les tienne quand ils s'endorment. Essayez de mettre votre enfant dans son petit lit ou sur une couverture au sol, parlez-lui ou chantez-lui doucement une chanson tout en le caressant ou en le tapotant en rythme. Il sera sans doute encore agité quelques minutes, mais fermera ensuite les yeux et s'assoupira. Vous verrez vite s'il est vraiment fatigué et s'il veut dormir ou pas. S'il s'agite de plus en plus (cinq minutes, c'est déjà long pour un bébé qui pleure), vous pouvez le reprendre dans les bras.

Il arrive qu'un bébé soit grognon sans que personne ne sache pourquoi, même pas sa mère. Si vous ne parvenez pas à calmer rapidement votre bébé, n'en faites pas un drame : « Il ne faut pas penser qu'il vous rejette », dit une mère qui en a fait l'expérience. Votre bébé sera toujours rassuré si sa mère est calme et affectueuse. Quand vous prenez un tout petit enfant, faites-le toujours lentement et doucement. Il serait désorienté par des mouvements rapides et brusques, et par les voix trop fortes. S'il est toujours inquiet pour une raison ou pour une autre, acceptez-le et agissez en conséquence — doucement et lentement.

Laisser pleurer le bébé ?

Vous savez qu'il est important pour son réconfort que l'enfant soit tenu dans les bras et porté, mais vous entendrez sans doute des parents et des amis faire de sombres commentaires peu amènes. Il est courant de penser qu'il faut « laisser pleurer » un bébé qui pleure, qu'il faut être ferme et le laisser, même s'il se calme quand on le prend dans les bras.

Il arrive qu'une mère se demande ce que cela change qu'un bébé pleure dans ses bras ou dans un berceau. Il y a une grande différence : imaginez que vous souffriez, que vous soyez blessée ou frustrée par exemple. Vous vous sentiriez assurément mieux si quelqu'un venait vous rassurer, vous réconforter et vous consoler, non ? Même s'il lui est impossible de soulager votre douleur.

Votre enfant pleure ? Ne le laissez pas seul. Le bien-être et la sécurité que lui donnent vos bras ne sont jamais perdus. L'amour répond à l'amour. Vous trouverez sans aucun doute les gestes justes pour calmer l'inquiétude de votre bébé et ramener la paix dans la maison.

Réconforter le bébé

On ne peut pas « gâter » un bébé : ce qu'il demande, il en a besoin. Il a besoin qu'on le tienne tendrement quand il se sent mal, c'est pour lui un besoin aussi intense et important que de téter et d'être au chaud et au sec. Si votre enfant cesse de pleurer quand vous le prenez et que vous le tenez dans vos bras, continuez, et réjouissez-vous de pouvoir le tenir dans vos bras et d'être là pour répondre à ses émotions. Il est important de lui apporter du réconfort : le bercer, chanter pour lui, se promener avec lui, tous les moyens sont bons.

> *Les parents doivent savoir qu'ils peuvent provoquer chez l'enfant des dommages à long terme en le laissant pleurer sans lui accorder d'attention. Le système nerveux de l'enfant deviendra anormalement sensible aux traumatismes à venir.*
>
> M. L. Commons et P. M. Miller, chercheurs à Harvard, Congrès de l'American Association for the Advancement of Science, février 1998

Les moments d'agitation

Certains bébés ont régulièrement des moments où ils sont agités, souvent en fin d'après-midi. À d'autres moments, le bébé est agréable, et il ne semble pas que ces périodes difficiles aient une cause particulière.

L'enfant n'a pas l'air d'être mal comme quand il a des coliques, mais il n'est pas heureux pour autant. La sagesse populaire appelle ces moments l'« heure de la grand-mère » : il a simplement besoin d'une grand-mère affectueuse qui n'ait rien d'autre à faire que de bercer et de câliner l'enfant.

Il n'y a pas toujours quelqu'un auprès de vous quand votre bébé est agité, mais vous serez soulagée si le père ou un autre membre de la famille peut prendre le relais un moment. Il suffit parfois de nouveaux bras affectueux et d'une nouvelle voix pour apaiser l'enfant agité. Profitez de ce que le papa et le bébé observent le poisson nager dans son bocal ou qu'ils regardent passer les voitures pour vous détendre un moment, prendre une douche revigorante par exemple, cela pourra vous aider à chasser la tension accumulée.

Les coliques du bébé

On parle souvent de « coliques » pour décrire des épisodes de pleurs particuliers : le bébé pleure beaucoup, parfois sur une longue durée, il a l'air mal physiquement, et ce sans que vous ou votre médecin n'y voie de raison apparente.

« Coliques » est un mot fourre-tout qui recouvre surtout « des cris intenses et durables dus à des raisons inconnues ». Les raisons des coliques sont aussi diverses que les médecins qui les ont étudiées. Au début du siècle dernier, un article de pédiatrie largement diffusé disait que les coliques étaient « un terme peu satisfaisant, scientifiquement inapproprié mais pratique, qui recouvre un grand nombre de douleurs abdominales si bien qu'il garde sa place dans la littérature médicale ». On pourrait donner encore aujourd'hui la même définition vague ; les médecins semblent savoir peu de chose, voire rien sur les raisons de ce type de pleurs.

> *Je pense que les coliques ont de nombreuses causes qui tiennent au caractère, à la physiologie et à l'environnement et qui dépassent les capacités de réaction de la part du bébé immature. [...] D'après ce que nous savons actuellement des coliques, le mieux*

qu'on puisse faire est de réconforter le bébé et de diminuer ce qui contribue à son agitation.

Docteur William Sears dans *Que faire quand bébé pleure*

Que peut faire la mère en cas de coliques ? Le plus important est de traiter le bébé avec calme et douceur. Les médecins pensent souvent qu'il est plus facile pour le bébé d'avoir des tétées espacées plutôt que d'être en perpétuelle digestion. Mais le bébé qui a des coliques se calme souvent en tétant longtemps et en recevant les câlins supplémentaires qui accompagnent les tétées, alors que faire ? Vous pouvez essayer de donner un seul sein pendant deux ou trois heures. S'il demande à téter pendant cette période, continuez de lui donner le sein « vide ». Au bout de deux ou trois heures, passez à l'autre sein, que vous présenterez à son tour deux ou trois heures.

Si votre bébé a l'air d'avoir des coliques, assurez-vous qu'il ne prend que votre lait. Lui donner du lait artificiel, du jus de fruits ou de l'eau ne ferait qu'empirer les choses. Certains enfants réagissent aux vitamines, en particulier celles auxquelles on a ajouté du fluor : en règle générale, les bébés réagissent davantage aux excipients qu'aux vitamines elles-mêmes, vous pouvez essayer de changer de marque.

Il arrive que les symptômes des coliques chez le bébé soient dus à un aliment que la mère a consommé : par exemple certaines vitamines, des compléments alimentaires comme la levure de bière, de grandes quantités de caféine ou des aliments qui contiennent des édulcorants artificiels. Il arrive aussi que le malaise du bébé soit dû au lait ou aux produits laitiers que consomme la mère. Les risques que cela se produise sont plus importants s'il existe des allergies dans la famille (voyez le chapitre 17). Les mères qui fument ont plus de risques que leur bébé souffre de coliques.

Les mères dont les enfants ont des coliques ont trouvé différentes manières de les réconforter et de les apaiser. Il y a notamment une façon de porter le bébé qu'on appelle la position « anticoliques ». Il en existe plusieurs variantes dont la plus courante est celle où le bébé est à plat ventre sur l'avant-bras de l'adulte (les pères sont très utiles ici !), la tête dans le creux du coude de l'adulte, la main tenant ses jambes.

On peut aussi mettre le bébé dans ce qu'Isabelle Gambet-Drago, auteur de *Bébé bonheur : 35 massages de bien-être pour mon bébé*, appelle la « position magique » : une main de l'adulte soutient la tête et le haut du dos du bébé, dont le menton est rentré dans le cou, l'autre main lui replie les jambes contre le ventre, en « position bouddha ». Cette position fœtale a généralement un effet calmant et rassurant.

Vous pouvez aussi prendre avec votre enfant un bain chaud qui vous détendra tous les deux.

Vous serez plus détendue et plus calme si vous n'oubliez pas que votre lait est le meilleur aliment qui soit pour votre bébé. C'est un souci de moins, et le bébé n'aura pas à s'adapter au passage d'une marque de lait artificiel à une autre. La chaude proximité que procure la relation d'allaitement et vos soins attentionnés et affectueux contribuent à apaiser votre bébé durant cette période.

Certains bébés qui sont très agités ou ont l'air d'avoir des coliques peuvent souffrir d'un traumatisme dû à l'accouchement ou d'un autre problème physique. Assurez-vous que votre médecin a procédé à un examen complet et qu'il n'a constaté aucune cause physique à l'agitation de l'enfant.

Certains bébés réagissent bien à l'ostéopathie, aux soins par massage ou aux traitements non invasifs administrés par des médecins qui ont l'habitude des enfants.

Les bébés aux besoins intenses

Après avoir lu les paragraphes précédents, vous vous direz peut-être : « J'ai tout essayé et mon bébé est toujours agité. » Il se peut alors que votre bébé soit ce que le docteur William Sears appelle un « enfant aux besoins intenses ».

> *Les premiers jours ou les premières semaines, les parents se mettent à recueillir les signes du caractère de leur bébé. Il y a des parents qui ont la chance d'avoir un bébé « facile ». Il y en a d'autres qui ont un bébé moins facile, même s'il est un peu injuste de dire qu'il est « agité ». Je préfère dire qu'un tel enfant a des besoins intenses. L'expression est non seulement moins péjorative, mais elle décrit bien ce qui pousse ces enfants à agir comme ils le font et ce qu'ils attendent de leurs parents.*
>
> Docteur William Sears, dans *Que faire quand bébé pleure*

Le docteur Sears est d'avis que les parents qui ont un enfant aux besoins intenses peuvent en tirer profit. Il fait remarquer que ces enfants obligent les parents à tirer le meilleur d'eux-mêmes : « Ce qui semblait d'abord une responsabilité épuisante devient souvent un atout pour l'enfant et pour la famille. » Par ailleurs, ces enfants sont souvent très vifs et éveillés, bref, des bébés passionnants !

Jours de pointe

Il arrive qu'au bout d'une semaine ou deux, l'enfant qui tétait paisiblement toutes les trois heures se mette à téter de plus en plus souvent. Il ne s'est pas plus tôt assoupi ou endormi qu'il se réveille, qu'il suce son drap ou son poing à la recherche de quelque chose à manger. On vous parlera peut-être de votre production de lait ; attendez-vous à ce qu'on dise que c'est l'allaitement qui est en cause.

Ne tenez pas compte de ces remarques. Il est normal que le nombre de tétées augmente. Les tétées plus fréquentes augmentent la production de lait pour satisfaire les besoins plus importants de l'enfant qui grandit : plus le bébé tète, plus il y a de lait. Vous entrez dans une période de « tétées à haute fréquence ».

Pour augmenter la quantité de lait que vous produisez, mieux vaut des tétées courtes et efficaces toutes les heures environ que des tétées plus longues et moins fréquentes. Néanmoins, la durée de la tétée ne peut être fixée arbitrairement, et vous ne pouvez pas décider à la place du bébé quand elle se termine. La plupart des enfants trouvent un rythme qui leur convient.

On appelle ces périodes des « jours de pointe ». Comme tout un chacun, les enfants ont plus faim à certains moments qu'à d'autres. Le bébé ne peut pas aller se servir au réfrigérateur, il réclame à téter à sa mère. L'augmentation temporaire de l'appétit du bébé influe sur la quantité de lait que produit la mère.

Les mamans ont remarqué que ces périodes d'agitation qui accompagnent un « jour de pointe » ont lieu vers deux semaines environ, puis de nouveau vers six semaines. La solution ? Mettre le bébé au sein aussi souvent qu'il le réclame. Au bout de quelques jours, l'intervalle entre les tétées redeviendra plus long et le bébé retrouvera ses anciennes habitudes.

N'oubliez pas de vous reposer. Il est possible que le rythme que vous ayez adopté soit un peu trop intense pour une jeune mère. La nature et votre bébé viennent tous deux vous rappeler que vous avez besoin de plus de repos.

Souvent, une nouvelle période intense survient quand votre bébé a environ 3 mois. Si l'enfant est en bonne santé et qu'il prend du poids, il n'y a pas de raison de lui donner autre chose que votre lait. Soyez rassurée : votre lait suffit à votre bébé.

La période suivante d'agitation vers 6 mois (mais tous les enfants ne l'ont pas) peut aussi être due à son éveil, à sa curiosité grandissante pour le monde qui l'entoure. À cet âge, l'agitation peut être le signe qu'il lui faut de la compagnie et de l'activité. Mettez l'enfant à un endroit où il se passe quelque chose. Mettez-le près de vous dans un endroit sûr, sur une couverture ou sur le sol, où il puisse prendre ses aises. En grandissant, il a besoin de distraction et de changement. À mesure qu'il s'éveille au monde qui l'entoure, ce qu'il voit et ce qu'il entend dans le cercle familial sont autant d'occasions uniques de stimuler ses sens. On fait souvent remarquer que l'enfant est plus éveillé et qu'il réagit plus tôt quand il participe à la vie de la famille, quand on lui parle et qu'on lui chante des chansons par exemple.

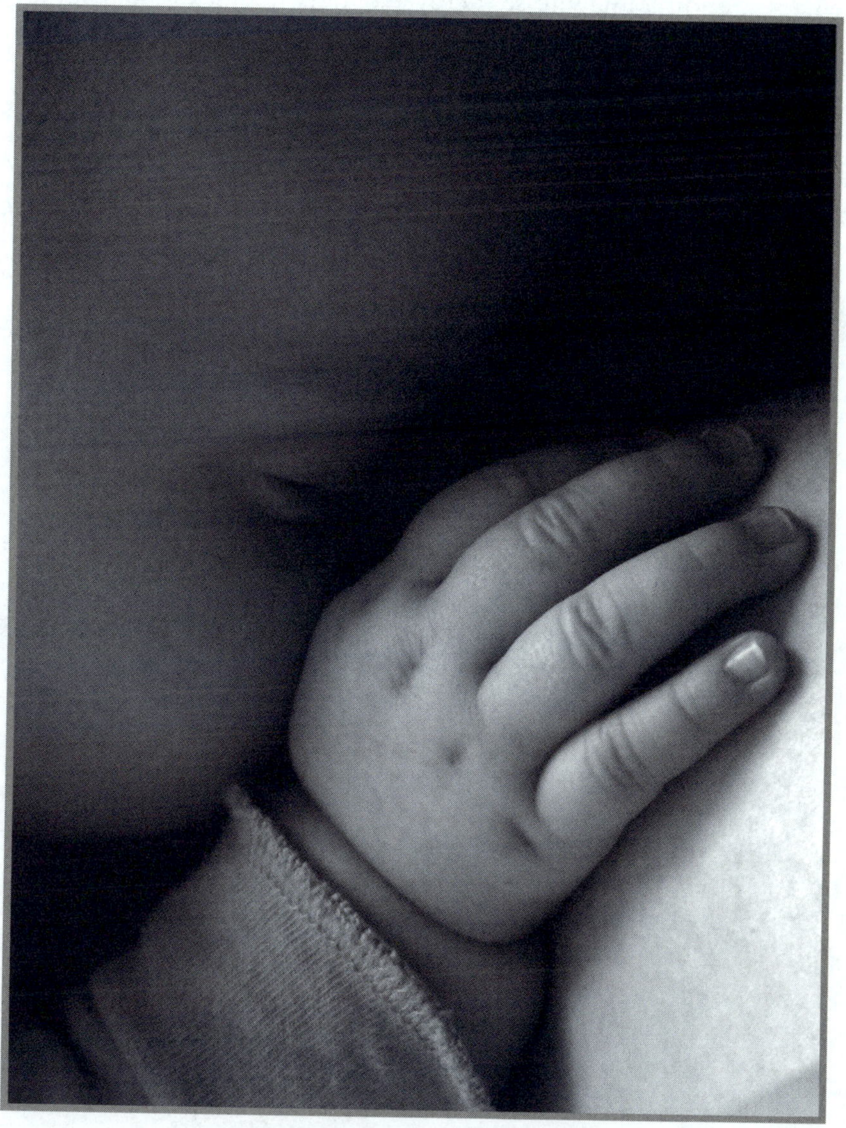

Les premiers mois, le bébé réclame souvent à téter la nuit.

La nuit

Les premiers mois, le bébé réclame souvent à téter la nuit. Votre jeune enfant grandit à une vitesse incroyable, téter la nuit est pour lui un besoin physiologique. D'ailleurs, vos seins s'engorgeront et deviendront douloureux si vous ne donnez pas le sein pendant six heures ou plus, et le matin, le bébé pourra avoir des difficultés au début de la tétée parce que le sein sera trop plein.

Une étude menée au Nigeria par Derrick et Patrice Jelliffe a montré que l'enfant de 10 mois prenait au moins 34 % de sa ration journalière la nuit. Il n'est donc pas étonnant qu'un bébé plus petit veuille téter la nuit.

Dans son livre *Être parent la nuit aussi*, le docteur William Sears souligne que l'enfant n'a pas le même sommeil que l'adulte, et qu'il n'est pas dans la nature du bébé de dormir toute la nuit. Il n'hésite pas à dire : « Il y a un problème de sommeil à partir du moment où l'enfant qui se réveille la nuit dépasse votre capacité à faire face à la situation. »

> *« Le comportement habituel des jeunes enfants allaités est de téter à volonté la nuit leur mère qui dort à leurs côtés. Il est probable que ce comportement dure pendant tout l'allaitement, donc au-delà de la deuxième année. Les tétées nocturnes ne peuvent que jouer un rôle bénéfique pour l'allaitement et donc pour la santé des bébés et de leur mère. La diminution de leur fréquence nocturne n'a jamais démontré jusqu'à présent son innocuité sur l'allaitement maternel, en termes de durée d'allaitement exclusif et de durée globale notamment... »*
>
> Nathalie Roques, mère de six enfants et auteur de plusieurs ouvrages sur l'allaitement

Pour répondre aux besoins de votre enfant qui veut téter la nuit, un des secrets consiste à être capable d'allaiter allongée. Si vous ne vous sentez pas à l'aise quand vous allaitez au lit les premiers temps, persévérez en essayant différentes positions, en vous aidant de coussins et d'oreillers. Votre travail de mère ne posera plus de problème pendant les huit heures de nuit, à partir du moment où vous saurez et serez à l'aise en allaitant allongée. Pour voir ce que vous faites sans avoir besoin d'allumer la lumière les premières semaines, mettez une lampe de poche sur votre table de nuit ou sous votre oreiller. Vous pouvez aussi installer une veilleuse. Pour changer de sein en faisant le moins d'effort possible quand vous êtes allongée, prenez le bébé contre vous dans les bras et retournez-vous.

Quand votre bébé se réveille la nuit, prenez-le dans votre lit et commencez à lui donner le sein : vous verrez que vous vous rendormirez tous deux sans problème. Nous l'avons toutes fait, comme toutes les mères des siècles passés. Vérifiez qu'il n'y a pas d'intervalle entre le matelas et le cadre du lit. Les enfants aiment la proximité et la chaleur de leur mère, et les mères disent qu'elles acquièrent vite un sixième sens : elles savent laisser une place au bébé.

Vous avez peut-être entendu parler d'enfants étouffés dans le lit de leurs parents. Il est évident que les parents ne doivent pas partager le même lit que le bébé s'ils sont sous l'effet de médicaments, de l'alcool, de tranquillisants qui affectent leur niveau de vigilance et font qu'ils se rendent moins compte qu'un enfant dort à côté d'eux. Mais dans les autres cas, ne vous inquiétez pas : même tout petit, un bébé normal et en bonne santé peut bouger et vous avertir d'une manière ou d'une autre qu'il a une couverture sur la tête ou qu'il se sent coincé. Le bébé aura moins de risque de s'empêtrer dans les draps s'il dort sur le dos. Mais attention : les matelas très mous ou profonds présentent un danger pour l'enfant : couchez-le sur une surface ferme.

Des études ont montré que le syndrome de mort subite du nourrisson (MSN) est moins fréquent chez les enfants qui dorment sur le dos.

La recherche récente montre que le risque de MSN est aussi moins important quand l'enfant dort à proximité de ses parents et qu'il est allaité.

Il y a bien des façons d'éviter que l'enfant ne tombe du lit. Mettez à côté de votre lit son petit lit dont vous aurez retiré un côté, et réglez la hauteur du matelas pour qu'il soit à la même hauteur que le vôtre. Quand l'enfant est tout près, vous pouvez le prendre dans votre lit dès qu'il se met à pleurer. Pour assurer la sécurité du bébé, vous pouvez aussi vous procurer un berceau spécial à fixer à côté de votre lit.

Certaines mères ont trouvé une solution originale. Elles utilisent une couverture pour que le bébé ne s'éloigne pas quand elles se sont rendormies. Mettez la couverture du bébé en diagonale sur le lit comme un cerf-volant. Allongez-vous sur la couverture, le coin intérieur au-dessous de vous et le bébé contre vous. Passez le coin extérieur de la couverture sur le corps du bébé et bordez-la sous votre propre corps. Votre bébé est enveloppé confortablement contre vous, et il ne peut pas tomber.

Certaines mères gardent leur soutien-gorge la nuit. Cela n'est pas nécessaire, mais si vous trouvez pratique d'être un peu soutenue, choisissez un soutien-gorge qui soit assez grand et assez souple pour s'étirer quand vos seins sont pleins la nuit.

Quand fera-t-il ses nuits ?

Il semble que cette question soit devenue importante parce qu'il est difficile de donner le biberon la nuit : il faut se lever avec le bébé dans une maison peut-être froide, attendre que le biberon chauffe, lutter contre le sommeil, sans compter le risque de faire tomber le biberon ou même le bébé en lui donnant à manger assis sans être suffisamment réveillé. Aucun problème si vous allaitez : vous n'avez pas à vous lever, ni à allumer la lumière, et vous pouvez rester allongée pour donner la tétée ; vous vous rendormirez donc beaucoup plus vite. Quand vous entendez dire que le bébé des voisins fait ses nuits et que le vôtre se réveille, demandez-vous si c'est vraiment important pour vous. Ce qui est primordial pour vous, c'est sans doute de pouvoir satisfaire facilement les besoins de votre bébé, que ce soit le jour ou la nuit. Qu'il y ait du soleil ou qu'il fasse nuit noire, le bébé ne voit pas la différence : il a toujours besoin de sa mère, il n'en a pas moins besoin la nuit que le jour.

Il est impossible de dire à partir de quel moment le bébé dormira sans se réveiller la nuit. Votre bébé est un être humain, il est unique et ne ressemble à aucun autre. Certains enfants feront leurs nuits très tôt, d'autres non. Il n'est pas rare que votre bout de chou dorme soudain une nuit entière, et se réveille la nuit suivante.

Se lever la nuit, ça n'est jamais drôle pour les parents. Il y a pourtant des manières de s'en accommoder, et de faire contre mauvaise fortune bon cœur. Votre humeur changera du tout au tout selon votre manière de réagir. Nous en avons fait l'expérience, nous savons combien ceci est vrai.

« J'ai appris à vivre ces nuits rythmées par les tétées avec un certain bonheur — qui ne va pas sans de grandes périodes d'agacement parfois ! Quand j'y pense, je suis fière de faire partie de la famille des veilleurs. Je me sens reliée à tous ces veilleurs de la nuit : services d'urgence des hôpitaux, moines, services minimaux des compagnies d'eau et d'électricité, ceux qui maintiennent une permanence. Le sens que je donne à ces réveils me permet de les accueillir avec joie, ils me rappellent le sentiment de responsabilité que j'ai ressenti à la naissance de mon premier enfant. »

Sophie-Anne Paty, Bordeaux, Gironde

« Beaucoup de gens pensent que dormir toute la nuit est un droit. Mais ce n'est un droit pour personne, les mères sont peu nombreuses à dormir toute la nuit. Il arrive à beaucoup de gens de ne pas dormir toute la nuit à un moment ou à un autre de leur vie, dans mon cas, c'est tous les jours. Personne n'a le droit de le faire, que ce soit une jeune mère ou non, si quelqu'un a besoin de lui. Si un vieil homme paresseux comme moi est capable de se lever en pleine nuit pour aider des gens qu'il connaît à peine, à plus forte raison une mère fera de même pour son propre enfant. »

Docteur Gregory White

Le sommeil partagé (cododo)

Bien des familles ont préféré changer leurs habitudes de sommeil plutôt que de lutter pour que le bébé se passe de ses parents la nuit. Après tout, il n'est pas si difficile de comprendre ce que recherchent le nouveau-né et le jeune enfant : ils veulent être près de ceux qui les aiment.

Le docteur William Sears utilise le terme de « sommeil partagé » pour souligner le fait que la mère et le bébé ont les mêmes cycles de sommeil à cause de leur proximité physique. Il n'oublie pas pour autant le père, et constate que celui-ci se sent plus proche de son enfant quand ils dorment ensemble.

Partager le même lit, c'est une belle occasion de tenir compte des besoins de chacun dans la famille. Il y a des mères qui remettent le bébé dans son petit lit une fois qu'il a tété et qu'il s'est rendormi. Dans d'autres familles, il n'y a plus de petit lit ni de chambre d'enfant séparée, tous passent la nuit dans le même lit. Il y a autant d'habitudes que de familles. Voici une expérience qui rappelle celle de beaucoup d'entre nous :

> « *J'ai fini par être harassée et surtout terrifiée à l'idée de laisser tomber mon bébé d'épuisement — assise que j'étais à côté de son petit lit à barreaux, en attendant qu'elle ait fini de téter pour repartir au radar dans mon lit. Nous avons osé braver un grand interdit en installant à 8 mois Rose et son petit lit au pied du nôtre. J'allaitais toujours Rose assise quand enfin, une nuit, je me suis laissée aller à m'allonger et à m'autoriser à me rendormir à ses côtés. Il a fallu très peu de temps pour que nos corps savourent pleinement ce contact permanent, et même si Rose continue encore à se réveiller souvent, les tétées se passent dans un état loin de la veille, dans une gestuelle comme une danse, tout en douceur et en harmonie.* »
>
> Laurence François-Mary, Bordeaux, Gironde

Vers 2 ans, la plupart des bambins annoncent fièrement qu'ils vont avoir leur lit à eux ; il sera cependant plus facile pour leurs petites jambes que le sommier et le matelas reposent directement sur le sol. Un matelas d'adulte vous permettra de vous allonger à côté de l'enfant quand il se réveille. Il sera plus facile pour vous de retourner dans votre lit que d'aller remettre l'enfant dans le sien. Si l'enfant est prêt à dormir dans son propre lit mais qu'il veut être encore près de vous un moment, vous pouvez mettre sous votre lit un sac de couchage ou un matelas gonflable ainsi qu'une couverture et les sortir pour avoir un petit coin agréable.

Conseils pratiques

En voyant votre grand lit surpeuplé (même s'il est presque aussi grand que la pièce) parce que tous trouvent leur repos au même endroit (le vôtre), vous vous demandez peut-être si cette proximité aura jamais une fin. Ça viendra un jour, et votre réaction ne sera peut-être pas celle que vous prévoyiez.

« Leïla qui dormait à nos côtés depuis sa naissance a choisi d'aller dans sa chambre, qui l'attendait, un soir, comme ça... Oh, il y avait bien eu une tentative un an plus tôt, mais soldée par un retour dans la chambre parentale au bout de quelques jours ! Cette fois, à 4 ans, elle était bien décidée à y rester ! Le plus drôle, c'est que notre fils de 9 ans a tenu à dormir avec elle pour ne pas la laisser seule. Lui avait eu besoin de l'aide de sa grande sœur pour passer le cap et il trouvait tout naturel de rendre la pareille à sa petite sœur. Mais elle, elle n'en éprouvait aucun besoin : à chacun son temps et son rythme. Il a très vite dû retourner dans sa propre chambre ! Notre dernier enfant a 4 ans maintenant et nous parlons avec lui d'aller dormir dans sa chambre, de temps à autre... Leïla a immédiatement proposé de partager la sienne, du moins au début — elle trouve qu'il est encore un peu petit pour dormir seul ! Ce temps de présence parentale la nuit peut paraître bien long dans notre culture où on prône toujours plus d'autonomie et toujours plus tôt. Mais avec le recul, je vois bien que mes enfants ont envers le sommeil une attitude très saine et qui n'a pas été «forcée». Le besoin de présence la nuit s'est évanoui, tout simplement parce qu'il a toujours été satisfait. »

Sylvie Ricochon, Landes

Vous trouverez encore d'autres idées sur les besoins des enfants la nuit dans les livres dont la liste figure en annexe.

Le bébé, le lit, la sexualité

Vous allez dire : si le bébé dort dans notre lit, que deviendra notre couple ? Comment les jeunes parents peuvent-ils y trouver leur compte ?

Même si nous pouvons vous faire quelques suggestions, en dernier ressort, c'est vous et votre compagnon qui choisirez ce qui convient le mieux à votre amour et à vos relations sexuelles. Tout comme l'allaitement, la sexualité, c'est à 90 % une façon de voir les choses, et à 10 % de la technique. En considérant les choses de manière positive, et avec les ressources de votre imagination, vous trouverez comment allier sexualité et allaitement. L'inquiétude inutile mène rarement à de bonnes solutions. La joie que vous avez éprouvée à l'arrivée de votre enfant va s'étendre à d'autres aspects de votre vie.

Représentations courantes et questions habituelles

Si le bébé tète souvent et qu'il dort dans notre lit, est-ce que mon compagnon et moi aurons encore du temps pour nous ?

Mais oui ! Chacune de nous a trouvé des solutions. Il faudra tenir compte du bébé, mais vous êtes deux. Vous trouverez d'autres moments, d'autres endroits. Si on le veut vraiment, on trouve toujours des solutions.

La plupart des bébés ont un sommeil profond assez long. Profitez-en ! Si votre bébé se réveille facilement, quittez (doucement) le lit, allez dans une autre pièce ou dans un autre lit.

Rares sont les couples qui peuvent être assurés d'avoir à tout moment une liberté complète pour faire l'amour sans être interrompus. Il y a toujours quelqu'un qui a une demande ou qui manifeste un besoin. Cela ne change pas, même quand les enfants grandissent et quittent le lit familial. Demandez aux parents d'adolescents… Vous avez toute la vie pour partager votre amour. Demain sera sans doute mieux qu'aujourd'hui.

J'ai les seins sensibles, c'est désagréable quand mon compagnon les touche. Cela me pose problème.

L'allaitement ne soustrait pas vos seins à votre compagnon. L'impression d'avoir les seins pleins et sensibles se limite en général aux premiers temps : elle est passagère. Vous la ressentirez moins si le bébé a tété peu avant que vous fassiez l'amour. Vos seins ne seront plus aussi pleins, et le bébé aura tendance à s'assoupir. Et pour certains hommes, des seins pleins, ce sont des seins magnifiques.

L'orgasme déclenche chez certaines femmes un réflexe d'éjection (l'orgasme tout comme le réflexe d'éjection sont déclenchés par un pic d'ocytocine). C'est tout aussi surprenant pour l'homme que pour la femme la première fois que cela arrive, car cela peut être un véritable jet de lait. Cela n'arrive pas à toutes les femmes, et c'est moins fréquent une fois que la lactation est bien établie.

Quand elle allaite, une femme a plus souvent envie de relations sexuelles – ou bien : quand elle allaite, une femme a moins souvent envie de relations sexuelles

La réponse est « oui » à certains moments et « non » à d'autres. Il n'y a pas de réponse absolue ! Dans les premières semaines post-partum, l'imprégnation hormonale correspondant à l'installation de la lactation vous fait vous centrer sur le bébé. C'est une phase normale, pendant laquelle le désir sexuel peut être en sommeil. De plus, votre corps a traversé des transformations importantes avec la grossesse puis l'accouchement : vous ne vous reconnaissez pas encore dans ce corps-là, qui tout doucement va reprendre sa forme et redevenir plus familier.

Si vous avez subi une épisiotomie, comme 68 % des primipares et 31 % des multipares, il se peut que des sensations douloureuses perturbent parfois assez longtemps les relations sexuelles.

Il est fréquent que le vagin soit sec, parce que le niveau d'œstrogènes est faible pendant l'allaitement. Vous trouverez des solutions simples comme rallonger les préliminaires, et, le cas échéant, utiliser un lubrifiant.

L'allaitement est un moment particulier dans la vie d'une femme, vous pouvez découvrir une nouvelle dimension de votre féminité, vivre grâce à lui un rapport très gratifiant à votre corps, et vous épanouir différemment dans votre sexualité.

Submergée par les contacts ?

Un jour, une mère nous a écrit : « Quand mon bébé ou mon bambin a passé une bonne partie de la journée dans mes bras, j'ai l'impression de ne plus vouloir que personne ne me touche. Cela est-il inhabituel ? Pouvez-vous m'aider ? » Nous lui avons répondu en lui disant qu'elle n'était pas la seule. Il arrive souvent qu'avoir des contacts supplémentaires soit la dernière chose à laquelle pense une mère qui a passé une bonne partie de sa journée à tenir le bébé et à avoir des petites mains qui se cramponnent à elle. Elle est « submergée par les contacts ».

C'est sans doute notre culture qui détermine cette réponse, au moins dans une certaine mesure. Pour quelqu'un qui grandit dans une société où les gens maintiennent une certaine distance les uns envers les autres et où même les membres d'une même famille s'embrassent rarement, le contact presque constant avec le bébé est une expérience nouvelle à laquelle il faut s'habituer. Ajoutez à cela la fatigue que ressent souvent la mère d'un jeune enfant en fin de journée : elle peut ne pas avoir l'énergie ni l'envie d'être romantique.

Épouse avant d'être mère ? Votre compagnon doit passer avant les enfants ?

Ce n'est pas la bonne manière de voir les choses. Ne mettez pas en concurrence votre compagnon et les enfants pour le temps et l'affection que vous leur donnez. Les priorités changent selon les besoins de chacun : donnez votre amour et votre attention à celui qui en a le plus besoin à tel moment. Être adulte, c'est aussi savoir remettre à plus tard la satisfaction de ses besoins. Un adulte qui a faim peut attendre un peu pour manger, pas un bébé.

En faisant l'effort de se comprendre, on évite les conflits. Faire preuve d'amour permet de faire face à la plupart des difficultés. Un homme et une femme qui s'aiment peuvent faire un effort l'un pour l'autre. Chacun essaie de répondre aux besoins de l'autre. Il y a des moments où c'est la femme qui met du sien pour répondre au geste de l'homme qui l'enlace, et il y a des moments où c'est l'homme qui fait passer les sentiments et les besoins de la femme avant les siens.

Il y a un temps pour donner et un temps pour recevoir. Tout est plus simple avec un peu de bonne volonté réciproque et de bonne humeur. Un dernier mot : ne comptez pas les points. Si vous le faites, vous êtes sûrs de perdre.

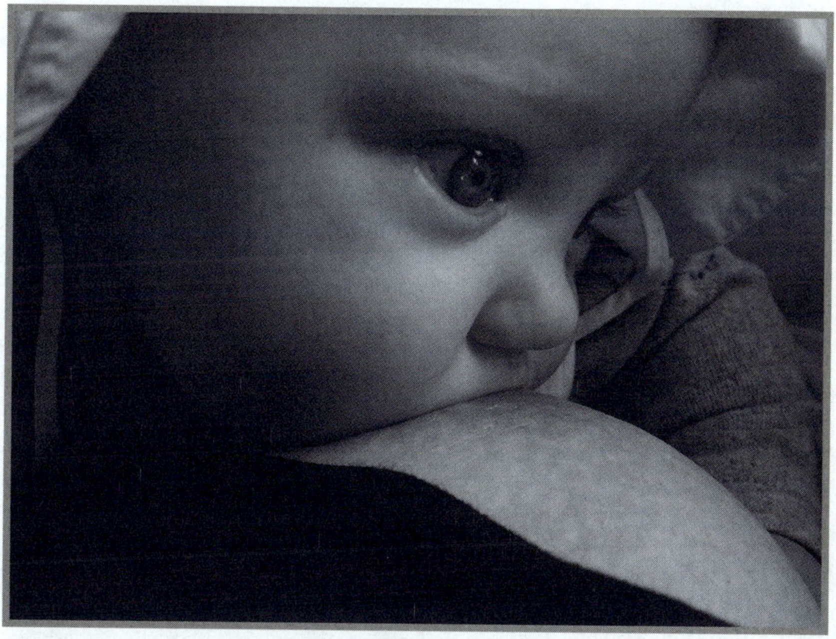

Faire preuve d'amour.

Chapitre 6

Problèmes courants

Les premières semaines d'allaitement sont un temps d'apprentissage pour vous et votre bébé. La plupart des mères ne rencontrent pas de problème particulier, mais il arrive que des difficultés entravent le cours de l'allaitement, voire le mettent en péril. Ce chapitre aborde quelques-uns des problèmes les plus courants : vous y trouverez des idées pour surmonter les difficultés et retrouver le plaisir d'allaiter. Si vous avez encore des questions auxquelles il ne répond pas, n'hésitez pas à contacter une animatrice de La Leche League proche de chez vous, à consulter le site Internet de LLL France (www.lllfrance.org) ou à appeler le 01 39 584 584, répondeur national qui vous donnera les coordonnées d'une animatrice de permanence. L'animatrice vous fera les suggestions ou vous donnera les encouragements adaptés à votre situation, afin que vous trouviez une solution à votre problème, et que vous et votre bébé puissiez poursuivre un allaitement serein. Sachez en tout cas qu'il est rare de devoir sevrer un bébé sans l'avoir voulu à cause d'un problème d'allaitement.

Mamelons douloureux : prévention et traitement

Les trois ou quatre premiers jours après la naissance, les mamelons sont souvent sensibles, surtout au moment où le bébé prend le sein. Cette sensibilité, due aux bouleversements hormonaux de l'après-accouchement, est passagère. Ensuite, si le bébé a une bonne position et une bonne prise du sein, vous ne devriez pas avoir de douleur aux mamelons. Il faut savoir qu'au moins 80 % des crevasses sont dues à une mauvaise position du bébé au sein : si vous avez mal aux mamelons, reportez-vous aux chapitres précédents, où l'on explique la position du bébé et les différentes étapes de la prise du sein.

La plupart du temps, les mères qui ont les mamelons douloureux sont immédiatement soulagées quand elles commencent à mettre le bébé au sein correctement. On conseille donc souvent, en cas de douleur, d'enlever le bébé du sein et de l'y remettre dans une bonne position. Le docteur Newman n'est pas de cet avis : « Ne répétez pas sans arrêt la mise au sein pour avoir une prise parfaite. Si le bébé prend et relâche le sein cinq fois et que cela fait mal, vous aurez cinq fois plus de douleur, et pire encore, cinq fois plus de dommage au mamelon. Corrigez plutôt la prise lorsque vous lui offrirez le deuxième sein ou à la tétée suivante. » À vous de voir quelle solution vous préférez.

La manière dont le nourrisson saisit et lâche le sein est primordiale pour éviter les douleurs aux mamelons. Et la meilleure prévention est d'assurer une bonne prise du sein par le bébé *dès le premier jour.* Le bébé ne doit pas téter le mamelon, il faut au contraire qu'il prenne une grande bouchée de sein, de telle sorte que le mamelon soit bien au fond de sa bouche. Pour retirer le bébé du sein, brisez d'abord la succion, en glissant un doigt entre ses gencives ou tout simplement à la commissure de ses lèvres.

En fait, les douleurs de mamelons ont souvent une ou deux causes. Soit le bébé n'est pas bien positionné et ne prend pas le sein correctement, soit il a un problème de succion, soit les deux. Mais comme les bébés apprennent à téter correctement quand, en prenant correctement le sein, ils reçoivent suffisamment de lait (ils apprennent en faisant), on peut dire que les « problèmes de succion » sont souvent causés par une mauvaise prise du sein. Une bonne position, c'est vraiment capital.

Limiter les tétées

Si votre bébé prend bien le sein, il n'y a aucune raison de limiter la durée d'une tétée. Le réflexe d'éjection peut arriver après plusieurs minutes de succion, et donc, si l'on enlève l'enfant du sein au bout de trois ou quatre minutes, comme c'est parfois préconisé, la tétée peut se terminer avant même d'avoir commencé… Si vous avez mal et que la douleur persiste au-delà du moment de la prise du sein, c'est sans doute que l'enfant ne tète pas bien et que vous avez besoin de l'aide de quelqu'un de compétent en allaitement. Assurez-vous que votre bébé ouvre grand la bouche et qu'il prend une bonne partie de l'aréole en bouche, pas seulement le mamelon entre ses gencives.

Vous aurez en fait moins de risque d'avoir mal si vous laissez votre bébé téter souvent, aux premiers signaux de faim. Il sera plus calme et tétera mieux que s'il est affamé, énervé et désorganisé. Il est donc inutile de limiter le nombre des tétées, bien au contraire.

Mamelons plats

Il est particulièrement important que le bébé prenne bien le sein en bouche si vous avez les mamelons plats. Mais parfois, le sein est tellement engorgé et tendu que cela empêche le bébé de bien le prendre : tirer préalablement à la main un peu de lait pour faire ressortir les mamelons peut alors résoudre le problème. Pour assouplir le sein, on peut également exercer la « pression inversée » expliquée au chapitre 3. Ce « massage drainant » permettra de refouler l'œdème et désengorger l'aréole, qui sera plus facile à attraper par le bébé. Et il est important d'attendre que le bébé ait la bouche grande ouverte avant de le mettre au sein.

La plupart des spécialistes sont d'avis que le bébé qui prend bien le sein peut téter efficacement et faire ressortir un mamelon plat ou rétracté.

« Mon gynécologue m'avait dit que je n'arriverais probablement pas à allaiter, parce que mes seins étaient très petits, et surtout parce que mes mamelons n'étaient pas saillants. Cela ne m'a pas empêchée d'essayer et de nourrir ma fille sept mois ! Forte de mon expérience, j'ai remis ça pour le deuxième : j'ai de nouveau allaité sept mois. Quelques années après, mon deuxième fils est né. Il aimait tellement le sein que j'ai dû me résoudre à arrêter de l'allaiter à 13 mois pour pouvoir fabriquer sa petite sœur, que j'allaite avec bonheur depuis bientôt vingt-deux mois. Même maintenant que j'allaite encore, mes seins sont toujours aussi petits, mais mes mamelons se sont adaptés. Comme quoi, la forme et la grosseur des seins n'ont vraiment pas d'importance ! La seule chose qui compte, c'est de persévérer et d'y croire. »

Marie-Luce, Lovinfosse, Brabant flamand, Belgique

Traiter les mamelons douloureux

La plupart des pommades qu'on trouve dans le commerce pour traiter les mamelons douloureux sont inutiles, et certaines peuvent même être nuisibles. Évitez tout ce qui nécessite d'être nettoyé avant de mettre le bébé au sein. Ne mettez pas de pommades contenant de la cortisone, des astringents ou des anesthésiques : elles peuvent être dangereuses, et pour vous et pour votre bébé. Endormir la douleur en appliquant de la glace sur les mamelons, comme on le conseille parfois, peut inhiber le réflexe d'éjection. Les antiseptiques en spray sont aussi à éviter. Les crèmes peuvent aggraver la situation si elles empêchent le bébé de bien saisir le mamelon et l'aréole.

En fait, le plus efficace pour traiter les lésions des mamelons, c'est la cicatrisation en milieu humide, qui permet d'éviter la formation d'une croûte.

Cela peut s'obtenir en appliquant sur les mamelons une lanoline spécialement traitée, appelée lanoline purifiée. Il n'est pas nécessaire de la nettoyer avant de donner le sein au bébé. Après chaque tétée, séchez doucement les mamelons, faites ramollir entre vos doigts propres un peu de lanoline (de la grosseur d'un pois, la quantité doit être suffisante pour maintenir la barrière d'humidité) et appliquez-la à la surface de la peau, sans faire pénétrer.

Une autre possibilité est d'utiliser votre propre lait. Il vous suffit d'imbiber une compresse de gaze stérile de votre lait exprimé à la fin d'une tétée, et de l'appliquer sur le mamelon abîmé. Vous pouvez, si vous le souhaitez, recouvrir ce pansement d'un film alimentaire pour le maintenir humide. Le pansement sera changé à chaque tétée, ou au minimum toutes les quatre heures. Cette technique (gratuite !) est plus efficace que n'importe quel autre produit, et les mères l'apprécient beaucoup. Le lait maternel tue les microbes, et permet une guérison en profondeur.

Vous pouvez aussi mettre à profit les bienfaits du lait maternel en faisant couler quelques gouttes de votre lait sur votre mamelon, une fois que l'enfant a terminé de téter, et en massant doucement pour faire pénétrer dans la peau. Ne le faites pas si les douleurs au mamelon sont dues à la candidose (voir plus loin) : en effet, le candida prolifère dans le lait.

Si le contact des vêtements vous gêne, vous pouvez isoler et protéger les mamelons avec des coquilles d'allaitement à larges trous dans le soutien-gorge. Une maman dont le mari est coureur de fond a longtemps porté les maillots respirants en polyester de son mari qui limitent les irritations et les frottements.

Nettoyer les mamelons

Nettoyer les mamelons à l'eau est tout à fait suffisant. Le savon pourrait les « décaper » et enlever leur lubrifiant naturel protecteur. Nettoyer au savon n'est utile qu'en cas d'infection. Pour ne pas irriter les mamelons, veillez à ne pas vaporiser de parfum, eau de Cologne, déodorant, ou laque trop près.

Guérir les mamelons douloureux

Vos mamelons guériront plus facilement si vous allaitez souvent et que votre bébé est près de vous. Reposez-vous pendant la journée, mangez des aliments nourrissants et buvez suffisamment. Évitez d'avoir trop de visites, en particulier celles de personnes qui vous découragent, et acceptez de l'aide pour le ménage. Les douleurs aux mamelons ne durent en général pas plus de quelques jours, et les crevasses guérissent très vite, dès qu'on en a trouvé et supprimé la cause.

Si les douleurs aux mamelons se prolongent, contactez quelqu'un qui connaît bien l'allaitement, pour faire vérifier la position du bébé et la prise du sein. L'animatrice de La Leche League ou la consultante en lactation à laquelle vous vous adresserez souhaitera peut-être voir votre bébé téter. Il existe des techniques pour aider l'enfant à téter plus efficacement s'il ne prend pas bien le sein en bouche.

Il arrive que la mère ait des douleurs au mamelon parce que le bébé n'est pas capable de bien téter, en raison par exemple d'un frein de langue trop court ou d'un traumatisme à la naissance. Un médecin ou un dentiste peut couper le frein de langue, c'est un geste simple qui ne nécessite ni anesthésie ni points de suture. Les nourrissons qui ont subi un traumatisme à la naissance, par exemple une extraction par forceps ou ventouse, peuvent être aidés par des soins ostéopathiques, des massages thérapeutiques…

Il peut y avoir une relation entre les douleurs au mamelon et les appréhensions de la mère. La douleur peut inhiber le réflexe d'éjection, ce qui frustre le bébé et est source d'inquiétude pour la mère. Que faire dans ce cas ? Vous pouvez tirer un peu de lait à la main pour amorcer le réflexe d'éjection, ou prendre un moment pour vous détendre avant de donner le sein. N'hésitez pas à vous faire prescrire des antidouleurs pour passer ce cap difficile.

Certaines mamans abandonnent l'allaitement à cause de douleurs aux mamelons. C'est très dommage : les problèmes ont des solutions ! Dans quelques rares cas où les mamelons sont vraiment très douloureux, ce qui peut arriver si le bébé tète mal depuis un bout de temps, il peut être nécessaire de suspendre l'allaitement jusqu'à ce que les mamelons soient guéris. Entre-temps, la mère peut tirer son lait à la main ou au tire-lait pour le donner au bébé au verre ou à la cuiller. Dès que le traitement a fait son effet, on peut remettre le bébé au sein en veillant à ce qu'il ait une bonne position et qu'il prenne bien le sein.

Candidose (muguet)

Si brusquement vous vous mettez à avoir mal aux seins alors que vous allaitiez sans problème depuis des mois, il se peut que vous et/ou votre bébé ayez une candidose (cela peut aussi arriver avec un nouveau-né). C'est une infection due à un champignon, le *Candida albicans,* qui se développe dans le lait. Outre la douleur, les signes de la candidose peuvent être une démangeaison ou une hypersensibilité des mamelons, dont la peau devient rose vif et desquame. Votre bébé peut avoir des points blancs dans la bouche ou sur les gencives (muguet), ainsi qu'un érythème fessier. La candidose mammaire peut faire suite à une candidose vaginale, ou à une prise d'antibiotiques. Les femmes qui souffrent du diabète y sont plus exposées, et c'est plus fréquent dans les régions chaudes et humides. Vous pouvez avoir une candidose sans aucun autre signe que la douleur, et que votre bébé n'ait aucun symptôme apparent. Il arrive qu'un seul sein soit atteint.

Parfois, le champignon « remonte » le long des canaux lactifères. On peut alors avoir des douleurs lancinantes en rayons de roue, comme un « feu liquide » à l'intérieur des seins, aussi bien pendant qu'entre les tétées.

« J'ai accouché de mon premier enfant le 24 décembre. Très rapidement, j'ai ressenti des brûlures assez intenses dans le sein quand mon bébé tétait. Après avoir demandé de l'aide à la sage-femme qui me suivait à domicile, j'ai commencé à me poser des questions. J'avais vraiment très mal, et on avait beau me dire que les débuts sont difficiles, la douleur s'est installée et n'est pas partie. Personne ne pouvait me conseiller, la douleur devenait de plus en plus intense. J'ai donc décidé de contacter La Leche League. J'en avais entendu parler lors de ma préparation à l'accouchement et par une amie qui avait eu recours aux conseils des animatrices. J'ai donc écrit un mail en expliquant ma situation. J'ai eu très rapidement une réponse d'une animatrice

qui me proposait de m'appeler pour que j'explique ce qui se passait et qu'elle puisse poser certaines questions. Elle a été la première personne à parler de candidose et à me proposer de consulter un médecin pour qu'il confirme ce diagnostic. Depuis, mon bébé et moi, nous avons fait notre petit bonhomme de chemin. L'allaitement se passe à merveille, mais je n'hésite plus à m'adresser à l'animatrice si j'ai une question. J'ai acheté le livre pour avoir des conseils plus généraux, et j'ai envie de continuer d'allaiter plus longtemps que je ne pensais grâce aux conseils et à l'aide que j'ai pu avoir. »

Myriam Burloux-Damaye, Paris

Il faut souvent plusieurs semaines pour traiter une candidose. Votre médecin vous prescrira le traitement adéquat. Il faudra traiter vos mamelons, et aussi la bouche du bébé, même s'il ne présente aucun symptôme (et peut-être aussi les autres membres de la famille). Lavez-vous soigneusement les mains et nettoyez les jouets du bébé s'il est à l'âge où l'on porte tout à la bouche.

La candidose n'est pas une contre-indication à l'allaitement (pas plus que son traitement).

« *J'ai eu un début d'allaitement un peu difficile, comme beaucoup de femmes, mais je ne me suis jamais découragée. Quand ma fille a eu 1 mois et demi à peu près, allaiter était enfin devenu un réel plaisir partagé, sans la moindre douleur. Que du bonheur! Malheureusement, ça n'a pas duré, parce qu'un mois plus tard environ, j'ai eu un nouveau type de douleur qui n'avait rien à voir avec la douleur des crevasses. La douleur était très forte, comme une sensation de brûlure, et irradiait tout le sein, surtout au début de la tétée mais pas seulement. Je continuais à ressentir cette douleur pendant toute la tétée, et même entre les tétées. Mon téton était lui aussi très sensible entre les tétées, même le contact du tissu me faisait mal. J'ai donc contacté une animatrice LLL que je connaissais par les réunions auxquelles j'assistais régulièrement. Je lui ai envoyé un mail pour lui décrire la douleur, et j'ai eu une réponse extrêmement rapide : c'était sans doute une candidose. L'animatrice m'a aussi envoyé en pièce jointe, pour les montrer à mon médecin, des documents sur la candidose mammaire contenant des indications de traitement. Munie de ces documents, je me suis rendue chez mon médecin, qui n'avait jamais entendu parler de candidose mammaire. Il était surtout intéressé par l'engorgement impressionnant d'un de mes seins (indirectement dû à la candidose, car je redoutais de faire téter ma fille de ce côté à cause de la douleur). Bref, il a accepté de me prescrire du gel buccal Daktarin® et du violet de gentiane. J'ai alors enfin pu me soigner, en utilisant le violet de gentiane et en mettant du gel sur mes tétons plusieurs fois par jour. J'ai continué à allaiter ma fille, qui profitait donc également du traitement. Une semaine plus tard environ, je ne sentais plus de douleur et ma fille avait de jolies lèvres violettes ! Par la suite, je n'ai plus eu le moindre problème.* »

Aurélie Meskine, Paris

Douleurs au mamelon dans les mois suivants

Il se peut que votre bébé vous fasse mal en tétant lors des poussées dentaires : soyez attentive à la position du bébé au sein et à la manière dont il saisit le mamelon, pensez à varier les positions lors de la tétée, et n'oubliez pas de lui proposer quelque chose à mordre pour se soulager.

On peut également avoir une « ampoule de lait » au bout du mamelon, due à un canal lactifère bouché. Pour la traiter, on peut tremper le mamelon dans l'eau chaude plusieurs fois par jour, varier les positions d'allaitement pour bien drainer le sein, et faire en sorte que la bouche de l'enfant appuie le moins possible sur l'ampoule. Appliquer un cataplasme d'argile peut également s'avérer efficace. Certaines mères décident de crever l'ampoule, mais cela peut être douloureux et provoquer une infection.

Voici quelques questions à vous poser si vous allaitez un bébé plus âgé ou un bambin, que vous remarquez soudain que vos mamelons sont douloureux, et qu'aucune des explications ci-dessus ne vous semble convenir. Votre bout de chou a-t-il essayé de prendre d'autres positions susceptibles de blesser le mamelon ? A-t-il aspiré le mamelon au moment de prendre le sein, ou tiré dessus au moment de le quitter, sans avoir d'abord relâché sa prise ? Est-il possible que vous soyez enceinte ? Si vous répondez oui à une ou plusieurs de ces questions, il n'est pas étonnant que vous ayez mal, n'importe quelle mère même très expérimentée aurait mal aussi !

Il peut être alors utile de partager votre expérience avec d'autres mères, en particulier une animatrice LLL. Elle pourra avoir d'autres idées pour vous aider à trouver une solution. Parfois, tout ce dont vous avez besoin, c'est d'un peu d'aide et d'encouragement pour surmonter la difficulté et voir l'allaitement sous un jour plus riant.

Si votre enfant vous mord

L'enfant essaie parfois de mordre le sein de la mère quand il fait ses premières dents. C'est souvent en fin de tétée, quand il ne tète plus activement. En effet, pendant la tétée, le mamelon se trouve au fond de sa bouche, au niveau du palais mou, sans contact avec ses dents. Si le bébé a tendance à mordre à la fin de la tétée, la mère peut prêter une plus grande attention aux signes indiquant que l'enfant va s'arrêter de téter (en observant par exemple la position de la langue du bébé, ou une tension dans ses mâchoires). La mère peut garder un doigt près de la joue du bébé, prête à l'introduire dans sa bouche au premier signe avant-coureur, et lui retirer immédiatement le sein. Ce geste, accompagné des mots « on ne mord pas ! » sur un ton ferme, suffit généralement à signaler au bébé que mordre le sein n'est pas acceptable. Votre message sera encore plus clair si, dans le même temps, vous lui proposez un objet plus approprié pour faire ses dents.

S'il ne comprend toujours pas et continue à vous mordre, vous pouvez le poser par terre, toujours en lui disant « on ne mord pas ! ». Le bébé est en général très surpris que ce moment particulier avec sa mère soit ainsi interrompu ; il faudra le reprendre et le rassurer très vite : votre but est simplement de lui faire comprendre que vous n'acceptez pas qu'il vous morde le sein.

Quand la mère réagit trop vivement à une morsure, sa réaction de surprise ou de douleur peut effrayer un enfant sensible et provoquer une grève de la tétée.

Tirer son lait et le conserver

Quand la maman est séparée de son bébé, elle a besoin de savoir comment tirer son lait, que soit à la main ou au tire-lait. Elle devra aussi savoir comment le conserver en toute sécurité pour qu'il soit donné ensuite au bébé.

Parmi les cas où il est nécessaire de tirer son lait, on citera la naissance prématurée, le bébé malade qui ne peut pas téter, la mère qui reprend son travail ou ses études, le sein engorgé ou trop plein qu'il faut soulager, ou encore les cas où il faut une stimulation supplémentaire pour augmenter la production lactée

Tirer à la main

Une des meilleures choses à apprendre pour une mère qui allaite, c'est l'expression manuelle. C'est économique et vous n'avez besoin de rien. Il vous faudra sans doute un peu de pratique pour bien y arriver. Dans certains cas, la meilleure façon d'apprendre est de voir une autre mère tirer son lait à la main.

Avec un peu de pratique, la plupart des mères parviennent à tirer très vite plusieurs dizaines de millilitres de lait. Lavez-vous les mains avant de commencer. Le principe consiste à mettre les doigts sur le sein, le pouce vers le haut et les autres doigts vers le bas à la manière d'un « C ». Exercez une pression vers le bas en direction de la cage thoracique tout en rapprochant régulièrement le pouce des autres doigts, sans les faire glisser sur la peau, juste derrière l'aréole (la partie sombre qui entoure le mamelon). Si votre aréole est très grande, mettez les doigts deux centimètres et demi à quatre centimètres à l'arrière du mamelon.

Faites tourner la main autour du sein pour atteindre tous les canaux lactifères. Procédez ainsi pendant trois à cinq minutes, puis changez de sein. Vous stimulerez l'éjection du lait en changeant plusieurs fois de sein. Pour atteindre le plus grand nombre de canaux lactifères, tirez le lait à deux mains. Recueillez le lait dans un récipient propre, et assez large : le lait ne coule pas en un seul jet.

L'expression manuelle selon la technique Marmet

Chele Marmet, une animatrice de La Leche League, a mis au point une technique d'expression manuelle en collaboration avec une consultante en lactation, directrice du Centre de lactation à Encino, en Californie. Les mères qui ne réussissent pas à tirer leur lait à la main y parviennent souvent avec cette technique.

Ce qui en fait l'efficacité, c'est qu'elle allie l'expression manuelle et le massage pour provoquer le réflexe d'éjection. La pratique est déterminante, comme pour toute activité manuelle[1].

Tire-lait

La plupart des mères allaitent sans problème, sans jamais utiliser ni posséder de tire-lait. Il n'y a pas de raison qu'une mère tire son lait si elle est auprès de son bébé dès le début et que le bébé peut téter souvent. Pour les rares occasions où vous pourrez voir besoin de vider vos seins ou de recueillir du lait, vous pouvez utiliser l'expression manuelle. Avant d'investir dans un tire-lait, demandez-vous si vous en avez vraiment besoin.

Il y a cependant des cas où un tire-lait peut être bien utile. Les femmes qui reprennent leur travail quand leur bébé est très petit pourront continuer d'allaiter en tirant leur lait sur leur lieu de travail, et le conserver pour qu'il soit donné plus tard à leur enfant. Dans ce cas, il faut un tire-lait commode à transporter si la mère ne peut pas le laisser sur place, rapide, efficace et facile à nettoyer, éventuellement au lave-vaisselle, pour éviter les pertes de temps dans une journée déjà bien occupée.

La mère qui tire son lait pour un prématuré doit en tirer suffisamment pour d'une part couvrir les besoins présents du bébé et d'autre

1. www.allaitement.ca/docs/depl/Expression%20manuelle%20du%20lait%20Marmet%29.pdf

part veiller à avoir assez de lait pour la suite. La plupart du temps, elle ne pourra pas mettre son bébé au sein avant plusieurs semaines. Il lui faut donc un tire-lait qui simule le mieux possible la succion d'un bébé, pour lancer un bon réflexe d'éjection et avoir une bonne production de lait. Un tire-lait électrique automatique double pompage est la meilleure solution dans ce cas.

Si la maman veut avoir un tire-lait à disposition en cas d'urgence, au cas où elle aurait à se séparer de son bébé, elle choisira un tire-lait bon marché, pour le dépannage.

Deux points à ne pas oublier avant d'utiliser un tire-lait :

- Ne l'utilisez jamais pour vérifier que vous avez du lait. Ce genre d'essai mine votre confiance en vous et peut inhiber le réflexe d'éjection. Vous risquez de penser que vous n'avez pas assez de lait. D'autres signes plus fiables permettent d'établir qu'une mère n'a pas assez de lait (urines ou selles rares, prise de poids insuffisante, signes de déglutition rares).
- Des préliminaires sont nécessaires pour tirer son lait. La maman doit se trouver dans un climat propice et « se mettre en condition ».

Différents modèles de tire-lait

Longtemps, les seuls tire-lait disponibles sur le marché étaient les modèles en verre, en forme de klaxon muni d'une poire en caoutchouc, particulièrement peu efficaces, même si certaines mères en étaient satisfaites. Puis sont venus les modèles à cylindres coulissants. Aujourd'hui, le nombre de modèles est beaucoup plus important et sans cesse en augmentation. Tire-lait manuel ou électrique ? Achat ou location ? Choisir un tire-lait devient compliqué !

Quels sont les points principaux à prendre compte ? Un bon tire-lait doit être efficace, à savoir déclencher rapidement le réflexe d'éjection, et permettre à la mère de tirer son lait relativement rapidement. De ce point de vue, les tire-lait à double pompage, qui permettent de tirer les deux seins simultanément, sont bien sûr à recommander.

Les tire-lait modernes basent leur technologie sur les découvertes récentes en matière de physiologie de la lactation : degré de dépression exercée par le tire-lait, nombre de cycles par minute, tire-lait à deux phases (phase de stimulation du réflexe d'éjection, suivie d'une phase d'éjection du lait)…

Un bon tire-lait ne doit pas faire mal. Certains modèles ne permettent pas de régler facilement la force d'aspiration et sont donc à éviter. Par ailleurs, un embout mal adapté à la taille des mamelons peut les blesser. À savoir : Medela et Ameda proposent depuis peu plusieurs tailles d'embouts.

Selon l'utilisation qu'elle va en faire, sa plus ou moins grande facilité à extraire du lait, son budget…, la mère choisira :

- un tire-lait manuel : Isis d'Avent, Mamivac, Harmony de Medela, Lansinoh, Ameda…
- un tire-lait mini électrique : mini électrique de Medela, Swing de Medela, Isis iQ Uno d'Avent, Spectra…
- un tire-lait électrique automatique : Lactina ou Symphony de Medela, Lactaline d'Ameda, Mamivac, Kitett Fisio double pompage… D'anciens modèles sont volumineux, bruyants, peu efficaces et peuvent blesser les mamelons.

Étant donné leur prix, les tire-lait électriques automatiques ne s'achètent pas (sauf bien sûr par les établissements hospitaliers) : ils se louent. Le prix de la location est remboursé par la Sécurité sociale, si l'on a une ordonnance de médecin ou de sage-femme.

Cette ordonnance, renouvelable, doit comporter le nom de la mère, la marque du tire-lait (avec la précision simple/double et la mention « non substituable »), la mention « avec kit » ou « avec ses accessoires », la taille de téterelles (s'il s'agit d'un tire-lait Medela ou Ameda).

Selon les endroits et les modèles, les tire-lait peuvent avoir un tarif de location supérieur au tarif de la Sécurité Sociale ; les mutuelles remboursent généralement la différence.

Le prix des accessoires (tuyaux, téterelles et flacons) est remboursé d'après la liste des prestations et des produits remboursables (LPPR), soit 6,04 € en juin 2009, ce qui est inférieur au prix de vente de tous les kits actuellement sur le marché. Certaines mutuelles remboursent cependant la différence. Attention, pour les kits à double pompage, les pharmacies ne peuvent compter qu'une seule fois le prix des accessoires.

Contrairement à ce qu'on entend parfois, le remboursement de la location ne s'arrête pas quand l'enfant a 1 an : il n'y a pas de limite dans le temps.

Le bébé est plus efficace

Aucun tire-lait n'est aussi efficace qu'un bébé pour stimuler la production du lait et extraire le lait du sein. Cela tient en partie à ce que la succion mécanique ne peut pas reproduire exactement l'action simultanée de la langue, des mâchoires et du palais du bébé, mais aussi à ce que la réponse émotionnelle de la mère envers son bébé est particulièrement importante pour le réflexe d'éjection.

Techniques pour tirer son lait

Acquérir les techniques permettant de tirer efficacement son lait demande de la patience et de la pratique. Mais l'effort en vaut la peine si vous savez que vous allez être séparée de votre bébé. Voici quelques conseils qui vous seront utiles.

- Suivez les instructions du fabricant, quel que soit le tire-lait que vous utilisez.
- Pensez à humidifier ou lubrifier le sein avant d'y appliquer l'embout du tire-lait. La succion n'en sera que meilleure.
- Les premières fois, choisissez le réglage le plus faible et la succion la moins forte. Les tissus sensibles du mamelon peuvent être abîmés par le tire-lait, aussi, soyez attentive aux premiers signes d'inconfort. Tirer son lait ne devrait jamais être douloureux. Si vous avez une sensation désagréable, assurez-vous que vous utilisez correctement

le tire-lait, réduisez l'intensité de la succion ou le temps passé à tirer le lait. Le cas échéant, changez pour un tire-lait d'un autre type ou d'une autre marque.

- L'extraction du lait sera plus facile si vous tirez dans un cadre agréable. Essayez de trouver un endroit isolé où vous ne serez pas interrompue, bien que cela ne soit pas toujours possible au travail ou à l'hôpital. Votre lait coulera plus facilement si vous pensez à votre bébé, que vous regardez une photo de lui ou que vous sentez un vêtement qu'il a porté.
- Vérifiez que vous avez les mains propres et que le récipient de recueil est propre lui aussi. Suivez les instructions du fabricant pour nettoyer le tire-lait. Les bactéries peuvent proliférer si du lait séché reste sur la téterelle, les tuyaux ou le flacon collecteur. Si vous tirez votre lait pour un enfant hospitalisé, il vous faudra prendre des précautions particulières. Parlez-en avec les infirmières qui s'occupent du bébé.
- Pour les temps de conservation du lait, que ce soit à température ambiante, au réfrigérateur, ou au congélateur, reportez-vous au tableau qui se trouve au chapitre 12.
- Il est intéressant de congeler de petites quantités de lait (60 à 120 millilitres). Vous pourrez toujours en décongeler plus si le bébé en a besoin. Une fois décongelé, on peut conserver le lait au réfrigérateur vingt-quatre heures, mais il ne faut pas le recongeler. Ne décongelez pas le lait en le laissant à température ambiante : décongelez-le rapidement en faisant couler sur le récipient de l'eau d'abord froide, puis de plus en plus chaude. Ne chauffez pas le lait directement sur le feu ou dans un micro-ondes. Vous trouverez au chapitre 12 plus de précisions sur la conservation du lait et la manière de le donner au bébé.

Tirer son lait pour un lactarium

Le lait humain est irremplaçable pour les bébés prématurés ou malades, et une maman qui allaite peut choisir de donner de son lait à leur intention. En France, ce sont les lactariums qui sont chargés de la collecte et du traitement du lait. Pour donner votre lait, vous pouvez commencer par allaiter votre bébé, et ensuite tirer, à la main ou au tire-lait. Avec un bébé plus grand, vous pouvez éventuellement tirer d'un sein pendant qu'il tète l'autre. Cela ira plus vite, mais nécessite d'avoir un tire-lait que vous pouvez utiliser d'une seule main.

Le lactarium vous donnera des instructions précises, et vous fournira peut-être même un tire-lait. Le lait de lactarium est destiné à des bébés fragiles, prématurés ou malades : il est important de suivre des règles d'hygiène strictes pour le recueillir.

Quand la période où vous donnez votre lait tire à sa fin, diminuez progressivement la quantité que vous tirez. Un arrêt brusque pourrait en effet provoquer un engorgement, comme lors d'un sevrage brusque, si vous êtes parvenue à produire beaucoup plus de lait que votre bébé n'en a besoin. Procédez petit à petit, en tirant du lait quand vous sentez que vos seins sont pleins ou que vous avez une sensation désagréable. Vous pourrez aussi proposer à votre bébé une tétée supplémentaire pour vous soulager : il sera sans doute heureux de vous rendre ce service.

Problèmes au sein : seins douloureux, canaux bouchés et mastites

On note parfois une boule dans le sein, ou une zone rouge et douloureuse. Cela peut être le symptôme d'un canal bouché ou d'une infection du sein (mastite). Vous pouvez y remédier et éviter les problèmes ultérieurs si vous savez comment réagir.

Quelle que soit la cause de la douleur, le traitement repose sur trois principes simples : appliquer de la chaleur, se reposer beaucoup, et donner souvent à téter, pour bien drainer le sein et diminuer l'engorgement Ces remèdes peuvent paraître d'une simplicité déconcertante, mais si vous agissez rapidement, vous passerez seulement quelques heures désagréables au lieu de plusieurs jours au lit.

Canal bouché

Quand une mère qui allaite remarque un endroit sensible, une rougeur ou une grosseur douloureuse dans son sein, il y a de fortes chances pour que ce soit dû à un canal bouché. En d'autres termes, une inflammation d'un canal lactifère due à un « blocage » du lait.

Un canal peut se boucher pour plusieurs raisons : le bébé a une mauvaise position au sein, l'intervalle entre les tétées est trop important, le bébé reçoit des biberons de complément ou prend trop souvent une sucette, la maman porte un soutien-gorge ou d'autres vêtements trop serrés qui lui compriment le sein, elle a dormi dans une position qui a comprimé un canal lactifère, ou encore elle a pris un coup de froid. Un canal peut aussi se boucher parce que le bébé dort tout à coup toute la nuit, ou parce qu'il tète beaucoup un jour et presque pas le lendemain. Plus rarement, le problème est dû à des sécrétions de lait séché recouvrant l'un des orifices du mamelon.

La première chose à faire, en cas d'inconfort ou de douleur, c'est de vous reposer ! Si possible, mettez-vous aussitôt au lit avec votre bébé pour le reste de la journée. Ou tâchez au moins de supprimer tout ce qui n'est pas indispensable, et prenez le temps de vous détendre une heure ou deux, le bébé au sein, assise ou, mieux, couchée. Prenez cela comme un avertissement que vous en faites peut-être trop, et reposez-vous davantage dans les jours qui suivent.

Outre vous reposer, voici ce que vous pouvez faire :

- Appliquez sur la zone douloureuse de la chaleur, sèche ou humide, et ôtez les éventuelles sécrétions de lait sur le mamelon en le trempant dans l'eau chaude. Vous pouvez vous pencher au-dessus d'une bassine d'eau chaude et y tremper votre sein dix minutes environ trois fois par jour, prendre une douche chaude, appliquer des compresses humides et chaudes, une couverture chauffante ou une bouillotte d'eau chaude. Tant qu'il est chaud, vous pouvez masser l'endroit douloureux, puis donner le sein au bébé ou tirer du lait manuellement (le tire-lait n'est pas indiqué, il pourrait blesser le sein déjà fragilisé). La chaleur aide à dilater le canal lactifère et facilite l'écoulement du lait.

- Appliquer du froid (gant de toilette mouillé conservé au réfrigérateur, glaçons enveloppés dans une serviette, sac de petits pois congelés…) entre les tétées peut également contribuer à diminuer l'œdème et à soulager l'inflammation : donc, du froid pour soulager la douleur entre les tétées, et du chaud juste avant de donner le sein ou de tirer son lait.
- Présentez souvent le sein douloureux à votre bébé. Allaitez au moins toutes les deux heures, même la nuit, tant que le sein est sensible ou chaud au toucher. Commencez toujours par donner le sein douloureux, le menton du bébé dirigé vers le canal bouché. Les tétées fréquentes vont permettre que le sein reste à peu près vide et que le lait coule plus facilement.
- Ôtez les vêtements qui peuvent vous comprimer, en particulier votre soutien-gorge, et ne le remettez pas avant quelques jours. Si vous voulez absolument en porter un, mettez-en un d'une taille au-dessus, ou choisissez-en un dont la coupe est différente, pour ne pas comprimer les canaux et risquer de les bloquer. Certaines mamans préfèrent aux soutiens-gorge d'allaitement des modèles extensibles et tirent sur les bonnets pour accéder au sein : cela aussi peut comprimer certains canaux. Pour la même raison, les modèles à armature sont à éviter.
- Vérifiez qu'aucun vêtement ou accessoire n'appuie sur vos seins, par exemple un gros sac porté sur l'épaule ou un porte-bébé mal positionné. L'endroit où se trouve le canal bouché peut vous indiquer la cause du problème.
- Vérifiez que le bébé a une bonne position : son corps doit être face à vous pour pouvoir prendre le sein sans avoir à tourner la tête et avoir en bouche une grande partie de l'aréole. Il est important que le bébé ait une bonne position pour bien vider tous les canaux lactifères à chaque tétée.
- Variez les positions d'allaitement : couchée, debout, dans un fauteuil, un canapé, le bébé en position « ballon de rugby », etc., pour que le

bébé ait plus de chances d'atteindre tous les canaux lactifères et de les vider (sur les positions d'allaitement, voyez le chapitre 3). La position « de la louve » est particulièrement efficace pour vider un canal bouché ; elle consiste à allonger le bébé par terre ou au milieu du lit et à vous pencher à quatre pattes au-dessus de lui pour lui donner le sein : acrobatique, mais imparable !

Infections du sein (mastite ou lymphangite)

Le traitement rapide et efficace d'un canal bouché évite généralement qu'il évolue en infection du sein (mastite). Mais si, en plus de la douleur et des symptômes de canal bouché, vous avez de la fièvre ou des symptômes comparables à ceux de la grippe (fatigue, courbatures, sueurs, frissons), il s'agit probablement d'une mastite. Il arrive qu'une femme qui allaite ait une infection du sein quand d'autres membres de la famille ont un rhume ou une grippe.

Il est important de commencer rapidement le traitement de la mastite. Il est le même que pour un canal bouché : appliquer de la chaleur, se reposer beaucoup et donner souvent à téter. Il est rare qu'un autre traitement soit nécessaire si on réagit vite. Néanmoins, si la fièvre dure plus de vingt-quatre heures et que les symptômes se prolongent, ou si la fièvre dépasse 38,5 °, voyez un médecin qui pourra vous prescrire un médicament. Il faudra continuer à vous reposer beaucoup et à donner souvent le sein pendant le traitement médicamenteux.

Votre bébé ne court aucun risque à continuer de téter quand vous avez une mastite. À une époque, on recommandait le sevrage, mais des études ont montré que le meilleur traitement de la mastite est le drainage du sein par la tétée. Sans compter qu'un sevrage brutal, même temporaire, ne facilite pas la vie d'une mère malade ! Les anticorps du lait de la mère protègent le bébé des bactéries qui pourraient provoquer une infection.

Si votre médecin vous a prescrit des antibiotiques, suivez le traitement jusqu'au bout. Il arrive qu'on arrête dès qu'on se sent mieux, mais l'infection peut alors récidiver. En cas d'infection du sein, c'est non seulement pour vous mais aussi pour votre bébé que la situation serait difficile : il est donc important de suivre jusqu'à la fin le traitement qu'on vous a prescrit. La plupart des antibiotiques sont compatibles avec l'allaitement.

Si vous avez une deuxième infection du sein quelques jours ou quelques semaines après la première, il est très probable que la première infection n'a pas été entièrement guérie.

Si vous constatez que vous avez souvent des canaux bouchés ou des infections au sein, réfléchissez à votre état général, assurez-vous que vos repas sont équilibrés, que vos activités extérieures ne sont pas trop nombreuses et qu'elles vous laissent assez de temps pour vous reposer et allaiter en toute quiétude votre bébé.

« Alors que j'allaitais encore très souvent la nuit, j'ai senti une nuit que mon sein ne s'était pas assoupli après la tétée. À la tétée suivante non plus. Toute la partie supérieure du sein était dure et gonflée. Comme cela devenait assez douloureux, j'ai essayé le tire-lait, les massages, l'eau chaude : rien n'y faisait. Le matin, la douleur était si intense que je ne pouvais plus porter le bébé contre moi. Le sein avait une apparence normale, sauf un petit point blanc sur le bout du téton. Je ne savais pas du tout ce qui m'arrivait, j'ai essayé en vain de contacter divers professionnels avant de tomber par hasard sur le numéro de La Leche League. J'ai pu joindre une animatrice de permanence qui m'a immédiatement rassurée, m'a conseillé de me reposer et de faire téter le bébé le plus possible. C'est ce que j'ai fait, en expliquant au bébé ce qui se passait : on devait faire équipe, lui et moi ! En fin d'après-midi, le canal s'est débouché d'un seul coup pendant une tétée, et le point blanc a aussitôt disparu. En plus du soulagement physique, j'ai ressenti une grande reconnaissance envers mon bébé, qui m'avait « guérie ». Il avait environ 3 mois, mais je crois qu'il a très bien compris que j'étais fière de lui. Cette expérience nous a fait partager notre premier moment de complicité ! »

Sandrine, Paris

Abcès du sein

Dans de rares cas, l'infection du sein dégénère en abcès. Ce ne sera en général pas le cas si on commence le traitement aux premiers symptômes. Un abcès est une infection locale qui peut exiger une intervention chirurgicale pour l'ouvrir et le drainer. Votre médecin sera la plupart du temps en mesure de la pratiquer à son cabinet, à moins qu'il ne préfère la faire à l'hôpital, en consultation externe. Si une telle intervention est nécessaire, vous pouvez sans problème continuer d'allaiter du côté sain, mais il faudra sans doute que vous tiriez votre lait du sein atteint pendant environ une journée. La guérison sera plus rapide si le sein est vidé, mais l'incision peut être trop proche de l'aréole pour que l'enfant puisse téter sans que cela soit désagréable pour vous.

Rappelez-vous qu'un problème au sein peut être une invitation à réfléchir à d'autres aspects de votre vie. Ces symptômes sont souvent l'indice que la mère qui allaite devrait faire plus attention à elle. Gardez votre énergie en limitant au maximum les activités extérieures et en vous consacrant à votre bébé, sans vous occuper des choses à faire ni des échéances.

Grosseurs au sein et chirurgie du sein

La plupart des grosseurs au sein chez une femme qui allaite sont d'origine inflammatoire, dues à des canaux bouchés ou à une infection du sein. Certaines sont dues à des tumeurs bénignes (fibromes), à des kystes de lait (galactocèles), très rarement à un cancer.

Consultez votre médecin si vous avez une grosseur qui n'a pas disparu après une semaine de traitement pour canal bouché. Ni le diagnostic ni le traitement d'une grosseur au sein n'exigent de sevrer. Les mammographies, les radiographies et les échographies sont compatibles avec l'allaitement. Les mères dont on a retiré, biopsié ou aspiré un kyste n'ont pas trouvé nécessaire de sevrer. Vous pouvez en informer votre médecin s'il connaît mal les seins lactants. Il peut être bon de vider le sein en allaitant l'enfant juste avant les examens auxquels voudra procéder votre médecin. On peut reprendre l'allaitement juste après la plupart des examens, sauf après une scintigraphie, qui nécessite une interruption plus ou moins longue.

En cas d'intervention chirurgicale, il faudra éviter autant que possible de léser les canaux lactifères et les nerfs principaux.

Une femme qui découvre une grosseur au sein peu après l'accouchement devrait demander à son médecin s'il peut s'agir d'un galactocèle, avant de se soumettre à un traitement aussi invasif qu'une intervention chirurgicale. En cas de doute, on pourra confirmer le diagnostic par échographie et/ou par biopsie.

On a montré que l'allaitement réduisait l'incidence des cancers du sein, mais on connaît néanmoins des cas (rares) de cancer du sein pendant l'allaitement. Vous avez tout intérêt à apprendre comment faire un autoexamen des seins chaque mois, et à le faire régulièrement. Et devant une grosseur qui n'évolue pas et ne disparaît pas, consultez un médecin.

Si vous avez déjà eu une intervention chirurgicale au sein

Il n'y a aucune raison de dissuader une mère d'allaiter parce qu'elle a subi une opération chirurgicale au sein, même en cas d'ablation d'un sein pour un cancer. L'allaitement n'exposera pas la mère à un risque plus important de récidive, et ne mettra pas non plus l'enfant en danger. Un seul sein peut produire assez de lait pour le bébé puisque la production du lait obéit à la loi de l'offre et de la demande.

Si la mère a subi une biopsie ou encore l'ablation d'un kyste ou d'une grosseur, elle se demande peut-être si des conduits lactifères ou des nerfs importants n'ont pas été lésés. Elle doit surveiller que le bébé a suffisamment d'urines et de selles, et qu'il prend bien du poids, pour être certaine qu'il a assez de lait.

Implants mammaires

Une mère qui a subi une chirurgie d'augmentation mammaire pourra allaiter sans problème si la plupart des canaux lactifères et des nerfs principaux ont été préservés. Dans certains cas, on a même vu des canaux lactifères coupés se réparer d'eux-mêmes.

Il n'est pas toujours possible de savoir à l'avance si une mère ayant subi une chirurgie d'augmentation mammaire pourra allaiter exclusivement son enfant. Le mieux est d'essayer, et de vérifier si le bébé prend assez de lait. S'il y a un problème et que le bébé ne grossit pas bien, la mère peut continuer à allaiter tout en proposant des compléments à la tasse, à la cuiller, au biberon ou au DAL (dispositif d'aide à la lactation).

En ce qui concerne la silicone provenant des implants, il n'y a à l'heure actuelle aucune preuve qu'elle puisse se diffuser dans le lait de la mère ou affecter le bébé.

Chirurgie de réduction mammaire

Il y a quelques années, on pensait que les femmes ayant subi une réduction mammaire ne pouvaient pas allaiter parce que l'opération avait enlevé trop de tissu mammaire, lésant ainsi des nerfs importants et des canaux lactifères.

Mais Diana West, ancienne animatrice de La Leche League et consultante en lactation, après avoir rassemblé les résultats de recherches et les expériences personnelles de centaines de mères, a pu montrer qu'allaiter après une réduction mammaire est non seulement possible mais de plus en plus courant.

Il arrive qu'une mère ayant subi une réduction mammaire ne puisse pas produire assez de lait pour allaiter exclusivement. Les bienfaits du lait humain sont cependant tellement importants qu'il vaut la peine d'allaiter, même si l'enfant n'en prend qu'une petite quantité. Et les bienfaits de l'allaitement vont bien au-delà du lait lui-même.

Cynthia Luciaud, de Saint-Malo, raconte :

« *En 1985, j'ai subi une réduction mammaire sur les deux seins, puis, un an plus tard, une autre intervention pour mamelon invaginé sur le sein droit. Le chirurgien qui m'opéra la deuxième fois me précisa que suite à cette opération pour mamelon invaginé, je ne pourrais jamais allaiter. Lorsque mon premier enfant est né, je n'ai même pas essayé de l'allaiter, car on m'avait dit que je risquais d'avoir des abcès et de devoir être à nouveau opérée si j'essayais. Il en fut de même pour mon deuxième enfant quelques années plus tard, qui a souffert d'asthme et d'eczéma dès l'âge de 3 mois.*

Avant la naissance de mon troisième enfant, j'ai trouvé l'information qu'il était peut-être possible d'allaiter malgré mon opération. Mon gynécologue m'affirma que parfois, les canaux lactifères se reconstituaient, et que le mieux était d'essayer. Après l'accouchement, je mis donc ma fille au sein. Quel bonheur de l'entendre déglutir à mon sein gauche ! Elle refusait de prendre plus de quelques secondes mon sein droit. Le personnel hospitalier m'apporta alors un tire-lait, et constata que mon sein droit ne donnait rien. Puisque mon bébé dormait sans cesse et ne prenait pas de poids, on me recommanda de donner le biberon. J'eus beaucoup de mal à faire le deuil de cet allaitement, qui se termina au bout de deux jours par manque d'information.

En 2007, j'étais à nouveau enceinte, et cette question d'allaitement était devenue une obsession. J'appris par hasard qu'il était possible d'allaiter avec un seul sein, et trouvai les coordonnées du site de La Leche League. Quel bonheur de pouvoir enfin avoir accès à des informations concrètes sur l'allaitement !

J'ai eu un merveilleux accouchement. J'ai tiré mon lait au bout de deux jours. Je n'en avais que très peu. J'ai donc introduit doucement les compléments à travers le DAL, le temps que ma montée de lait soit complète, et que mes canaux doucement se régénèrent. Ma fille tétait très bien avec ce système, qui ne nuisait pas à mon allaitement, contrairement aux biberons. J'ai donc découvert les plaisirs de l'allaitement, dont j'avais été jusque-là privée : les tétées, la proximité avec bébé, le maternage…

Petit à petit, mon sein droit, le plus atteint par la chirurgie, a commencé à fonctionner normalement. J'ai de plus en plus de lait à mon sein gauche, et je suis la maman la plus heureuse du monde depuis que je peux allaiter mon bébé.

À mon retour à la maison, je suis entrée en contact avec un groupe de femmes dans le même cas que moi. Soutenue, encouragée, aidée, je me suis sentie pousser des ailes pour mener à bien mon allaitement.

Ma fille prend jusqu'à douze tétées par jour, des longues, des courtes, des tétées câlins, des tétées repas, qu'importe pourvu qu'elle stimule mes seins, ma production lactée et qu'elle ait accès au meilleur, c'est-à-dire mon lait. Je l'allaite la nuit et parfois le matin sans complément, en exclusif, ce dont je suis très fière. Je stimule mes seins en utilisant le tire-lait.

J'ai échappé à la dépression postnatale grâce à cet allaitement. Et j'ai la ferme intention d'allaiter le plus longtemps possible. »

Le bébé prend-il assez de lait ?

Il n'y a pas de plus grand plaisir que de voir votre bébé grandir et se développer grâce à votre lait. Ses bras et ses jambes deviennent tout potelés, ses joues s'arrondissent : quelle fierté et quelle merveille, c'est VOUS, votre corps, qui lui donnez tout ce dont il a besoin !

On a souvent fait remarquer que le bébé qui boit du lait et la mère qui en produit juste en bonne quantité sont un des exemples les plus frappants de la loi de l'offre et de la demande dans la nature. Avant qu'on se mette à produire le lait artificiel à grande échelle, la survie du genre humain dépendait largement de la capacité de la mère à produire du lait en quantité suffisante. Comme le disait une animatrice LLL, si les mères n'avaient pas eu suffisamment de lait pour nourrir leurs bébés, la race humaine se serait éteinte depuis longtemps !

Produire assez de lait pour satisfaire les besoins du bébé n'a rien de magique ni d'extraordinaire. Il vous sera facile d'avoir une importante production de lait et de la maintenir si vous connaissez les facteurs qui régulent la production et ce qui pourrait rompre l'équilibre entre la quantité de lait nécessaire à l'enfant et celle qui est produite.

Plus le bébé tète, plus vous aurez de lait. C'est la « règle d'or » de l'allaitement, le secret du lait produit en quantité et d'un bébé repu. Autrefois, on disait souvent aux mères d'attendre quatre heures entre deux tétées pour que leurs seins « se remplissent ». L'allaitement a tourné court pour beaucoup de mères et d'enfants à cause de ce conseil bien intentionné mais sans aucun fondement.

On sait aujourd'hui que le lait est produit presque en continu, et que plus le bébé tète bien et souvent, plus il y a de lait. C'est pourquoi la mère d'un enfant qui tète toutes les deux heures aura en général beaucoup de lait, alors qu'une mère qui fait attendre le bébé et ne donne le sein que toutes les quatre heures en aura beaucoup moins. Une succion fréquente et efficace signale au corps de la mère qu'il doit produire davantage de lait. En revanche, laisser le lait s'accumuler longtemps dans les seins envoie le signal qu'il doit produire moins.

Les deux premiers jours, votre bébé ne mouillera qu'une ou deux couches par jour. Par la suite, vous saurez que votre enfant prend assez de lait si :

- Il mouille au moins cinq ou six couches et émet trois ou quatre selles par jour, tout en ne recevant que votre lait, sans eau ni lait artificiel (au-delà de 6 semaines environ, le bébé pourra avoir moins de selles tout en mangeant assez).
- Il prend du poids : au cours des deux premiers mois, en moyenne 190 grammes par semaine pour les filles et 230 grammes pour les garçons ; au cours des deux mois suivants, en moyenne 140 grammes par semaine pour les filles et 150 grammes pour les garçons. Lors du premier examen de suivi, il faudra mesurer la prise de poids par rapport au poids le plus bas, et non par rapport au poids de naissance. La plupart des bébés perdent de 5 à 7 % de leur poids de naissance, et peuvent ne le reprendre qu'au bout de deux semaines.

  Au cours des six premiers mois, la taille augmente d'environ deux centimètres et demi par mois, et le tour de tête, d'un centimètre vingt-cinq par mois. C'est le signe que votre bébé mange assez.
- Il tète souvent et semble repu après chaque tétée. La plupart des nourrissons tètent toutes les deux ou trois heures, c'est-à-dire environ huit à douze fois par vingt-quatre heures. C'est là une moyenne : certains

enfants tètent moins souvent, tout en prenant assez de poids, d'autres tètent beaucoup plus.

- Il a l'air bien portant : il est tonique, il a des couleurs, sa peau est souple, il est potelé, il grandit, il est éveillé et actif.

« Fausses alertes »

Les mères pensent parfois qu'elles n'ont pas assez de lait alors que leur production de lait est en fait tout à fait satisfaisante. Elles s'inquiètent de symptômes sans rapport avec le lait, ou parce qu'elles connaissent mal les réactions normales d'un bébé allaité. Si votre enfant prend bien du poids, et a un nombre suffisant d'urines et de selles, il n'y a pas d'inquiétude à avoir dans les cas suivants :

- **Votre bébé tète très souvent.** Ça n'est pas forcément parce qu'il a faim. Les bébés ont besoin de beaucoup de contact et de beaucoup téter. Le lait humain est plus rapide à digérer que le lait artificiel et demande moins d'efforts au système digestif immature du bébé : le bébé allaité a donc plus souvent besoin de manger.
- **Votre bébé ne réagit pas comme ceux que vous connaissez :** la tétée, la prise de poids, le sommeil ne sont pas les mêmes que chez les autres enfants. Souvenez-vous que chaque bébé est unique, et qu'il y a de grandes variations dans les limites de la normale.
- **Votre bébé tète plus souvent et/ou plus longtemps d'un jour à l'autre.** Votre bébé, qui dormait beaucoup après sa naissance, se réveille soudain et se met à téter beaucoup plus souvent. Les bébés ont aussi des « poussées de croissance », souvent vers 2 semaines, 6 semaines, 3 et 6 mois. Ils tètent alors plus souvent que d'habitude afin d'avoir plus de lait pour couvrir leurs besoins plus importants : ça n'est pas étayé par des preuves scientifiques, mais c'est vérifié par l'expérience des mères…
- **Votre bébé passe soudain moins de temps au sein,** par exemple seulement cinq à dix minutes à chaque sein. C'est peut-être simplement

qu'il arrive à prendre plus de lait plus vite parce qu'il sait mieux téter, il a plus de technique !

- **Votre bébé est agité.** Beaucoup de bébés ont un moment où ils sont agités, souvent le même d'un jour à l'autre. Certains bébés sont agités presque tout le temps. Cela peut être dû à autre chose que la faim, et il arrive qu'on ne sache pas pourquoi le bébé est agité…
- **Vos seins coulent très peu ou pas du tout.** Il n'y a pas de relation entre les fuites de lait et la quantité de lait que vous produisez. Il est courant que les fuites cessent une fois la production bien établie et adaptée aux besoins de votre enfant.
- **Vos seins semblent soudain moins tendus ou plus petits.** C'est ce qui arrive quand la production de lait s'adapte à la demande de votre enfant : vos seins ne restent pas tendus comme aux premiers jours tout le temps que dure l'allaitement.
- **Vous ne sentez jamais le réflexe d'éjection ou il vous paraît moins fort qu'avant.** C'est une chose courante au bout d'un certain temps (il y a des mères qui ne le sentent jamais, ce qui ne veut pas dire qu'elles n'en ont pas).

Si vous manquez de lait

Si vous avez l'impression que vous n'avez pas assez de lait pour couvrir les besoins de votre bébé, il faut comprendre pourquoi. Voici quelques raisons possibles.

Compléments. La quantité de lait que produit la mère peut diminuer à cause des compléments, même occasionnels, de lait artificiel, de jus de fruits ou d'eau, donnés au bébé. Les compléments font que le bébé est repu, il attend donc plus longtemps avant de redemander à téter et il stimule moins le sein. Et plus il prend de lait artificiel, moins la mère produit de lait.

Mauvaise prise du sein. Un bébé peut être perturbé par les tétines artificielles, quelles qu'elles soient (tétines de biberon, sucettes, bouts de sein), qui ne demandent pas la même succion que le sein. Si votre bébé ne prend pas bien le sein, il ne peut pas stimuler les seins pour qu'ils produisent assez de lait.

Sucettes. Certains bébés apaisent leur besoin de succion avec une sucette : ils passent alors beaucoup moins de temps au sein, et leur succion peut être moins efficace. Les bébés qui sucent leur pouce au lieu de demander le sein apprennent parfois à patienter un peu trop…

Tétées minutées. Le système de l'offre et de la demande qui régule la production de lait ne fonctionne pas si on suit des horaires rigides. Le mieux à faire pour avoir assez de lait est en général de répondre aux signaux de faim du bébé et de lui présenter le sein dès qu'il se manifeste (et de mettre au placard les montres, pendules et horloges !).

L'enfant placide et endormi. Il y a des bébés qui dorment beaucoup et tètent rarement et peu de temps. Si c'est le cas de votre bébé, que ses couches sont peu humides ou peu souillées et qu'il prend peu de poids, il faut le stimuler : le réveiller en le prenant sur vous et en l'encourageant à téter au moins toutes les deux heures (ou le mettre, même endormi, en situation de téter : il peut téter en dormant !). Vous devrez décider pour lui du nombre de ses tétées jusqu'à ce qu'il sache réclamer suffisamment par lui-même.

Réduire la durée des tétées. En laissant le bébé lâcher le sein de lui-même quand il est repu, vous avez toutes les chances de produire la quantité de lait adéquate. Si, en revanche, vous interrompez la tétée sans attendre que le bébé ait fini, votre sein ne produira pas suffisamment quand ses besoins augmenteront. De plus, c'est le lait de fin de tétée qui est le plus riche en graisses, donc le plus calorique. D'un autre côté, un bébé qui tète continuellement et n'a jamais l'air repu ne tète sans doute pas correctement. Un bébé repu cessera de téter de lui-même.

Donner un seul sein par tétée. Une fois la production de lait établie, certaines mères préfèrent donner un seul sein à chaque tétée si le bébé grossit bien. Si vous souhaitez avoir plus de lait, donnez les deux seins, mais sans limiter le temps passé au premier.

Penser à soi

Une mère qui allaite doit prendre soin d'elle-même afin d'avoir assez de lait pour son bébé. La fatigue et la tension peuvent inhiber le réflexe d'éjection et vous empêcher d'avoir du lait en quantité suffisante. Prenez le temps de vous reposer aussi souvent que possible pendant la journée.

Une alimentation inadaptée peut augmenter la tension et la fatigue et diminuer votre bien-être général. Beaucoup de mères se sentent mieux de prendre quatre à six repas légers par jour plutôt que trois repas copieux. Il suffit de prendre des aliments de qualité et de manger souvent. Mangez des fruits frais et des salades, du pain complet, des noix, de la viande, du fromage et du poisson. Évitez les aliments de moindre qualité nutritive comme les gâteaux secs, les pâtisseries, les bonbons, les aliments frits.

Vous avez besoin de boire plus quand vous allaitez, car votre corps a besoin de liquide pour fabriquer le lait. Pensez à boire un verre d'eau ou de jus de fruits chaque fois que vous donnez le sein à votre bébé. Des urines foncées et peu abondantes sont le signe que vous ne buvez pas assez. Ce que vous buvez est tout aussi important. Préférez l'eau et les jus de fruits sans sucres ajoutés. Évitez la caféine, qu'on trouve dans le café, le thé et les sodas au cola.

Il arrive qu'un problème de santé chez la mère se répercute sur la quantité de lait et la croissance de l'enfant. Allez voir le médecin si vous êtes malade. La plupart des médicaments sont compatibles avec l'allaitement, mais certains ont des effets négatifs sur la lactation. Dites toujours que vous allaitez quand on vous prescrit un médicament.

Il se peut que vous ayez moins de lait et que le poids du bébé s'en ressente si vous prenez des contraceptifs hormonaux en début de lactation. Il n'y a pas d'étude concluante sur les effets potentiels à long terme des hormones transmises au bébé par le lait de sa mère. Les méthodes de contraception non hormonales n'auront elles pas d'effet sur le bébé ni sur la quantité de lait produite. Par ailleurs, allaiter retarde le plus souvent le moment où la femme redevient fertile (voyez le chapitre 18).

Le tabac peut avoir des effets négatifs sur la quantité de lait que vous produisez et sur la santé du bébé. Les mères qui diminuent la cigarette ou arrêtent complètement de fumer constatent que leur enfant prend plus de poids, qu'il se porte mieux et semble moins agité. Cela dit, vaut mieux allaiter et fumer que ne pas allaiter ou sevrer pour pouvoir fumer.

Augmenter votre sécrétion lactée

Si vous découvrez que vous avez moins de lait pour une des raisons ci-dessus, il vous est possible de résoudre le problème et d'augmenter votre production lactée. Prenez contact avec une animatrice LLL ou une consultante en lactation, qui vous aidera si les informations générales que vous trouvez ici ne suffisent pas.

Un enfant qui prend peu de poids peut avoir des difficultés à bien téter à cause d'un traumatisme de naissance ou d'une quelconque gêne physique. Votre médecin pourra le vérifier. Certains bébés réagissent bien à l'ostéopathie, aux massages…

N'hésitez pas à consulter le médecin si le poids de votre bébé n'augmente pas normalement ou s'il perd du poids. Il est toujours possible que ce soit un problème de santé qui se répercute sur le poids de l'enfant. On doit montrer au médecin un enfant qui perd du poids. Sans doute devrez-vous donner des compléments à votre enfant en attendant que votre production augmente. Pour cela, outre ce qui suit, lisez le passage « faible prise de poids » au chapitre 8.

- **Donnez souvent le sein** aussi longtemps que votre bébé le souhaite et que sa succion est efficace. Consacrez vingt-quatre ou quarante-huit heures (ou plus si vous avez très peu de lait) à l'augmentation de votre production lactée, sans faire autre chose qu'allaiter et vous reposer. Si votre bébé est endormi, vous devrez le stimuler et l'inciter à téter plus souvent.

- **Donnez les deux seins à chaque tétée.** Vous serez sûre que votre bébé prend tout le lait disponible et que vos seins sont bien stimulés.
- **Essayez la compression du sein.** Une fois que le bébé a bien pris le sein, la compression peut l'aider à avoir plus longtemps une bonne succion. Tenez votre sein d'une main (le pouce d'un côté, les quatre autres doigts de l'autre) et regardez le bébé. Ne faites rien si le bébé tète activement (il a les mâchoires qui bougent jusqu'aux oreilles). Quand le bébé ne tète plus activement, pressez fermement le sein sans relâcher. Le lait qui coule plus vite devrait inciter le bébé à recommencer à téter activement. Maintenez la pression. Pressez jusqu'à ce que le bébé cesse de téter activement, ensuite, relâchez. Votre bébé recommencera peut-être à téter quand vous relâchez le sein. Si c'est le cas, attendez qu'il s'arrête, et pressez de nouveau. Si cela n'a pas d'effet, faites tourner les doigts autour du sein et pressez de nouveau. Procédez de même à différents endroits du sein jusqu'à ce que cette technique n'ait plus d'effet sur l'enfant, et passez ensuite à l'autre sein. Sur le site www.lllfrance.org, vous trouverez des vidéos du docteur Jack Newman où cette technique est expliquée.
- **Ne donnez à votre bébé rien d'autre à téter que votre sein.** Évitez les biberons et les sucettes. La tétine demande une autre sorte de succion que le sein de la mère. Même si vous devez temporairement donner des compléments, vous pouvez le faire à l'aide d'un DAL (dispositif d'aide à la lactation) pendant que le bébé tète, à la cuiller, à la seringue sans aiguille ou à la tasse. Pour augmenter votre lactation, des tétées très fréquentes sont indispensables : or, s'il a une sucette, votre bébé peut ne pas téter suffisamment souvent.
- **Ne donnez à votre bébé que du lait maternel, dans la mesure du possible.** Évitez les solides, l'eau et les jus de fruits. Mais ne supprimez

pas brusquement les compléments de lait artificiel si votre bébé en a reçu. Réduisez-les progressivement à mesure que vous avez plus de lait, et surveillez les couches du bébé pour être sûre qu'il mange assez. Quand vous arrêtez les compléments de lait artificiel, restez en contact avec votre médecin, qui surveillera le poids du bébé.

- **Buvez bien et ayez un régime équilibré.** Mangez des aliments variés, aussi proches que possible de leur état naturel. Prenez un verre d'eau ou de jus de fruits chaque fois que vous donnez le sein, ou gardez une bouteille d'eau à portée de main.
- **Reposez-vous, relaxez-vous.** Vous aurez plus vite beaucoup de lait si vous êtes détendue et reposée. Acceptez d'en faire le moins possible pendant un certain temps. Supprimez tout ce qui n'est pas indispensable, et demandez de l'aide pour le reste. Faites une sieste avec votre bébé le plus souvent possible. Pour vous relaxer, prenez un bain chaud, écoutez de la musique douce, faites de l'exercice, allez vous promener – les idées ne manquent pas ! Consacrez au moins quelques minutes par jour à faire quelque chose qui vous fait plaisir.

Si vous avez encore des questions ou des interrogations après avoir lu ce chapitre, vous pouvez prendre contact avec une animatrice de La Leche League. Vous trouverez le soutien et l'encouragement dont vous avez besoin en rencontrant d'autres mères à des réunions LLL. La bonne santé et le bien-être de votre petit allaité seront bientôt la récompense de vos efforts !

Le bébé potelé

Si votre enfant allaité est rond et grassouillet, on vous dira sans doute qu'il prend trop de poids. Dans une société préoccupée par les problèmes de poids et d'obésité, un enfant grassouillet suscite les commentaires, et on ne manquera pas de faire remarquer à sa mère qui l'allaite exclusivement qu'il devrait suivre un régime. Pourtant, même s'il explose les courbes du carnet de santé, un bébé exclusivement allaité n'est ni gras ni obèse.

> *« Lilou pesait à la naissance 3,160 kg pour 49,5 cm. Au bout de quinze jours, elle pesait 3,800 kg, 4,470 kg à 1 mois, et 5,450 kg à 2 mois ! J'ai eu droit à de petites remarques comme « eh bien, tu es à une bonne cantine ! », « oh la la ! quel gros ventre, mais ça déborde ! » (en parlant des cuisses). Des remarques faites par des pédiatres sur un ton un peu péjoratif. Puis, à la visite à 3 mois, elle n'avait pas bougé, elle avait grandi, mais pas pris un gramme, et là, j'ai eu immédiatement droit à « oh, il faudrait peut-être donner des compléments ! » Sans commentaire. »*
>
> Marie Bleuzé, Castelnau-Chalosse, Landes

Il y a un risque à limiter la croissance d'un bébé en le mettant au régime. Le bébé est un petit « bodybuilder » qui grandit à toute vitesse et fabrique des cellules de toutes sortes, cérébrales et nerveuses aussi bien qu'adipeuses. Des chercheurs ont observé que la chair d'un bébé allaité est plus ferme que celle d'un enfant non allaité : il n'y a pas de calories « vides » dans le lait humain, contrairement aux aliments industriels.

Il ne faut pas oublier que la graisse qui s'accumule chez un bébé encore peu actif sera utile au moment où le bambin, très actif et très affairé, n'aura plus le temps de manger ! On pourrait faire un parallèle avec la grossesse : la femme enceinte prend du poids en prévision de l'énergie que demande la maternité. Souvent, les bébés les plus dodus sont tout minces et sveltes à 2 ou 3 ans.

Et certains bébés petits et fluets à la naissance surprennent tout le monde en prenant rapidement du poids.

Problèmes de poids les années suivantes

Certaines personnes craignent qu'un bébé qui prend trop de poids devienne plus tard obèse, mais la vérité est que les problèmes de poids à l'âge adulte tiennent à de nombreux facteurs. On évite justement ceux liés à de mauvaises habitudes alimentaires prises dans l'enfance en allaitant et en suivant des principes d'alimentation saine.

Une mère qui allaite n'a pas à vérifier chaque jour combien son enfant prend de lait. Elle n'essaie pas de le forcer à finir les dernières gouttes de son biberon. Quand elle commence à lui donner des solides, l'enfant a généralement au moins 6 mois. Et elle évite la situation peu naturelle consistant à donner des solides à un trop jeune bébé qui rejette systématiquement tout ce qu'on lui donne à la cuiller, ce qui fait qu'il est très difficile de savoir s'il a faim ou non.

En fait, la recherche a montré que l'allaitement est la première des préventions contre l'obésité à l'âge adulte. Les enfants qui ont été allaités sont aussi moins exposés à l'excès de poids à l'adolescence.

Les bonnes habitudes alimentaires se prennent tôt, et vous pouvez être sûre que votre enfant reçoit la meilleure alimentation possible si vous l'allaitez.

La grève de la tétée, vous connaissez ?

Il arrive qu'un bébé refuse tout à coup de téter sans raison apparente. Cela peut poser un réel problème, en particulier s'il a moins de 1 an et n'est probablement pas du tout prêt à être sevré.

On appelle cela une grève de la tétée. C'est la façon qu'a le bébé de dire que quelque chose ne va pas. Cela dure en général deux à quatre jours, et la mère doit se montrer ingénieuse pour découvrir quel est le problème.

Comment savoir si votre bébé est en grève ou s'il a vraiment décidé de se sevrer ? Un bébé qui est prêt au sevrage a en général largement plus de 1 an, il mange beaucoup d'aliments solides, il boit au verre et perd petit à petit l'intérêt pour la tétée. Un bébé qui fait la grève de la tétée peut ne pas manger beaucoup ni boire au verre. Il tète bien un jour et refuse le sein le lendemain. Il a manifestement l'air malheureux de la situation. Il veut vous dire que quelque chose ne va pas et que vous devez y remédier.

Quelques causes possibles : Est-ce que le bébé a mal aux dents ? A-t-il un rhume, la gorge irritée, le nez bouché, ce qui le gênerait pour téter ? A-t-il mal à l'oreille, ce qui rendrait la tétée douloureuse ?

« Lorsque ma fille Mélissa avait environ 9 mois, elle s'est soudain mise à refuser le sein. Comme on disait à l'époque que les bébés

se sevraient parfois vers 9 mois, j'ai pensé que c'était le cas, et je me suis dit qu'il fallait accepter ce que me disait mon bébé, mais j'étais très triste. Deux jours après, Mélissa, qui refusait toujours le sein que je continuais quand même à lui proposer, a eu de la température et nous avons découvert qu'elle avait un mal de gorge. Ce que j'avais pris pour un sevrage était en fait dû à la douleur d'avaler. J'ai continué à proposer le sein et tout est rentré dans l'ordre, à ma grande joie. »

Martine Chazelle, L'Étang-la-Ville, Yvelines

Êtes-vous angoissée, est-ce que quelque chose vous travaille ? Les bébés sont de vraies éponges, et réagissent à tout ce que ressent leur maman.

Le moment de la tétée est-il devenu éprouvant (trop d'interruptions ou de distractions) ? Avez-vous décidé des moments où l'enfant peut téter ou pas, au lieu de le laisser décider ? L'enfant ne peut-il plus se passer de la tétine ou de son pouce, a-t-il pris l'habitude d'assouvir avec eux son besoin de succion ?

Avez-vous instauré de nouvelles habitudes de tétée ? A-t-il pris trop de biberons ? L'avez-vous laissé en garde ? L'avez-vous systématiquement fait attendre quand il demandait à téter ? Avez-vous repris votre travail ou êtes-vous inquiète de ce qui se passera quand vous devrez quitter votre bébé ?

Il arrive que le bébé commence la grève de la tétée après qu'il vous a mordu une ou deux fois et que votre réaction l'a surpris. Il mord, vous sursautez, ou vous poussez un cri. Le bébé est effrayé, pleure et refuse de téter par crainte que ce qui l'a effrayé ne se reproduise.

« *Mon fils avait 17 mois quand il a complètement cessé de téter du jour au lendemain. J'ai tout d'abord pensé qu'il voulait se sevrer, mais je trouvais son attitude étrange : il soulevait ma chemise et faisait non de la tête. À chaque fois que je lui proposais le sein, il détournait la tête. J'étais assez ambivalente, car si une part de moi se félicitait d'avoir un enfant qui décide par lui-même de se sevrer, une autre partie souffrait physiquement (mes seins supportaient mal ce sevrage brutal) et moralement. Cela a duré une semaine, pendant laquelle je lui proposais parfois le sein, et un beau jour, il s'est remis à téter. Je n'ai jamais compris pourquoi il avait fait cette grève ! C'était peut-être une grosse dent qui poussait ou une otite, c'était peut-être que j'avais repris le travail quelques mois auparavant ? Valentin ne s'est réellement sevré qu'à 4 ans et demi, après avoir beaucoup espacé les tétées alors que j'étais enceinte de trois mois.* »

Isabelle Steffan, Angers, Maine-et-Loire

Même si vous n'êtes pas sûre de la raison pour laquelle le bébé s'est mis en grève, vous avez envie de le voir reprendre les tétées aussi vite et facilement que possible. Proposez-lui le sein alors qu'il est à moitié, voire complètement endormi. Beaucoup de bébés qui refusent de téter éveillés prendront le sein quand ils sont assoupis ou endormis. D'autres sont susceptibles d'accepter le sein si leur mère est en train de marcher plutôt que tranquillement assise.

De toute façon, prévoyez de vous consacrer entièrement à votre enfant pendant quelques jours. Les câlins, les caresses, le contact peau à peau… pourront être d'un grand secours. Détendez-vous ensemble dans un bain chaud. Il suffira peut-être de s'écarter un moment de l'agitation du reste de la famille pour passer ce cap difficile, et retrouver la sérénité de votre relation d'allaitement.

« *Manon avait 9 mois quand je me suis absentée un week-end pour des raisons professionnelles. Elle est restée avec son papa, qui avait avec lui une bonne réserve de lait maternel. Ma fille mangeait déjà beaucoup de solides. À mon retour le lundi, elle s'est mise à bouder le sein. Dès que je le lui proposais, elle se cambrait, tournait la tête de droite à gauche. Je me suis alors sentie désemparée, et c'est au bord des larmes que j'ai contacté une animatrice, qui a parlé de grève de la tétée.*
À cette époque, j'avais envisagé de guider Manon vers un sevrage doux et progressif, car j'avais atteint mon objectif de durée d'allaitement. Mais je me rendais compte que cet arrêt prématuré me bouleversait plutôt qu'il ne me rassurait sur l'opportunité du sevrage. Je trouvais ma fille encore si jeune, et je ne pouvais me décider à interrompre si tôt une aussi tendre

relation. J'ai alors proposé mon sein à Manon pour jouer, puis dans le bain qu'elle prenait avec moi, ou encore quand elle était dans un demi-sommeil. Deux jours plus tard, au grand bonheur de toute la famille, Manon s'est remise à téter pour n'abandonner le sein que de nombreux mois plus tard. »

Lucie, Besançon, Doubs

Sevrage imprévu

Le « syndrome du sevrage de vacances » peut lui aussi s'opposer au bon déroulement de l'allaitement. On le rencontre pendant les vacances, ou à d'autres moments critiques comme un déménagement ; la mère est occupée ailleurs et perd de vue les besoins du bébé. Il est facile d'oublier le moment tranquille de la tétée quand tant de choses vous appellent ailleurs ! Vous êtes préoccupée par mille obligations, et vous oubliez de vous poser avec votre bébé pour le faire téter. On a pu essayer des solides ou des biberons pour le faire patienter, et c'est peut-être un bébé « sage » qui accepte d'attendre – encore et encore – que vous lui donniez le sein… et voilà comment on se retrouve avec un bébé sevré sans que personne n'ait compris exactement comment c'est arrivé !

« *C'est le mois de janvier. Confiante, je me rends à la visite médicale mensuelle. Mon bébé a 4 mois, elle va bien et je suis très contente : comme on me l'avait demandé, ses tétées se sont espacées toutes les quatre heures en journée, elles sont régulières et conviennent bien à notre rythme de vie ; il n'y a plus de tétées la nuit. À la suite de la visite médicale, je suis effondrée : il faut que je complète avec du lait artificiel, je ne veux pas. Je demande un délai d'une semaine, pendant laquelle mon bébé, qui prenait 800 grammes par mois, ne prend que 40 grammes. Le médecin m'enjoint vivement de compléter, et pourquoi pas, de diversifier. Cela me semble absurde : donner des légumes pour faire prendre du poids ! J'ai l'impression de ne plus être capable de nourrir mon bébé. Je contacte ma maman ; elle connaît une animatrice. Inquiète, je l'appelle. Je découvre alors que mes activités de ce dernier mois m'ont grandement « distraite » des besoins de mon bébé. En effet, nous avons profité des premières vacances de mon mari pour présenter notre enfant à ses grands-parents : nous habitons en Provence, eux, en région parisienne. Nous avons aussi profité de notre séjour en Île-de-France pour rendre visite à tous nos amis. Cela nous a fait beaucoup de transport et de festivités, car c'était Noël, les vacances ont été très occupées. Nous avons ensuite quitté notre petit deux pièces pour un logement plus spacieux. Les cartons à faire, les voyages entre les deux logements, les cartons à défaire, l'aménagement de notre nouveau logement et la remise en état de l'ancien... Nous avons été très occupés, comme souvent lors d'un déménagement, je présume. Je mets alors en place une série de mesures : j'arrête les cartons, je donne beaucoup le sein, à la demande, et même je guette les petits signes qui m'indiquent son besoin de téter. Je tire mon lait pour pouvoir lui proposer en complément à la seringue. En une semaine ou deux, la prise de poids de mon bébé reprend, mon allaitement est sauvé.* »

Magali Martin, Salon-de-Provence, Bouches-du-Rhône

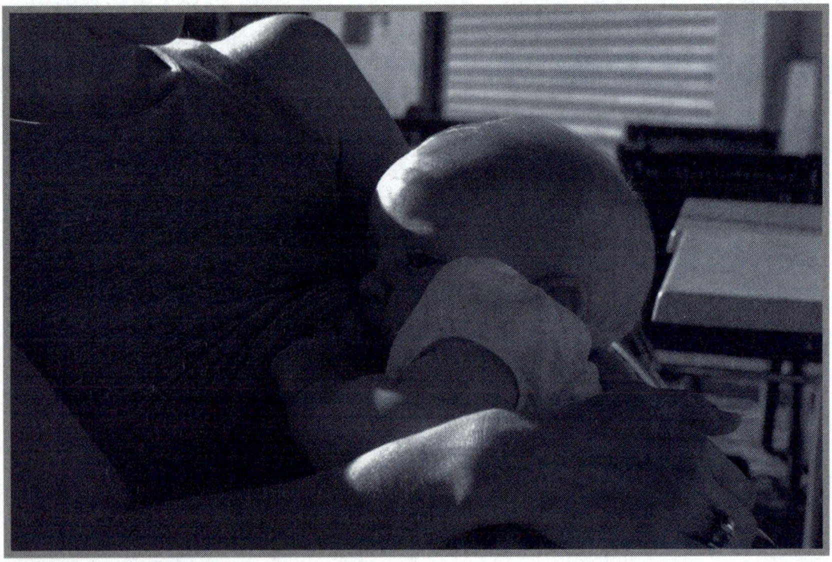

Tétée à la terrasse d'un café !

Chapitre 7

Difficultés au démarrage

Un certain nombre de mères et de bébés connaissent des débuts d'allaitement difficiles en raison d'événements imprévus comme une césarienne ou des problèmes d'ictère. Ce genre de difficultés ne devrait pas pour autant vous empêcher d'allaiter. Avec de l'information, du soutien et de la détermination, vous pouvez mener à bien votre projet, et connaître les joies de l'allaitement. L'effort en vaut la peine. Votre bébé recevra une nourriture adaptée, et bénéficiera de la protection immunologique qu'apporte le lait maternel, et vous partagerez avec lui la proximité et le plaisir apportés par les tétées.

Allaiter après une césarienne

Vous pouvez bien sûr allaiter votre bébé après une césarienne. Le démarrage sera probablement plus lent, dans la mesure où la césarienne n'est pas une intervention anodine, et qu'il vous faudra un certain temps pour vous en remettre. Si la césarienne est programmée à l'avance, vous aurez le temps de vous informer. Mais que vous lisiez ces lignes avant ou après la césarienne, sachez que vous et votre bébé pourrez vivre un allaitement heureux.

Dans la mesure du possible, discutez avec votre médecin des anesthésiques qui seront utilisés. L'anesthésie générale est parfois plus simple et elle peut être inévitable en cas d'urgence, mais vous ne serez pas consciente lors de la naissance et vous serez somnolente un moment après l'opération. Votre bébé sera sans doute lui aussi un peu endormi les premiers temps. Cela risque de retarder votre première rencontre avec votre bébé — que vous avez attendu si longtemps de tenir dans vos bras et d'allaiter. Une anesthésie loco-régionale (rachianesthésie ou péridurale) vous offre la possibilité d'être consciente et donc de tenir dans vos bras et d'allaiter votre bébé peu après la naissance.

Il est important d'allaiter votre bébé aussi rapidement que possible, non seulement pour la relation précoce entre lui et vous, mais aussi parce que l'allaitement aide l'utérus à se contracter et à retrouver rapidement sa taille. La cicatrisation en sera facilitée.

Vous pouvez commencer à allaiter au bloc sur la table d'opération, même s'il vous faudra de l'aide pour mettre le bébé au sein et le tenir. Vous aurez en effet du mal à manipuler le bébé dans la mesure où vous aurez sans doute les deux bras immobilisés le temps que le médecin finisse de poser les points de suture. Le papa ou une infirmière pourra vous aider à bien placer le bébé à plat ventre sur votre torse, et à le guider doucement vers le mamelon.

Si vous donnez la première tétée en salle de réveil, positionnez le bébé de sorte qu'il trouve facilement votre mamelon. Comme vous serez sans doute obligée de rester allongée sur le dos en raison de l'anesthésie, assurez-vous qu'il est bien maintenu et assez près de vous pour bien prendre le sein. Vous devriez vous sentir bien dans la mesure où l'anesthésie sera encore active. N'hésitez pas à demander de l'aide pour bien positionner le bébé.

Les premiers jours

Pour apprendre à connaître votre bébé et bien démarrer l'allaitement, le mieux est de le garder près de vous. Certains hôpitaux ne permettent pas aux mères qui ont eu une césarienne d'avoir leur bébé avec elles au cours des vingt-quatre premières heures, mais les choses évoluent. Si le bébé a besoin de quelques heures en couveuse, celle-ci peut être apportée dans votre chambre. Les mamans sont rassurées d'avoir leur bébé avec elles. Arrangez-vous pour que le papa, une parente ou une amie reste pour vous aider.

Les premiers jours qui suivent l'accouchement, vous aurez mal. Ne restez pas avec cette douleur non soulagée : la plupart des antalgiques sont compatibles avec l'allaitement. Les débuts seront plus faciles pour vous et votre bébé si vous vous sentez bien.

Le bébé né par césarienne est souvent plus endormi en raison des anesthésiques donnés pendant la césarienne. Comme il faut plusieurs jours pour que ces effets disparaissent, votre bébé aura peut-être un réflexe de succion plus faible les premiers temps. Observez bien comment il tète et comment il prend le sein. Évitez les tétines et sucettes qui peuvent le dérouter alors qu'il apprend à téter. Et demandez de l'aide (à une consultante en lactation ou à une animatrice LLL) s'il semble avoir des difficultés à bien prendre le sein ou à téter efficacement.

« Mon aîné, Bastien, est né par césarienne en urgence sous péridurale. Juste le temps de lui faire un bisou et nous avons été séparés pendant sept heures, la salle de réveil de nuit étant dans un autre bâtiment et pas de transfert de retour la nuit. Par chance, il avait dormi, rien demandé et donc rien reçu avant que je puisse lui donner le sein à mon retour. Son papa était à la nursery près de lui. La première nuit, j'ai cédé à la pression, et le personnel l'a pris à la nursery de minuit à cinq heures, heure où je me suis réveillée en sursaut, pensant qu'on m'avait menti, qu'on ne me l'avait pas amené quand il voulait téter. En fait, il arrivait, il avait dormi jusque-là. Les nuits suivantes, je n'ai plus cédé. Jeune maman bien hésitante que j'étais, je le faisais dormir dans son berceau. Et donc, les premiers jours, j'appelais à chaque fois pour qu'on me le donne, et qu'on le repose après

la tétée. Je suis restée une semaine à la maternité, une des plus longues semaines de ma vie.

Ma troisième, Florine, est née par césarienne programmée sous rachianesthésie. Nous avions négocié qu'elle reste avec moi en salle de réveil, mais une maman venant de perdre son bébé y était aussi, et le personnel a préféré lui épargner la vision d'un autre bébé. Pour compenser, je suis sortie très vite de la salle de réveil, pour retrouver ma puce et son papa, qui m'attendaient dans la chambre. Maman plus sûre de moi et capable de m'écouter, j'ai gardé ma princesse dans mon lit, en demandant des barrières sur lesquelles on a tendu l'écharpe de portage pour supprimer tout risque de chute. Nous sommes sortis quatre jours après la naissance, avec suivi à domicile. »

Gwenaële, Vosges

Bien placer l'enfant en position allongée

La position la plus confortable pour allaiter les premiers jours est sans aucun doute la position couchée : vous pourrez vous détendre, vous assoupir avec votre bébé, vous serez ensemble sans que cela vous fatigue.

Demandez qu'on relève la barrière des deux côtés du lit s'il en comporte, et qu'on vous mette des coussins dans le dos. Tournez-vous doucement sur le côté en agrippant la barrière et en relâchant les muscles abdominaux. Bougez lentement pour éviter toute tension. Vous pouvez protéger votre ventre des coups de pied du bébé avec une serviette pliée ou une couverture enroulée. Mettez un coussin entre vos jambes repliées afin de pouvoir relâcher les muscles de l'abdomen. Appuyez-vous contre les coussins placés derrière votre dos.

Demandez à quelqu'un de placer le bébé sur le côté afin que tout son corps soit face au vôtre. Sa tête est posée sur votre bras ou sur une couverture pliée, de façon que sa bouche soit au niveau du mamelon. Dans cette position, le bébé a toutes les chances de bien prendre le sein.

Les premiers jours, il est important de donner les deux seins à chaque tétée ; vous aurez donc besoin de vous retourner. Pour cela, faites pivoter petit à petit votre bassin, les genoux pliés et les pieds bien à plat sur le matelas. Allez-y doucement pour éviter de tirer sur la cicatrice. Aidez-vous de la barrière. Changez les coussins de place, et demandez qu'on vous aide à mettre le bébé à l'autre sein.

Une fois la cicatrice moins sensible, vous pourrez vous retourner toute seule sur le lit en tenant le bébé sur votre torse.

Bien placer l'enfant en position assise

Certaines femmes préfèrent allaiter assises dans leur lit ou sur une chaise.

Relevez la tête du lit tout en surélevant légèrement les jambes. Fléchissez-les de temps en temps pour faciliter la circulation sanguine. Placez un coussin ou une couverture pliée sous le bras qui soutiendra la tête du bébé, et mettez le bébé sur un coussin posé sur votre cicatrice. Cela vous permet non seulement de bien placer le bébé à hauteur du mamelon, mais aussi de protéger votre cicatrice. Tenez le bébé tout contre vous, tout son corps face à vous et sa tête sur votre bras. Vous pouvez ainsi soutenir le sein de votre main libre.

Position en ballon de rugby

Elle vous permet d'éviter d'appuyer sur la cicatrice dans la mesure où le bébé est le long de votre flanc et non sur votre abdomen. En position assise, mettez un coussin sous l'un de vos bras. Mettez la tête du bébé près du sein, son visage tourné vers vous et son corps calé sous votre bras. Son corps doit être en flexion, les fesses contre le dossier de la chaise ou du lit où vous êtes assise. Soutenez-lui la nuque avec votre main. Vérifiez qu'il est bien à hauteur du mamelon pour ne pas avoir à vous pencher vers lui.

De retour à la maison

Vous avez accouché, et subi une intervention chirurgicale : vous aurez besoin de beaucoup vous reposer à votre retour à la maison. Mettez le bébé dans un berceau près de votre lit ou prenez-le avec vous dans le lit, pour éviter d'avoir à vous lever. Une réserve de couches, une bouteille d'eau ou de jus de fruits, un en-cas, et vous voilà parée pour plusieurs heures. Vous pourrez vous reposer tout en apprenant à vous connaître, votre bébé et vous.

Quelqu'un d'autre peut faire la cuisine et le ménage pour vous permettre de rester couchée. Demandez aux amis de vous apporter à manger, de s'occuper des plus grands ou de faire la lessive.

Une césarienne, surtout quand on avait prévu autre chose pour l'accouchement, peut être perturbante et certaines femmes ont du mal à l'accepter. Si c'est le cas, n'hésitez pas à échanger avec d'autres mamans qui ont vécu la même expérience. Des groupes de soutien existent sur la césarienne. Vous y trouverez également des informations sur la possibilité d'accoucher vaginalement après une ou plusieurs césariennes (voir en annexe).

Claire a toujours été sûre de son désir d'allaiter, et quand son fils est né par césarienne (non prévue), elle n'a aucunement changé d'avis, malgré le changement de scénario :

« Je crois que ce sont surtout les débuts qui sont durs, les cinq premiers jours environ. Le fait de ne pas pouvoir beaucoup se mouvoir est un frein certain. Il faut donc une bonne motivation et le soutien du papa et de l'équipe de la maternité. Pour beaucoup de mamans qui n'ont pas très bien vécu leur césarienne, l'allaitement est une façon de se réconcilier avec une naissance un peu gâchée. »

Quand le bébé a la jaunisse

Le bébé n'a peut-être que quelques heures, mais plus probablement 2 ou 3 jours : vous remarquez que sa peau et le blanc de ses yeux prennent une teinte jaune. Il est hâlé comme s'il avait bronzé sous les tropiques. Le médecin vous dit que le bébé a un ictère (jaunisse) et parle du taux de bilirubine dans son sang.

L'ictère est courant chez les bébés dans les premières semaines après la naissance, et plus fréquent chez les bébés allaités. Dans pratiquement tous les cas, il est bénin et ne nécessite aucun traitement. Vous pouvez continuer à allaiter et à profiter de tous les bienfaits de l'allaitement. En fait, allaiter votre bébé tout de suite après la naissance et fréquemment dans les jours qui suivent est un excellent moyen d'éviter que la jaunisse devienne problématique. Même si un traitement est nécessaire, il y a moyen d'éviter que la mère et le bébé soient séparés.

Vous comprendrez mieux ce qui se passe si vous savez ce qu'est l'ictère. Cela vous permettra de ne pas trop vous inquiéter pour votre bébé et aussi de mieux dialoguer avec les professionnels de santé.

L'ictère physiologique

La jaunisse normale du nouveau-né est appelée ictère « physiologique ». Ce qui veut dire que cela fait partie du processus physiologique normal. Il s'agit d'un excès temporaire de bilirubine dans le sang et les tissus du bébé. La bilirubine est un pigment jaune orangé qui donne au bébé le teint jaunâtre caractéristique de la jaunisse.

Normalement, de nouvelles cellules sanguines sont produites en permanence, et les vieilles meurent. Les nouveau-nés ont des globules rouges en excès parce que l'apport en oxygène étant limité *in utero,* le fœtus avait besoin de beaucoup de globules rouges pour le transporter. Après la naissance, les poumons du bébé lui fournissent de l'oxygène en quantité, les globules rouges en excès ne sont plus nécessaires.

Leur destruction libère du fer et de la bilirubine, un produit résiduel du processus. Le fer est stocké dans le foie et d'autres tissus afin d'être utilisé ultérieurement pour produire de nouvelles cellules sanguines. C'est aussi le foie qui doit éliminer la bilirubine. Si le foie immature du nourrisson ne parvient pas à se débarrasser de la bilirubine aussi rapidement qu'elle est produite, l'excédent est stocké dans les tissus et provoque la jaunisse. Pour décider si un traitement est nécessaire, on mesure le taux de bilirubine. Si celui-ci est anormalement élevé, ou s'il augmente rapidement, on le vérifie plusieurs fois par jour pendant la première semaine pour suivre son évolution.

L'ictère physiologique apparaît généralement entre le deuxième et le quatrième jour chez les bébés nés à terme. La plupart du temps, il disparaît progressivement de lui-même, bien que cela prenne parfois plusieurs semaines. L'ictère n'est pas une maladie : c'est un phénomène bénin qui ne laisse pas de séquelles. Comme il est plus fréquent chez les bébés allaités, certains spécialistes en sont venus à penser que des taux élevés de bilirubine sont peut-être la norme pour les nouveau-nés, et pourraient en fait avoir un effet bénéfique.

L'ictère dès le premier jour

L'ictère anormal ou pathologique se manifeste souvent dès la naissance ou au cours des premières vingt-quatre heures. Le taux de bilirubine augmente alors rapidement, et un traitement médical est généralement nécessaire. Mais l'allaitement peut continuer pendant le traitement, et contribue souvent à diminuer l'ictère.

L'ictère pathologique est le plus souvent dû à des incompatibilités de type sanguin (rhésus ou ABO). Alors que l'incompatibilité rhésus se fait rare, l'incompatibilité ABO, moins grave, est toujours assez courante. Votre médecin saura s'il faut surveiller l'apparition de l'un ou l'autre de ces états par une analyse de votre type sanguin avant la naissance de votre bébé. Parmi les autres causes d'ictère pathologique, on citera les infections, les problèmes métaboliques et l'occlusion intestinale.

Si un taux très élevé de bilirubine suscite des inquiétudes, c'est parce que la bilirubine peut endommager les cellules du cerveau. Un taux égal ou supérieur à 20 milligrammes par décilitre (200 µmol/l) est considéré comme élevé dans les premières quarante-huit heures ; par la suite, un taux de 25 milligrammes par décilitre ou plus est considéré comme élevé chez un bébé à terme et en bonne santé. Les problèmes peuvent apparaître à des taux moins élevés chez les prématurés. L'ictère nucléaire ou kernictère, très rare, est le nom médical des dommages causés au cerveau par une concentration trop élevée de bilirubine.

Pourquoi l'ictère est un problème chez le nouveau-né

Les parents sont souvent très inquiets quand on leur dit que le taux de bilirubine est élevé, qu'il faut faire des analyses supplémentaires ou que l'ictère doit être traité. Leur nouveau-né si précieux, qui allait tout à fait bien la veille, leur semble soudain atteint d'une maladie grave et compliquée.

Il arrive même qu'on dise à une mère que l'ictère de son bébé est dû au lait maternel. On a cru à une époque que le taux élevé de bilirubine qui persistait au-delà des premiers jours chez les bébés allaités était une sorte particulière d'ictère, l'« ictère au lait maternel ». De nombreux médecins préconisaient de donner du lait artificiel pendant vingt-quatre ou quarante-huit heures dans le but de faire baisser le taux de bilirubine. Malheureusement, ce sevrage censé être « temporaire » signifiait pour de nombreuses mères le début de la fin de l'allaitement. On a observé que les mères d'un bébé atteint d'ictère ont généralement tendance à sevrer plus tôt, non pas parce que l'ictère interfère avec l'allaitement, mais parce que c'est souvent le cas du traitement.

Les parents doivent se souvenir que les complications ou les séquelles dues à un taux élevé de bilirubine sont très rares. Le traitement qu'on décidera d'appliquer le cas échéant dépendra de l'âge du bébé, de son état de santé et de la rapidité avec laquelle le taux de bilirubine augmente. Les parents ont le droit de prendre part aux décisions concernant le traitement. Dites à votre médecin combien il est important pour vous de continuer à allaiter et de ne pas être séparée de votre bébé. Bien que certains médecins continuent à préconiser la suspension de l'allaitement pendant un jour ou deux pour faire baisser le taux de bilirubine, d'autres se rendent compte que cette décision n'est pas dans le meilleur intérêt de la mère ni de l'enfant.

Les tétées fréquentes contribuent en fait à abaisser le taux de bilirubine ; on devrait par conséquent considérer qu'elles sont une importante partie du traitement. Surveiller régulièrement l'état du bébé tout en l'incitant à téter souvent et efficacement peut suffire à faire baisser le taux de bilirubine.

Un bébé qui a la jaunisse dort souvent davantage que les autres ; la mère devra donc parfois le réveiller pour lui donner le sein, pour être sûre qu'il tète bien entre dix et douze fois par vingt-quatre heures. Elle devra peut-être l'inciter à téter plus longtemps en utilisant la technique de compression du sein ou toute autre technique qui empêche le bébé de s'endormir après seulement quelques minutes de tétée. Les bébés qui naissent plus de deux semaines avant terme sont plus sujets à l'ictère et plus susceptibles d'avoir des difficultés à téter les premiers jours. Ils ont besoin de beaucoup d'encouragements.

La photothérapie

La photothérapie permet d'accélérer l'élimination de la bilirubine. Le bébé est placé nu sous la lampe, avec un bandeau sur les yeux pour protéger ceux-ci de la lumière intense. Ce traitement est destiné à maintenir la bilirubine au-dessous du niveau critique, où il faudrait le cas échéant procéder à une exsanguino-transfusion.

De façon générale, on commence la photothérapie d'autant plus tôt que le taux de bilirubine augmente vite et tôt. On peut la commencer à partir de 18 milligrammes par décilitre si l'enfant, en bonne santé et né à terme, a 2 ou 3 jours, ou à partir de 20 milligrammes par décilitre quand il a plus de 3 jours. Même à des taux de bilirubine moins élevés, un traitement médical est souvent nécessaire chez les enfants malades ou prématurés qui développent un ictère.

On peut et on doit continuer à allaiter quand le bébé est soigné par photothérapie. Il devrait même téter plus souvent qu'on ne le recommande habituellement pour un nouveau-né : à peu près toutes les deux heures, soit dix à douze fois par vingt-quatre heures, ce qui par ailleurs lui évitera la déshydratation.

Il n'est pas nécessaire que la photothérapie soit continue pour être efficace. Quand vous donnez le sein au bébé, retirez-lui le bandeau qui lui couvre les yeux, blottissez-le contre vous et regardez-le dans les yeux. Il sera rassuré et vous aussi si vous le touchez et que vous le caressez quand il est sous les lampes de photothérapie.

Dans la mesure du possible, essayez que la photothérapie se fasse dans votre chambre. Vous vous sentirez mieux d'avoir le bébé près de vous, et l'allaiter fréquemment sera plus facile.

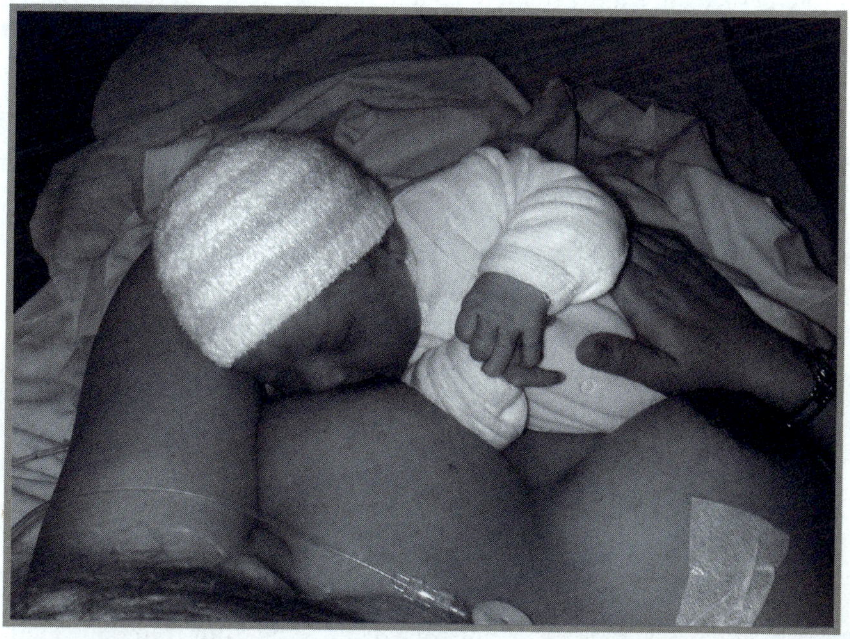

Vous pouvez mener à bien votre projet et connaître les joies de l'allaitement.

Hypoglycémie chez le nouveau-né

Il est fréquent de vérifier la glycémie du bébé, le taux de glucose dans son sang ; et l'on dit parfois aux parents que le bébé fait de l'hypoglycémie, c'est-à-dire que ce taux est trop bas et que le bébé doit prendre des compléments. Les bébés les plus à risque d'hypoglycémie sont les prématurés, les post-termes, ceux qui sont soit grands soit petits pour leur âge gestationnel, et ceux qui ont manqué d'oxygène. L'hypoglycémie peut aussi être le symptôme d'une infection ou d'un trouble du métabolisme.

La cause la plus courante de l'hypoglycémie, c'est que l'allaitement a été retardé ou qu'il est mal conduit. Le bébé sera moins sujet à l'hypoglycémie si on l'a mis au sein juste après l'accouchement et qu'il est resté auprès de sa mère de manière à pouvoir téter à volonté. Chez l'adulte, on traite l'hypoglycémie par des repas fréquents, peu abondants et riches en protéines, ce qui est exactement ce que reçoit le bébé qui tète souvent ! Chez la plupart des bébés qui présentent des risques d'hypoglycémie, la glycémie se stabilise si on leur donne souvent le sein (au moins dix à douze tétées par vingt-quatre heures).

Si on donne de l'eau glucosée au lieu du lait, la concentration de glucose va augmenter rapidement dans le sang, puis diminuer brusquement. Dans ce cas, on a aussi observé une perte de poids plus importante et des taux de bilirubine plus élevés. Un bébé auquel on donne de l'eau sucrée reçoit quelque chose de peu de valeur nutritive mais qui lui remplit l'estomac, ce qui fait qu'il tète moins souvent et moins bien.

Si votre bébé est prématuré

Le terme « prématuré » recouvre des situations très différentes. Certains prématurés pèsent moins de 900 grammes, d'autres ont presque terminé leur développement et pèsent près de 2 kilos. Certains sont capables de téter peu après la naissance alors que d'autres devront rester au chaud dans une couveuse, et ne seront capables de téter qu'au bout de plusieurs semaines. Si votre bébé est très petit, il devra peut-être rester à l'hôpital un mois voire plus, et être nourri à la sonde. Mais quelle que soit la situation, votre lait est très important pour votre bébé, et lui donner votre lait est aussi important pour vous. Tirer votre lait pour votre bébé est quelque chose que vous seule pouvez faire, et cela vous aidera à mieux supporter l'angoisse et les peurs engendrées par la situation.

« Pour aider ce petit corps à lutter et à grandir, je pouvais tirer mon lait, et ça me permettait de surmonter la culpabilité de n'avoir pu mener cette grossesse à son terme. Je redevenais

indispensable pour mon bébé, c'était mon lait qui le faisait grandir. »

Cécile Petetin, Notre-Dame-d'Allençon, Maine-et-Loire

Plus tard, quand le bébé pourra prendre le sein, l'allaitement vous aidera, vous et votre bébé, à combler la séparation que vous avez vécue.

« *Allaiter mon bébé prématuré m'a permis de renouer la relation coupée trop tôt. C'est comme un lien qu'on renoue. Cela nous a vraiment rapprochés.* »

Caroline, Dieppe, Seine-Maritime

Le mieux, c'est le lait humain

Tout comme pour l'enfant né à terme, le lait maternel est le meilleur aliment pour l'enfant prématuré : il se digère facilement, et les bébés prématurés utilisent mieux les graisses et des protéines du lait humain que celles du lait artificiel. Les études ont montré que le lait maternel favorise le développement de leur cerveau (voir chapitre 17). Les bébés auxquels on donne du lait humain dans les services de néonatalogie ont moins d'infections que ceux nourris au lait artificiel, et ils sont moins exposés au risque d'entérocolite ulcéronécrosante, une maladie intestinale grave qui peut se déclarer chez les grands prématurés. Le lait de mères qui accouchent prématurément contient une plus grande proportion d'anticorps et de certains nutriments importants que celui de mères accouchant à terme. On a montré que certaines de ces différences subsistent encore au bout de six mois. En donnant votre lait à votre bébé, vous contribuez grandement à ses soins. Aucune technologie médicale ne peut imiter le lait maternel, l'aliment parfait de votre bébé.

Un grand prématuré, né plus de deux mois avant terme, peut avoir besoin de compléments de vitamines et de minéraux, en plus du lait maternel. Si votre médecin estime que c'est le cas de votre bébé, n'en concluez surtout pas que quelque chose ne va pas dans votre lait. C'est simplement que les grands prématurés doivent recevoir certains éléments nutritifs en plus grande quantité pour pouvoir grandir et se développer normalement. Votre lait est toujours la base de l'alimentation spéciale dont votre enfant prématuré a besoin, la protection immunologique qu'il lui apporte est d'ailleurs absente du lait artificiel.

Si votre bébé n'est pas capable de téter le sein lui-même au début, tirez votre lait aussitôt que possible. Votre corps sera en mesure de produire assez de lait pour votre bébé dans les mois suivants si vous le tirez suffisamment souvent au cours des premières semaines après la naissance. Tirez aussi souvent que le bébé tèterait, c'est-à-dire au moins huit fois par jour. Le mieux est d'utiliser un tire-lait électrique de qualité professionnelle double pompage (qui tire le lait des deux seins en même temps). On sait que ce type de tire-lait est le plus efficace pour que la mère ait assez de lait quand le bébé ne peut pas téter le sein lui-même. Vous trouverez au chapitre 6 des informations et des suggestions pour choisir un tire-lait que vous pouvez louer.

Le colostrum, c'est-à-dire le premier lait que vous commencez à tirer, est particulièrement important pour votre bébé en raison de sa richesse en facteurs immunitaires. S'il n'est pas possible de donner à votre bébé le colostrum que vous tirez, demandez qu'on le congèle et qu'on le lui donne les premières fois où on le nourrira par sonde. Dès qu'il peut prendre quelque chose par voie orale (ou une sonde nasogastrique), votre lait est le meilleur aliment pour lui.

Les premières semaines, si vous tirez souvent votre lait, il se peut que vous en produisiez plus que le bébé ne peut en prendre. Ça n'est pas un problème. Stimuler vos seins pour produire une grande quantité de lait les premières semaines permet de faire comprendre à votre corps qu'il devra continuer à produire. Vous produirez sans doute moins de lait à mesure que le temps passe. Votre corps ne réagit pas à un tire-lait comme il le ferait à un bébé blotti contre vous. Vous aurez plus de lait si vous pensez à votre bébé, que vous regardez une photo de lui et que vous téléphonez à l'hôpital pour avoir de ses nouvelles. Bien des mères trouvent qu'elles ont plus de lait si elles le tirent à l'hôpital à côté de la couveuse de leur bébé ou juste après avoir porté le bébé peau à peau en portage kangourou (voyez les chapitres 6 et 12) pour plus de précisions sur la manière de tirer et de conserver le lait).

En France, les services de néonatalogie suivent les « recommandations d'hygiène pour la préparation et la conservation des biberons » de l'Afssa (Agence française de sécurité sanitaire des aliments) qui, concernant le lait de mère donné dans ces services, disent : « Le lait d'une mère, recueilli et conservé moins de quarante-huit heures dans les conditions décrites ci-dessus, peut être donné directement à son enfant (en dehors de contre-indication médicale due à l'état de la mère ou de l'enfant). Il est de la responsabilité du service de néonatalogie de s'assurer que les conseils de recueil et de transport ont été donnés, compris et respectés (un examen bactériologique de contrôle du lait est souhaitable pour s'assurer initialement de la qualité du lait). Si ces conditions de recueil, de conservation et de transport ne sont pas fiables ou si le recueil date de plus de quarante-huit heures, le lait doit passer par un lactarium pour y être pasteurisé. »

L'hôpital pourra vous fournir des récipients pour recueillir le lait. Sinon, utilisez un récipient stérilisé. Assurez-vous que vous avez les mains parfaitement propres quand vous tirez votre lait. La douche quotidienne suffit cependant à maintenir la propreté de vos mamelons, il n'est ni nécessaire ni souhaitable de les nettoyer au savon ; la nature les a en effet pourvus de leurs propres sécrétions nettoyantes.

L'aspect de votre lait pourra changer avec le temps. Le colostrum peut avoir une couleur claire ou dorée. Quand le lait remplace le colostrum, il aura un aspect plus riche et plus crémeux, blanc ou blanc doré. Au bout de quelques semaines, le lait mature aura un aspect plus léger et blanc bleuté. Vous remarquerez peut-être que les graisses se séparent du reste du lait quand il a reposé : il suffit de secouer le flacon pour le rendre à nouveau homogène. La proportion de graisses dans le lait peut varier selon que vous avez tiré plus ou moins longtemps votre lait, selon le nombre de réflexes d'éjection et selon le temps qui s'est écoulé entre deux séances d'expression. Toutes ces variations sont parfaitement normales, ne vous inquiétez pas.

Le soutien dont vous avez besoin

C'est un réel atout si le médecin et les infirmières qui s'occupent de votre enfant vous encouragent à allaiter et vous soutiennent dans votre effort à donner du lait maternel à votre bébé.

Sylvie Kraupner, qui travaille dans un service de néonatalogie à Lille, est de ceux-là :

« La mise en place de la lactation et le soutien des mamans qui allaitent leur bébé né prématurément sont un défi à relever. Il est impératif d'avoir recours à une référente allaitement, et que toute l'équipe soit impliquée dans la prise en charge de l'allaitement. Il faut, dans un premier temps, éviter d'introduire les biberons chez les bébés qui ne savent pas prendre le sein : il existe des méthodes alternatives, le plus simple restant la sonde gastrique. Le bébé prématuré dort énormément, il vaut mieux l'alimenter régulièrement par l'intermédiaire de cette sonde, de manière qu'il soit en forme lorsque maman est présente pour pouvoir donner le sein. L'alimentation au sein exclusif ne se fait que progressivement, une tétée, puis deux et trois par jour. Nous proposons systématiquement aux mamans qui allaitent de passer en chambre mère-enfant quelques jours avant la sortie. Le rythme des tétées est alors plus naturel et non imposé par le rythme des équipes de néonatalogie. La maman doit se faire confiance et stimuler sa lactation avec un tire-lait entre les tétées Il faut également de la patience du côté des soignants, et savoir être à l'écoute des bébés. Lorsque les mamans sont rentrées à la maison, je leur procure un soutien téléphonique qui les rassure. Durant l'hospitalisation, un lien s'est créé car je passe les voir tous les deux jours et prends le temps de discuter et répondre à leurs interrogations. Voilà pourquoi il m'est facile de les appeler quand elles sont à la maison. Elles sont si fières de me donner

des nouvelles de leur enfant! Ces mamans sont formidables, et je suis pleine de reconnaissance à leur égard. »

Mais il arrive que les professionnels de santé qui s'occupent des prématurés ne sachent pas exactement comment vous aider à allaiter et qu'il leur soit difficile de vous soutenir. Ayez confiance, et rappelez-vous que bien des mères avant vous ont allaité des prématurés. Une animatrice de La Leche League ou une consultante en lactation pourra vous être d'une grande aide dans ces moments.

Restez constamment en rapport avec l'hôpital et avec le médecin pour connaître les progrès du bébé. La plupart des professionnels comprennent très bien que les parents ont besoin de savoir ce qui arrive à leur bébé. Ils vous inciteront aussi à venir pour vous occuper vous-même de votre bébé le plus possible. Le bébé a besoin de contacts humains même s'il est en couveuse, et vous avez vous aussi besoin d'être avec lui.

« *Personne n'avait l'air de comprendre que j'avais besoin de Thomas ou qu'il avait besoin de moi. Il y avait toujours quelqu'un qui me disait de me reposer : « Rentre chez toi et dors! On s'occupera de ton fils. » J'ai fini par penser qu'ils avaient raison, et j'ai fait ce qu'ils disaient. Mais une fois à la maison, la seule envie que j'avais, c'était de pleurer. Je suis donc retournée à l'hôpital, bien décidée à y rester. Thomas pleurait quand je suis arrivée, mais il a réagi à ma voix et à mes caresses. C'était la preuve qu'il reconnaissait sa mère, même s'il n'avait que 2 jours.* »

Justine Blanc, Indre, qui a fait soixante kilomètres pour être avec son fils

Soins kangourou

Le portage kangourou est de mieux en mieux accepté dans les services de néonatalogie, à mesure que les médecins et les infirmières en apprennent les bienfaits à la fois pour la mère et pour l'enfant. Le portage kangourou consiste à placer le bébé prématuré en peau à peau contre la poitrine de sa mère, sous un vêtement ample, une robe ou une couverture qui les couvre tous deux. La recherche a montré que ce contact a des effets presque magiques sur la physiologie du prématuré : cela régule son rythme cardiaque et son rythme respiratoire, il cherche le contact visuel avec sa mère, explore son mamelon et peut faire quelques tentatives de succion. Après quelques minutes d'éveil calme, beaucoup de bébés tombent dans un sommeil paisible et profond. Le portage kangourou aide les mamans à avoir plus confiance en elles et à avoir une meilleure relation avec leur bébé. Elles s'aperçoivent souvent qu'elles arrivent à tirer plus de lait après avoir passé du temps en peau à peau avec leur bébé.

Demandez aux infirmières qui s'occupent de votre bébé s'il est possible d'envisager le portage kangourou pour votre bébé. Certains hôpitaux permettent à de très petits prématurés de profiter du contact peau à peau avec leur mère. Les papas peuvent aussi participer au portage kangourou.

La première tétée du bébé

Selon son terme et son poids, il faudra quelques jours ou quelques semaines à votre bébé pour être finalement capable de téter. Dans la mesure du possible, les premiers repas auront lieu au sein et non au biberon. La recherche a montré que pour un bébé, coordonner succion, déglutition et respiration est plus facile au sein qu'au biberon ; le sein est donc moins fatigant pour lui que le biberon. Certains médecins estiment que si la mère n'est pas là pour nourrir le bébé au sein, on devrait le nourrir à la tasse ou par sonde pour éviter la confusion sein-tétine.

Avant qu'un prématuré prenne le sein et tète pour la première fois, il faut souvent de la patience et de l'obstination. Prenez votre temps. Demandez une chaise confortable et beaucoup de coussins, de préférence dans un endroit tranquille. Demandez de l'aide à quelqu'un qui a une bonne expérience des bébés allaités, puéricultrice ou consultante en lactation. Il se peut que votre bébé ne puisse pas vraiment téter plus de quelques secondes d'affilée les premières fois. Considérez que ce sont des séances d'entraînement. Une mère qui a beaucoup de lait devra sans doute tirer d'abord son lait, afin que le bébé ne soit pas submergé lors de ces premières tétées.

Votre bébé pourra prendre bien le sein et commencer à téter, ou ne téter que très brièvement, ou se contenter de lécher le mamelon. Souvent, ces premières tétées sont des moments d'amour et d'apprentissage plus que de véritables tétées. Si votre bébé donne des signes de fatigue, reposez-vous tous les deux, et gardez-le juste en peau à peau contre vous. Les prématurés se fatiguent vite : ces premiers essais ne dureront pas longtemps.

Les positions d'allaitement utilisées pour un gros bébé en bonne santé et à terme ne sont souvent pas adaptées à un tout petit prématuré qui a besoin qu'on le soutienne davantage. Si par exemple vous lui donnez le sein droit, soutenez de la main gauche la nuque et les épaules du bébé. Votre bras gauche porte le corps du bébé, soutenu par des coussins sur vos genoux. De la main droite, tenez votre sein en formant un « U » : le pouce d'un côté et les autres doigts de l'autre. Cela vous permettra de bien voir ce qui se passe et de bien contrôler les mouvements du bébé. Assurez-vous que votre dos et vos bras sont bien soutenus par les coussins, et détendez-vous le dos et les épaules. Rassurez votre bébé en le tenant calmement et doucement.

Les infirmières souhaiteront peut-être surveiller étroitement l'état de votre bébé les premières fois où il est au sein. Une fois que le bébé a appris à prendre le sein et à téter efficacement quelques minutes lors d'une tétée, on pourra le peser avant et après la tétée sur une balance électronique très précise pour savoir combien il a pris de lait. Félicitez-vous du moindre gramme ! Voyez les choses du bon côté : les résultats de la balance vous aideront à voir à quoi ressemble un allaitement efficace.

Aline, grand-maman animatrice, est touchée de voir sa fille materner son bébé né trop tôt, un moment qui lui parle particulièrement.

« Le 6 avril 2009, ma fille Aurore a mis au monde un petit garçon. Evan est né à 27 semaines et pesait 730 grammes. Depuis sa naissance, je vois ma fille mettre toute son énergie pour apporter la sécurité et le bien-être à son tout-petit. Elle a tellement insisté qu'elle a pu le porter en peau à peau dès le deuxième jour, et même pendant deux heures, ce qui est exceptionnel la première

fois : un pur moment de bonheur partagé avec son compagnon et sa fille aînée. Ils ont vécu là tous les quatre une véritable seconde naissance. Depuis, elle le masse, elle continue le peau à peau, à 1 mois elle lui a donné son premier bain et une toute première tétée où Evan a bu avec tant de force qu'il a été surpris par l'arrivée du lait. Je suis très touchée de voir Aurore materner son tout-petit avec tant d'attention et de justesse, de voir combien son bébé en bénéficie chaque jour. C'est très fort de la voir créer des liens avec son enfant, c'est si important pour lui ! Lors d'une séance de peau à peau, la puéricultrice a soulevé Evan pour lui retirer un fil de scope qui se trouvait entre lui et sa maman, et il s'est mis à pleurer ; la puéricultrice a très justement dit « il veut sa maman » ; en effet, il s'est calmé dès qu'il s'est retrouvé sur la poitrine de sa maman. Evan a maintenant 5 semaines, il va être transféré dans un hôpital proche de chez ses parents. Mais ce petit homme contre le cœur de sa maman a déjà l'essentiel, en attendant de rejoindre son foyer dans quelques semaines. Toutes les mamans de très grands prématurés n'ont pas la possibilité de vivre la même expérience, mais de savoir qu'une autre maman l'a vécue parce qu'elle a « osé » demander et insister, sera peut-être ce qui fera la différence pour un autre bébé prématuré. »

Le bébé chez vous

Le jour tant attendu arrive enfin, et votre tout petit bébé peut quitter l'hôpital. Vous vous demandez peut-être si vous arriverez à bien vous occuper de ce bébé qui dépendait jusqu'à présent des infirmières et d'un équipement médical complexe.

Rassurez-vous : vos bras affectueux, vos soins attentifs et votre lait chaud sont ce dont il a le plus besoin désormais. Un prématuré a beaucoup d'amour et de tétées à rattraper, il a vraiment besoin de la disponibilité et du contact que vous lui offrez. Dormez avec votre bébé, portez-le dans vos bras ou dans un porte-bébé, faites tout ce que vous pouvez pour privilégier le contact et la proximité, qu'il se sente proche de vous. Cela vous permettra d'apprendre à mieux le connaître, vous saurez quand il a faim et quand il a besoin de se reposer. Privilégiez le contact peau à peau, seule sa couche vous séparera (et encore, vous pouvez l'enlever aussi !). Gardez le sein à sa portée à tout moment. Ne le stimulez pas trop pour autant. Les prématurés ont aussi besoin de paix, de tranquillité et de beaucoup de repos.

S'il avait des compléments à l'hôpital, de lait artificiel ou de lait maternel, demandez conseil à votre médecin pour savoir quelles quantités lui donner encore jusqu'à ce qu'il se nourrisse entièrement au sein. Pendant ces premiers jours à la maison, il est normal de se demander si le bébé prend assez de lait à chaque tétée. Les mères sont parfois moins inquiètes en louant une balance électronique, comme celle qui était utilisée à l'hôpital, et en pesant l'enfant avant et après la tétée ; il leur est ainsi plus facile de diminuer progressivement les compléments. À mesure que l'allaitement se met en place, la mère pourra passer à une pesée par jour, jusqu'à ce qu'elle soit convaincue qu'il grossit bien en ne prenant que son lait. On peut aussi savoir si le bébé prend assez de lait en surveillant le nombre de couches qu'il mouille et le nombre de selles qu'il émet. Comme toujours, cinq ou six couches mouillées et trois ou quatre selles par jour sont le signe que l'enfant prend assez de lait.

S'il est nécessaire de continuer à donner des compléments, vous pouvez tirer votre lait après la tétée, pour avoir du lait de fin de tétée riche en graisses, et le donner en complément, éventuellement grâce à un DAL (dispositif d'aide à la lactation). Cela vous permettra en outre de bien entretenir votre lactation jusqu'à ce que votre bébé sache téter efficacement. Voyez au chapitre 6 les informations sur comment augmenter votre lactation.

Le bébé aux besoins particuliers

Le bébé né avec un handicap ou un problème médical a davantage encore besoin d'être allaité. Il tire un profit irremplaçable de la stimulation, de l'attention et du réconfort qui accompagnent les tétées. La mère du bébé en profite elle aussi puisque l'allaitement l'aide à faire passer son bébé au premier plan.

La trisomie 21

Si votre bébé est porteur de trisomie 21, il se développera d'autant mieux s'il a la chance de bénéficier d'un environnement affectueux et de beaucoup d'échanges avec le reste de la famille.

En l'allaitant, vous lui communiquez votre amour et votre affection d'une manière unique. C'est aussi quelque chose de « normal » que vous pouvez faire avec lui, alors même que vous devez faire face au bouleversement que représente la naissance d'un enfant atteint de handicap. Les bébés porteurs de trisomie 21 ont un besoin tout particulier d'être allaités, exposés qu'ils sont aux otites et aux infections respiratoires. Ces enfants accueillent volontiers l'amour qu'on lui témoigne, et le rendent avec enthousiasme à ceux qui les entourent. Ils apportent beaucoup de joie à leur famille.

« *L'allaitement exclusif a donné à ma fille porteuse de trisomie 21 une solidité et une résistance accrue aux maladies. Et la proximité avec cette enfant différente était primordiale, pour moi et sûrement pour elle aussi : besoin de la protéger, de lui donner plus et mieux, de resserrer le lien avec elle, de faire corps face aux autres. Au total, un allaitement épanouissant pour tout le monde.* »

Virginie Derobe, Le Rheu, Ille-et-Vilaine

Le bébé porteur de trisomie 21 est souvent somnolent les premières semaines, et peut ne pas avoir un bon réflexe de succion. Calme et patience l'aideront à apprendre à téter, à prendre le sein, à faire des mouvements de succion vigoureux et à déglutir. Vous aurez sans doute besoin de tirer votre lait les premiers jours pour stimuler votre production lactée. Si votre bébé a besoin de compléments au début, vous pouvez lui donner le lait de fin de tétée riche en calories dans une tasse, une pipette, une seringue ou un dispositif d'aide à la lactation. Les débuts de l'allaitement seront peut-être lents, mais les bébés trisomiques peuvent apprendre à téter. Ne vous découragez pas en cas de difficultés. La relation d'allaitement avec votre bébé vous récompensera largement de vos efforts. Grâce à votre soutien aimant, votre bébé se débrouillera vite.

La fente labiale ou palatine

Une fente labiale ou palatine complique l'allaitement. Les bébés qui ont une fente labiale arrivent en général à téter efficacement, même avant la chirurgie correctrice. Les obstacles sont plus difficiles à surmonter en cas de fente palatine.

Le bébé qui a une fente labiale pourra avoir besoin d'aide pour avoir une prise du sein bien hermétique quand il tète. Certaines mamans utilisent leur pouce pour fermer l'intervalle laissé par la fente de la lèvre du bébé, d'autres trouvent que le sein obture naturellement l'espace. En s'exerçant fréquemment sur le sein encore souple le jour de la naissance ou le lendemain, le bébé apprendra à prendre le sein et à bien téter avant la montée de lait.

On pratique souvent la correction chirurgicale de la fente labiale quand le bébé est encore très jeune et qu'il se nourrit exclusivement au sein. Dites au pédiatre que vous souhaitez allaiter votre bébé avant et après l'opération. D'après les dernières études, on peut donner le lait maternel jusqu'à deux ou trois heures avant une anesthésie générale. Et de nombreux chirurgiens permettent d'allaiter le bébé dès qu'il se réveille de l'anesthésie. L'idée que l'enfant peut prendre le sein juste après l'opération de la fente labiale s'est beaucoup répandue ces dernières années ; les revues médicales ont publié des articles sur le sujet. Néanmoins, beaucoup de médecins sont encore réticents à modifier leurs habitudes ; vous pourrez chercher un autre avis le cas échéant.

« Mon mari et moi-même avons remis au médecin des documents sur l'allaitement. Il a tout de suite été d'accord de me permettre d'allaiter peu de temps après l'opération. Il a compris que je souhaitais allaiter Peter le plus vite possible après. Il m'a assuré que ce n'était pas grave si l'un ou l'autre des points de suture lâchait après la tétée. Peter n'en souffrirait pas, et il les

remettrait aussitôt en place. Il a convenu qu'il était important que Peter soit réconforté. Quand le médecin est venu après l'opération et qu'il a vu Peter téter avec contentement, il a fait remarquer qu'il était agréable de voir qu'il était tranquille et ne pleurait pas, si peu de temps après l'opération. »

Tammy Shaw, Illinois, États-Unis

Cela demande parfois bien des efforts pour trouver un médecin qui autorise d'allaiter peu de temps après l'opération. Mais cela en vaut la peine.

« *Quand on m'a amené Willie après l'opération, il m'a regardé de ses grands yeux brillants, et sa bouche s'est éclairée d'un large sourire. J'en aurais pleuré de soulagement. Le seul pansement qu'il portait sur le visage était une petite bande stérile à la lèvre supérieure. L'infirmière m'a aidée à le prendre dans les bras et à le caler sur mes genoux, sans bouger l'intraveineuse qu'il avait au pied. Je l'ai serré dans les bras, et j'ai commencé à lui présenter le sein, qu'il a tout de suite pris. Il a montré un grand plaisir à retrouver mon sein – aucun signe de malaise ou de déplaisir. J'ai regardé comment sa lèvre supérieure recouvrait sans aucune difficulté le sommet de mon aréole. Il n'y avait ni enflure ni contusion autour des points de suture.* »

Valerie Hawkes-Howat, Massachusetts, États-Unis

En cas de fente palatine, les obstacles à une succion efficace sont nombreux. La taille et l'emplacement de la fente sont déterminants pour savoir si l'allaitement est ou non possible. Il arrive souvent que le bébé qui a une fente palatine ne puisse pas obtenir une succion suffisamment forte pour maintenir le sein en bouche. Il arrive aussi qu'il ne puisse pas comprimer l'aréole entre la langue et le palais. Le lait peut couler du sein et entrer dans ses cavités nasales, ce qui le fait s'étouffer et cracher. Ce problème n'est pas propre à l'allaitement : on le rencontre aussi avec le biberon.

Essayez plusieurs positions et plusieurs techniques pour voir s'il est possible d'allaiter votre bébé. Faites-vous non seulement aider par les professionnels qui s'occupent de votre bébé, mais aussi par une consultante en lactation. Certains bébés arrivent mieux à s'alimenter avec une plaque palatine, une petite plaque souple qui s'adapte à la bouche du bébé, que l'on pose sur son palais pour obturer la fente.

Comme votre bébé n'a sans doute pas une bonne succion, il vous faudra utiliser un tire-lait électrique pour avoir assez de lait, et vous pourrez le donner en complément. Même s'il ne prend pas le sein directement, votre bébé profitera des bienfaits nutritifs et immunologiques du lait maternel grâce au lait que vous aurez tiré.

Mucoviscidose et autres maladies métaboliques

Il y a tout avantage à allaiter les bébés atteints de mucoviscidose, de la maladie cœliaque ou de tout autre dysfonctionnement du métabolisme. On constate que les symptômes de la maladie apparaissent plus tard chez les bébés allaités. Le lait humain contribue à les protéger des infections respiratoires, et il favorise une croissance plus normale.

Le dépistage de la phénylcétonurie est réalisé par un test systématique à la naissance. C'est une maladie rare du métabolisme qui empêche le cerveau de se développer normalement si on ne la traite pas. Les bébés atteints de phénylcétonurie sont incapables de digérer la phénylalanine, un acide aminé, bien qu'ils aient quand même besoin de ce nutriment en petite quantité pour leur développement. Le lait humain contient moins de phénylaniline que le lait artificiel à base de lait de vache ; les médecins estiment donc qu'un bébé atteint de phénylcétonurie peut recevoir une partie de sa nourriture quotidienne au sein, même s'il est nécessaire de lui donner des compléments d'un lait artificiel spécial.

Une étude a mis en évidence que les bébés qui avaient été allaités avant qu'on diagnostique la phénylcétonurie avaient en moyenne 14 points de plus aux tests de QI à l'école primaire que les enfants auxquels on avait donné du lait artificiel depuis la naissance. Les faux positifs existent, aussi est-il important de savoir qu'on peut continuer d'allaiter jusqu'à ce qu'un deuxième test confirme ou non le diagnostic.

La galactosémie est une autre maladie rare du métabolisme. Les enfants qui en sont atteints ne sont pas en mesure de digérer le lactose, le principal sucre du lait humain. On ne peut malheureusement pas allaiter les bébés atteints de galactosémie, ils ont besoin d'être nourris avec un lait artificiel sans lactose.

Quand un bébé meurt

La mort d'un bébé, que ce soit lors d'une fausse couche, d'une naissance mort-née, peu après la naissance, ou plus tard par maladie ou accident, est une expérience qu'aucune d'entre nous ne peut envisager sans trembler. Malheureusement, de nombreuses familles voient leur vie bouleversée par de telles tragédies. Les parents qui souffrent de ce deuil atroce sont souvent accablés par le choc et le chagrin quand ils réalisent qu'ils doivent aussi faire face au fait que le corps de la mère ne comprend pas immédiatement ce qui s'est passé : il va commencer, ou continuer, à produire du lait.

Une mère dont le bébé décède à la naissance ou très peu de temps après, ou qui fait une fausse couche dans le second trimestre de sa grossesse ou plus tard, sort souvent très vite de l'hôpital. La montée de lait aura donc lieu alors qu'elle est rentrée chez elle. Même si elles sont préparées à ce qui va se passer, les mères sont souvent bouleversées de vivre un engorgement — les seins tendus, douloureux, gonflés. Celles dont le bébé décède alors que la lactation est déjà bien établie souffriront elles aussi d'engorgement, et auront besoin d'être soulagées (voir au chapitre 3 les traitements suggérés pour soulager un engorgement).

Les femmes craignent souvent qu'en tirant leur lait pour soulager leurs seins, elles stimulent leur lactation. Pourtant, tirer juste assez pour se sentir soulagée est probablement ce qu'il y a de plus utile à faire. Une douche ou un bain bien chaud est un bon préambule qui vous permettra de manipuler vos seins douloureux et aidera le lait à couler. Au début, il faudra peut-être le faire plusieurs fois par jour, ainsi que la nuit si la douleur vous réveille. Tirer un peu de lait atténuera votre inconfort, et empêchera l'accumulation de lait dans les canaux lactifères, qui pourrait conduire à une mastite. Vous serez peut-être plus confortable avec un soutien-gorge qui soutient bien les seins. Une taille plus grande sera sans doute nécessaire pendant au moins quelques jours.

Quand la lactation est bien établie, certaines mères disent que tirer leur lait pour le donner à un lactarium leur donne le sentiment de pouvoir faire quelque chose de positif pour aider un autre enfant. Si vous choisissez de le faire, vous pourrez arrêter progressivement et plus confortablement la lactation.

> *« Mon deuxième bébé est né sans souffle, la réanimation a échoué. Forte de ma longue expérience d'allaitement (ma fille aînée tétait encore un peu), j'ai tenu à tirer mon lait pour le lactarium. Mais très vite, une ovulation se produisit, qui fit chuter ma lactation. À peine avais-je confié le premier litre de mon lait au collecteur du lactarium qu'il me fallut me résoudre à abandonner les tirages et à interrompre mon don. Je suis néanmoins reconnaissante au lactarium de m'avoir permis cette forme de sublimation de mon deuil. »*
>
> Élodie Raynal-Melchy, Paris

La plupart des mères sont surprises de constater que penser au bébé peut suffire à déclencher l'éjection du lait. Les gestes d'affection et de réconfort de l'entourage peuvent aussi le déclencher. Pensez à porter des coussinets d'allaitement, des vêtements amples ou bien à emporter un vêtement de rechange.

Il faut savoir que tous les sentiments que vous pouvez avoir à cette période sont normaux. Le deuil peut durer très longtemps. Se souvenir de l'anniversaire du bébé, de la date des funérailles, regarder des photos, lui donner un nom même s'il est mort-né, peuvent aider. Dans un couple, chacun aura besoin du soutien de l'autre, et de ne pas perdre de vue que le deuil se manifeste différemment, à des moments différents, chez chacun/chacune. Le plus souvent, les parents reçoivent beaucoup de soutien au début, mais après quelques semaines, ils sont supposés « avoir fait leur deuil ». Ce moment est très difficile pour les parents, qui peuvent avoir le sentiment que leur deuil ne finira jamais. Le docteur Penny Stanway, dont le troisième bébé est mort-né, écrit :

> « *La plupart des femmes éprouvent le besoin de parler des circonstances de la mort de leur bébé, encore et encore, avec toutes les personnes prêtes à les écouter. Une mère a besoin de temps pour réaliser sa perte, et la meilleure façon pour y parvenir est d'y penser ou d'en parler de nombreuses fois, comme pour fixer dans son esprit ce qui est arrivé.* »

Comment les amis peuvent aider

Le soutien des amis, de la famille, des professionnels de santé concernés est vital. Celia Waterhouse, dont le fils Leo est décédé à l'âge de 3 mois, suggère aux amis de dire simplement à quel point ils sont tristes de la nouvelle : « Dire ce que vous ressentez et votre tristesse ne rendra pas la mère plus triste (comment pourrait-elle jamais oublier son bébé ?) : même si vous ne dites rien de plus, cette reconnaissance de sa peine l'aidera. »

Bien entendu, toute aide pratique sera la bienvenue — vous pouvez apporter un repas, faire une lessive, aider avec les enfants plus grands —, mais avoir des amis avec qui parler ou pleurer et qui vous écoutent est un réconfort en soi.

Il existe des groupes de soutien aux parents qui ont perdu un enfant, où les parents peuvent partager leurs expériences et leurs sentiments (voir l'appendice).

Chapitre 8

Quand on a besoin d'une aide spécifique

Allaiter requiert souvent patience et détermination, mais rien n'arrête les mères, et on les voit mener à bien leur projet d'allaitement dans toutes les situations imaginables. Elles savent qu'allaiter est encore plus important quand les circonstances sont difficiles, et que les bienfaits de l'allaitement dans ce cas sont encore plus précieux.

La proximité émotionnelle et le réconfort qu'apporte la relation d'allaitement sont essentiels à une mère et son bébé confrontés à des difficultés. L'allaitement les aide à construire le lien, même dans les situations où ce n'est pas facile. Et les bienfaits nutritionnels et immunologiques du lait humain sont particulièrement importants pour un bébé à risque.

Les situations qui interdisent l'allaitement sont très rares. Si votre bébé peut prendre un aliment par voie orale, le meilleur choix est assurément le lait maternel. Non seulement il est bon pour un bébé malade, mais c'est aussi l'un des meilleurs traitements qui soient. Les médecins ont souvent observé que les bébés allaités guérissaient particulièrement vite.

Si vous ou votre bébé tombez malade, dites aux médecins que vous souhaitez continuer d'allaiter, et demandez-leur de vous y aider. Votre détermination est un élément très important dont votre médecin tiendra compte. Le traitement médical devra peut-être être adapté pour vous permettre de poursuivre l'allaitement. Si vous ne parvenez pas à vous faire entendre, vous êtes en droit de chercher un autre avis. Votre priorité, c'est le bien-être de votre bébé.

Vous trouverez du soutien auprès d'une animatrice de La Leche League proche de chez vous. Elle pourra vous mettre en relation avec d'autres mères ayant allaité dans une situation comparable à la vôtre. Vous trouverez aussi des informations utiles sur le site de LLL France (www.lllfrance.org) ainsi que dans d'autres livres publiés par La Leche League.

Naissances multiples : joies multiples

Peut-on allaiter des jumeaux ? Bien sûr ! Les mamans qui ont allaité des jumeaux pensent même que les avantages de l'allaitement sont démultipliés quand elles ont deux bébés à aimer.

> « *Allaiter, c'est mieux que donner du lait artificiel, je n'ai pas besoin ici d'en énumérer les avantages. Mais allaiter des jumeaux, c'est aussi avoir une relation privilégiée avec chacun, ce qui est très important quand on sait qu'il n'y a que vingt-quatre heures dans une journée. Et moins de maladies, c'est encore plus important quand il y en a deux !*
>
> *Allaiter des jumeaux, évidemment que c'est possible, c'est même un vrai bonheur !* »
>
> dit une maman de jumeaux.

Catherine Storm, en Belgique, est elle aussi heureuse d'allaiter ses jumeaux :

> « *Voilà maintenant un peu plus d'un an que j'allaite mes jumeaux, et c'est parti pour continuer encore de longs moments, j'espère ! Depuis leur naissance, je privilégie ces moments de façon individuelle, même s'il m'arrive de les allaiter ensemble, quand ils ne peuvent pas attendre. C'est vraiment un bonheur de pouvoir nourrir ses enfants de façon exclusive. Maintenant qu'ils grandissent, ils découvrent d'autres saveurs, d'autres*

textures à côté de mon lait, mais la tétée reste leur principale source de nourriture, leur refuge, et le mien aussi...

J'avais également allaité mes aînés, huit mois pour la première, quatorze mois pour le second. À l'arrivée de ces deux petits bouts ensemble, j'étais réellement prête à entamer une longue aventure d'allaitement. Quelques petits bobos au début (engorgements, puis mastites à répétition, que la fatigue a sans doute un peu précipitées), le temps que la production de lait s'adapte au rythme de mes bébés, et depuis de longs mois, ça « roule » ! »

Du lait en quantité

Toutes les mères qui ont eu des jumeaux le disent : il n'y a aucun problème à avoir suffisamment de lait. L'adage tant de fois vérifié « plus le bébé tète, plus il y a de lait » est d'autant plus vrai s'il y a plusieurs bébés !

« *Notre aîné ayant été allaité jusqu'au sevrage naturel, il était évident pour mon mari et moi-même que nous allions allaiter ses deux petits frères.*

Forts des bons conseils glanés aux réunions LLL et de notre propre expérience et confiance en nous-mêmes, nous avons pu (je dis « nous » car le papa est essentiel) allaiter nos bébés dès leur naissance et surtout à la demande.

Ils sont nés à terme à 3,5 et 3,3 kg et ont repris leur poids de naissance au quatrième jour.

Les premiers mois, ils ont pris chacun plus de deux kilos par mois pour arriver à huit et neuf kilos à 3 mois.

Bien sûr, avec les périodes de chaleurs de l'été (ils sont nés le 5 juillet), la fréquence des tétées était intense ! Allaiter, mais aussi s'occuper de deux bébés à la fois demande certes un sacré investissement en temps, disponibilité et organisation matérielle, mais quelle récompense et quels plaisirs (partagés) de voir nos bébés s'épanouir avec mon lait !

Et finalement, c'est aussi une économie en temps, puisque les seins sont toujours prêts, rien à stériliser à préparer et la possibilité de sortir, d'être invités l'esprit tranquille. »

Nadine, Armentières, Nord

Comme les jumeaux sont souvent plus petits à la naissance, ils ont encore plus que les autres besoin de la protection apportée par le lait maternel. Les bébés ont aussi davantage de risques de naître prématurément, et donc de passer un certain temps en néonatalogie. Votre lait les aidera à grossir et à rester en bonne santé. Si, au début, vous ne pouvez pas allaiter l'un des enfants ou les deux, prévoyez un tire-lait électrique double pompage pour exprimer votre lait et lancer la lactation.

S'organiser à l'avance

Si vous attendez deux enfants ou plus (nous espérons que vous le saurez à l'avance, et que vous pourrez donc vous organiser), prenez des dispositions pour vous faciliter la vie. Votre priorité doit être de pouvoir vous reposer : vos bébés auront chacun besoin de la même attention aimante que n'importe quel bébé, et il vous sera difficile de la leur donner si vous êtes fatiguée. Arrangez-vous pour avoir de l'aide, au moins les premiers mois, et réduire au strict minimum les tâches ménagères. Votre compagnon pourra en faire plus que sa part habituelle, et vous pouvez aussi demander à la famille et aux amis de vous aider. Engagez une aide ménagère si vous en avez les moyens, c'est un bon investissement. Ainsi, quand vous aurez un peu de temps, vous pourrez vous reposer au lieu d'avoir à vous occuper du linge. Sachez qu'en cas de naissances multiples, vous pouvez obtenir des aides auprès de votre Caisse d'allocations familiales : elle vous attribuera des heures de ménage avec participation forfaitaire de votre part en fonction de vos ressources.

Allaiter deux bébés

Comment allaiter des jumeaux ? Ensemble ou séparément ? Avec ou sans compléments ? Dans les numéros « allaitement de jumeaux » de la revue *Allaiter aujourd'hui* (numéros 45 et 75), vous trouverez des informations et de nombreux témoignages sur les bénéfices de l'allaitement de jumeaux et plus, les positions d'allaitement, les nuits, comment aider la maman, etc.

« Je me suis très vite aperçue que lorsqu'ils tétaient ensemble, c'était plus simple pour Youri. Il arrivait mieux à téter, et petit à petit, il s'est mis à grossir. J'ai fait le choix de suivre les demandes de chaque enfant. J'ai passé plusieurs mois assise sur mon canapé à allaiter mes enfants, de bonnes choses à manger à portée de main, des livres et la télévision. Ils tétaient, dormaient, tétaient... et je les admirais. Ces souvenirs sont très doux. C'était simple pour moi, car ce sont mes premiers enfants.

Au cours de cette période, j'ai beaucoup diminué mes exigences quant au ménage. Ma maison n'était plus aussi bien rangée qu'avant. J'avais beaucoup de linge pour mes bébés, et donc je n'avais pas besoin de faire la lessive tous les jours. Je ne les baignais pas forcément tous les jours.

Puis, vers le quatrième mois, les plages entre les tétées se sont allongées. Je me suis alors beaucoup promenée avec eux. J'adore le shopping. Soit je les portais tous les deux, soit j'en portais un et l'autre était dans une poussette. J'ai aussi beaucoup voyagé avec eux. »

Bénédicte Opitz, Paris

Christine Caillol, de Paris, décrit quelques positions d'allaitement simultané qu'elle a utilisées :

« Lorsque mes bébés avaient moins de 1 mois et que je n'avais pas de bras aux alentours pour m'aider à les mettre au sein, j'installais plein de coussins pour me soutenir le dos, la tête et les bras. J'allongeais les bébés sur le lit, en laissant la place pour m'installer entre eux. Je prenais un bébé dans le creux du bras, lui-même soutenu par un coussin. Ensuite, tout en le tenant, je me penchais de l'autre côté pour chercher bébé n° 2 avec l'autre main. Une fois que j'avais les deux bébés chacun dans un bras, je faisais doucement rouler bébé n° 2 sur son frère, pour aller positionner les coussins sous mon deuxième bras. Ils tétaient en même temps, personne ne pleurait. Parfois, on s'endormait tous les trois comme ça. Tant pis pour les couches, qui débordaient de pipi tellement les bébés absorbaient de lait ! La nuit, je n'avais qu'à me tourner d'un côté ou de l'autre pour les allaiter. Ils sont devenus très toniques, et je me souviens de l'étonnement

du pédiatre quand il a constaté, vers la fin du premier mois, qu'allongés sur le ventre, ces bébés soulevaient leur tête un grand moment. Vers 4 mois et demi, ils étaient capables de s'adosser, et moi aussi je pouvais m'adosser pour les allaiter, contre un arbre ou sur un canapé, en les asseyant dans le creux de mes jambes. Les acrobaties ont continué bien après la diversification! »

Presque toutes les mères qui ont allaité plus d'un bébé à la fois disent qu'elles avaient beaucoup plus faim et soif que d'ordinaire. Certaines ont même pris l'habitude de prendre un repas supplémentaire avant d'aller se coucher.

Pour ce qui est d'avoir à « gérer » plus d'un bébé, une maman de jumeaux conclut ainsi : « C'est extrêmement gratifiant, mais pendant les trois premiers mois, on n'a pas le temps d'y réfléchir ! »

Et s'il y en a plus de deux ?

Si allaiter des jumeaux vous semble déjà un tour de force, vous serez étonnée d'apprendre qu'il y a des mères qui ont pu allaiter exclusivement des triplés et même des quadruplés ! Il faudra peut-être des compléments au début, mais une fois que les bébés tètent bien, la quantité de lait ne pose généralement pas de problème.

Une maman de triplés nés prématurément a tiré son lait pendant plusieurs semaines, tant qu'ils étaient à l'hôpital. Quand les trois bébés ont fini par rentrer à la maison, elle n'a eu aucun problème à allaiter les deux garçons, mais la fille, qui faisait une confusion sein-tétine, a continué à préférer le biberon. Cette mère était tellement décidée à faire profiter ses trois enfants des bienfaits du lait maternel qu'elle a continué à tirer son lait pour sa fille tout en allaitant les deux garçons.

Quand elles ont trois ou quatre enfants à nourrir, les mères trouvent souvent utile de noter les tétées ainsi que les urines et les selles, afin d'être certaines que chaque bébé tète assez souvent et prend assez de lait.

Relactation et lactation induite

Classiquement, le corps de la mère se prépare à la lactation au cours de la grossesse, et l'accouchement la déclenche. La production de lait se poursuit tant que le bébé continue à téter. Le lait se « tarit » si on ne met pas le bébé au sein après l'accouchement, ou si on arrête d'allaiter peu après.

La relactation consiste à rétablir la production de lait plusieurs semaines, voire plusieurs mois après que la lactation s'est arrêtée. C'est souvent parce que le bébé ne supporte aucun lait artificiel que la mère souhaite reprendre l'allaitement et s'efforce de relacter. On peut y arriver, même si cela demande de la patience et de la détermination. C'est la succion du bébé qui va stimuler la production du lait.

Certaines mères ont aussi pu produire du lait pour leur bébé adopté, sans être passées par la grossesse et l'accouchement. C'est ce qu'on appelle la lactation induite.

Allaiter un bébé adopté

Les premières mères adoptives qui se sont adressées à LLL allaitaient un bambin au moment de l'adoption du bébé. Elles ont réussi à produire davantage de lait en mettant souvent le bébé au sein, et ont pu couvrir tout ou partie de ses besoins.

Mais même des mères qui n'avaient jamais été enceintes ont réussi à allaiter, au moins partiellement, en mettant l'enfant au sein, ou en tirant leur lait, ou les deux.

La plupart du temps, ces mères n'arrivent pas à allaiter exclusivement. Le bébé prend alors des compléments de lait artificiel en plus du lait de sa mère. Compléments qu'on peut donner directement au sein, en utilisant un dispositif d'aide à la lactation (DAL), de sorte que la maman et son bébé profitent de la proximité charnelle de l'allaitement comme dans un allaitement exclusif.

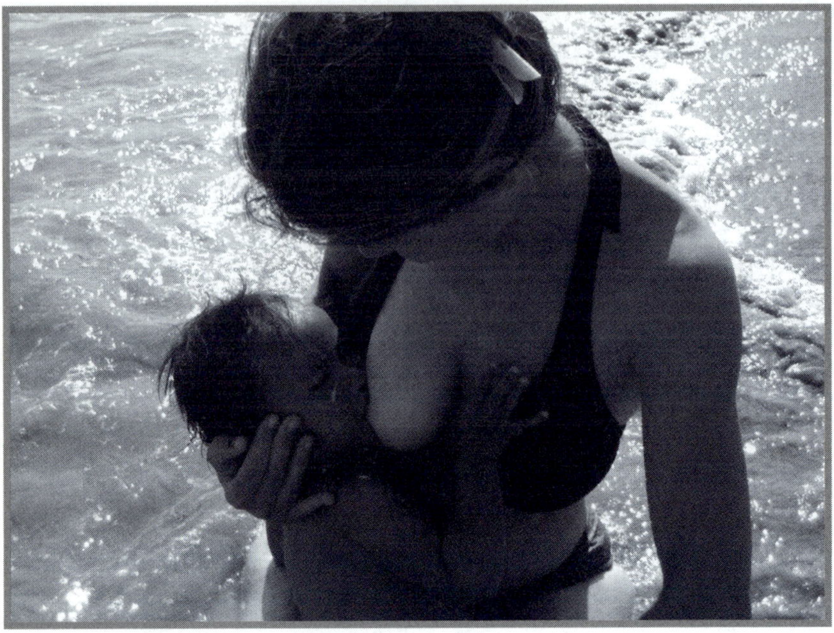

Même des mères qui n'ont jamais été enceintes peuvent allaiter.

Delphine, de La Rochelle, raconte :

« Alicia, adoptée à la naissance, a pris mon sein tout de suite, et s'est mise à téter. Au préalable, j'avais utilisé un tire-lait pendant deux mois, arrivant à tirer 290 millilitres la veille de sa naissance. Alicia a passé les premiers mois de sa vie dans le Porte-câLLLin ou l'écharpe, tétant à volonté. J'ai ainsi pu la nourrir à 60 % avec mon lait, et jusqu'à 100 % certains jours. Quand je complétais, j'utilisais la plupart du temps un DAL, ce qui permettait de continuer à stimuler ma lactation. Alicia a maintenant 14 mois, elle est bien sûr diversifiée, mais toujours allaitée, pour notre plus grand bonheur à toutes les deux ! Allaiter ma fille n'a jamais été un moyen d'oublier que je ne l'avais pas portée. Mais savoir que grossesse et allaitement peuvent être dissociés, et pouvoir vivre l'un sans avoir vécu l'autre est quelque chose d'extraordinaire, qui mérite d'être connu. C'est possible, et finalement assez simple : un bon tire-lait, quelques plantes, beaucoup de volonté et aussi beaucoup de soutien. »

Relactation ou lactation induite, comment ça marche

La technique à utiliser lors de la relactation ou de la lactation induite consiste à inciter le bébé à téter aussi souvent que possible. Vous stimulez ainsi le sein à produire du lait. Les mères adoptives peuvent souvent lancer leur lactation avant d'avoir le bébé. Dans ce cas, ça aide de savoir quand le bébé sera là.

Pour induire une lactation, tirez au tire-lait ou à la main pendant trois à cinq minutes à chaque sein plusieurs fois par jour, en augmentant progressivement le nombre de séances. Continuez, ayez confiance, le sein se mettra à produire du lait, en général au bout de deux à six semaines. Ce sera seulement quelques gouttes au début, mais il y en aura plus dès que votre bébé commencera à téter.

On a parfois recours à certaines plantes ou à des médicaments pour stimuler la lactation ou augmenter la quantité de lait. On appelle ces substances des galactogogues. Vous pourrez trouver des informations supplémentaires sur leur usage auprès de votre animatrice LLL ou d'une consultante en lactation. Pour pouvoir prendre des médicaments qui stimulent ou augmentent la production du lait, il faudra que votre médecin vous fasse une ordonnance.

Dans la mesure du possible, le mieux est d'avoir votre bébé dans les bras et de l'allaiter dans les premières heures ou les premiers jours qui suivent sa naissance. Le plus difficile dans la relactation est de motiver l'enfant à prendre le sein quand il est habitué depuis plusieurs semaines ou plusieurs mois aux biberons et aux tétines. Il faut beaucoup de patience et de détermination, et la maman aura besoin de beaucoup de soutien et d'encouragements. Une animatrice de La Leche League peut soutenir et accompagner un projet de relactation ou de lactation induite.

Si le bébé a encore besoin de lait artificiel, commencez par lui donner le sein aussi longtemps qu'il veut, et ensuite seulement, le complément. Beaucoup de mères évitent complètement les biberons et tétines, et donnent les compléments à la tasse, à la cuillère, à la seringue, ou encore à la SoftCup. Le bébé peut aussi les prendre en même temps qu'il tète si vous utilisez un dispositif d'aide à la lactation (DAL). Si le bébé a des difficultés à passer du biberon au sein, vous pouvez utiliser au début un bout de sein en silicone, qui lui permettra de retrouver la sensation de la tétine dans sa bouche. Vous pouvez utiliser un bout de sein en même temps qu'un DAL.

Si vous mettez l'enfant au sein aussi souvent que possible et que vous lui donnez des compléments seulement pendant ou après une tétée, vous pourrez sans doute réduire petit à petit la quantité de lait artificiel, à mesure que vous produirez plus de lait. Si vous notez combien de lait artificiel il prend au total chaque jour et que vous constatez que la quantité diminue lentement, vous pouvez en déduire que votre production lactée augmente ! Surveillez les urines et les selles du bébé pour être certaine qu'il boit assez.

Aïcha raconte son expérience :

« Lorsque mon fils Ilyès avait 6 jours, j'ai dû être hospitalisée en urgence et arrêter l'allaitement. Une fois parfaitement rétablie, j'ai eu l'idée, que je croyais saugrenue, de recommencer à l'allaiter. Ilyès avait 4 mois. Grâce au soutien et à l'information offerts par une animatrice, j'ai stimulé mes seins avec un tire-lait Symphony de Medela, et j'ai remis mon bébé au sein avec un DAL.

La remise au sein avec le DAL s'est bien passée, et c'était déjà pour moi un grand pas en avant. Je faisais du peau à peau, en prenant soin de faire couler un peu de mon lait sur mon sein, ce qui l'a amené petit à petit à téter. Je le lui ai proposé dans un endroit calme, où il n'était pas distrait, tout en privilégiant le portage en écharpe afin qu'il puisse se servir au sein quand il en avait envie. Au début, je n'obtenais que quelques gouttes avec le tire-lait. Je revis encore l'émotion du moment où j'ai vu les premières gouttes de lait couler. Cela a augmenté d'une semaine à l'autre, mais la quantité restait vraiment infime. J'avais de grands moments de doute… Un médecin m'a alors proposé de donner un coup de pouce à ma lactation en prenant un médicament utilisé pour soulager les nausées et vomissements, et qui a pour effet secondaire de stimuler la lactation.

Parallèlement à cela, j'ai essayé de bien m'entourer, et je remercie encore mon mari pour sa patience et son soutien inébranlables dans cette aventure.

Mon bébé a maintenant 6 mois. Côté allaitement, c'est que du bonheur! La relactation a vraiment marché. Je ne prends plus de galactogènes depuis plusieurs semaines, et je n'ai plus besoin du DAL depuis quelques jours. Je fais une seule séance de tire-lait le soir avant de me coucher, pour vider les seins. Hier, je n'ai pas du tout donné de lait artificiel!

En fait, j'ai arrêté de tirer mon lait tôt le matin pour donner directement à mon bébé à son réveil, et il a commencé à ne plus avoir besoin de complément le matin. J'ai diversifié avec des légumes, et depuis quelques jours, des compotes à midi. Du coup, j'ai assez de lait pour l'après-midi. Hier, je n'ai pas du tout donné de lait artificiel, et mon bébé s'est même endormi vers 18 heures et ne s'est pas réveillé pour téter le soir, et il a fait sa nuit sans problème. Je pense qu'il avait eu assez avec mon lait!

Je suis vraiment très contente, je vis ça comme un vrai miracle! Je sens que mon bébé est bien comme ça (bien mieux qu'avec le biberon) : au sein, il gazouille en tétant, il s'arrête pour sourire, il a l'air bien! Je n'ai plus besoin du DAL, mais il m'a vraiment beaucoup aidée, ça n'aurait pas été possible si je ne l'avais pas utilisé, je pense. »

Quand vous êtes en cours de relactation, ou que vous mettez en route une lactation, il est très important de garder le contact avec le médecin, et de vérifier chaque semaine le poids du bébé pour être sûr qu'il grossit bien.

Les mères adoptives cessent souvent de donner des compléments quand l'enfant a à peu près 1 an : il prend alors suffisamment de solides pour que leur production lactée suffise à ses besoins en lait, et il continue à téter aussi pour le réconfort que le sein lui apporte.

Vous trouverez plus d'informations et des témoignages de mères dans les publications et sur le site LLL (www.lllfrance.org).

Le bébé malade

Votre bébé sera généralement heureux et en bonne santé, en grande partie grâce à votre lait. Un enfant allaité tombe moins souvent malade lorsque le rhume ou la grippe rôdent dans les parages, grâce à la protection immunologique que lui apporte le lait de sa mère. Même quand la mère tombe malade, le mieux pour le bébé est de continuer à téter. À ce moment-là, il a déjà été exposé aux germes responsables de la maladie, et le lait maternel contribuera à l'en protéger. La mère qui allaite produit en effet des anticorps spécialement dirigés contre les germes qui menacent le bébé.

Et si votre bébé tombe malade, qu'il attrape un rhume, une otite, qu'il vomit, a la diarrhée, ou quelque chose de plus grave encore ? Eh bien, quelle que soit la gravité de sa maladie, il peut presque toujours continuer à téter. S'il peut se nourrir par voie orale, votre lait est le meilleur aliment qui soit, excepté s'il souffre d'un trouble du métabolisme. Le lait maternel fournit une nourriture parfaite, qui se digère facilement, et apporte au bébé les anticorps qui l'aident à combattre l'infection. Et le réconfort lié à l'allaitement est important lui aussi pour guérir.

Rhumes et otites

Les études ont montré que les bébés allaités ont moins de risques d'avoir des otites et des infections de l'appareil respiratoire. Cela ne veut pas dire pour autant que votre bébé n'aura jamais ces maladies. Or, un bébé qui a un rhume, une infection de la gorge ou une otite peut avoir des difficultés à téter. Voici quelques suggestions pour vous aider si c'est le cas.

- Portez le bébé à la verticale, par exemple dans un porte-bébé, avant de lui donner le sein. Les mucosités de son nez s'écouleront plus facilement.
- Donnez le sein en position semi-verticale ou verticale. C'est important en cas d'otite : en effet, la position allongée augmente la pression sur le tympan douloureux, et donc la douleur du bébé.
- Utilisez un brumisateur dans la pièce où le bébé dort et où vous l'allaitez.

- Nettoyez le nez du bébé avant la tétée à l'aide d'un mouche-bébé.

Si le bébé est toujours gêné pour téter, tirez votre lait et donnez-le lui à la cuillère, à la tasse ou à la pipette. Appelez le médecin si votre bébé a de la fièvre ou refuse de téter depuis plus de quelques heures.

Diarrhées et vomissements

Il n'y a pas lieu de s'inquiéter que les selles de votre enfant soient molles et fréquentes, s'il se porte bien par ailleurs. Il est tout à fait normal pour un bébé allaité d'avoir des selles molles, voire liquides. Beaucoup de bébés allaités, en particulier les premières semaines, ont jusqu'à six à huit selles par jour, certains en ont même une à chaque tétée. Plus tard, vers 6 semaines, ils peuvent n'avoir plus qu'une seule selle par jour ou par semaine, voire moins. Les selles d'un bébé qui n'en fait pas souvent sont en général très abondantes. Il n'y a là rien qui sorte des limites de la normale.

Il n'y a pas non plus lieu de s'inquiéter si un bébé en bonne santé a parfois des selles verdâtres et liquides.

Votre bébé a la diarrhée s'il a plus de 10 à 12 selles liquides et malodorantes par jour. Outre la quantité, la couleur de ses selles n'est pas non plus la même que d'habitude, tout comme leur consistance et leur odeur.

Si le bébé a la diarrhée ou vomit, mais n'a pas de fièvre, essayez d'en rechercher les causes avant de supposer qu'il est malade. La diarrhée peut être due à des antibiotiques ou à des suppléments vitaminiques. Il arrive que les antibiotiques, les vitamines ou le fer que prend la mère provoquent des problèmes digestifs chez l'enfant. Diarrhées et vomissements peuvent aussi être dus à un biberon de lait artificiel si l'enfant y est sensible. Il se peut aussi que l'enfant réagisse à un nouvel aliment qu'il a pris ou que la mère a mangé.

Quelle que soit la cause, la règle d'or est que le bébé continue à prendre du lait maternel dans la mesure où il peut s'alimenter par voie orale. Le lait maternel est en effet si rapidement digéré que certains éléments nutritifs et certains liquides sont déjà absorbés même si l'enfant vomit presque immédiatement ce qu'il a pris. Les symptômes disparaissent généralement au bout de trois ou de quatre jours, si ce n'est plus tôt.

Mais la diarrhée est parfois à l'origine de problèmes plus graves chez les nourrissons et les jeunes enfants. La perte en eau et en minéraux peut provoquer une déshydratation, qui peut être très grave. Les symptômes de la déshydratation sont l'apathie, la léthargie, la bouche sèche, des pleurs sans larmes, des urines peu abondantes et foncées, et la fièvre. Appelez le médecin immédiatement si vous voyez un de ces symptômes chez votre bébé. Pour prévenir la déshydratation, donnez-lui quantité de liquides. Des tétées brèves et très fréquentes sont le meilleur moyen d'y parvenir.

Le bébé ne court pas le risque de se déshydrater tant qu'il mouille au moins deux couches par jour. Dans les cas plus graves, le médecin pourra prescrire une solution orale de réhydratation, afin d'apporter à l'enfant les liquides et les minéraux perdus. Vous pouvez et vous devez continuer à allaiter, même si votre bébé doit prendre une solution de réhydratation. Pendant une maladie gastro-intestinale, le lait maternel constitue le meilleur apport en liquide et en éléments nutritifs, et les anticorps qu'il contient aident à combattre l'infection.

Les professionnels de santé conseillent souvent aux mères des enfants nourris au lait artificiel et aux bambins qui boivent du lait de vache de ne plus leur donner de produits laitiers jusqu'à la fin de la diarrhée. L'éviction du lait ne concerne que le lait de vache, pas le lait maternel, qui contient des éléments réduisant l'inflammation et combattant l'infection. La recherche a montré que les bébés allaités se remettent plus vite de la diarrhée.

Les mères qui allaitent un nourrisson ou un bambin savent qu'un sevrage brutal, même temporaire, a des effets désastreux à la fois sur la mère et sur le bébé. Le bébé malade est encore plus frustré et désorienté si on lui enlève son principal réconfort. Et pendant ce temps, la maman, elle, souffre d'engorgement…

Si le bébé vomit, le mieux est de ne plus lui donner d'aliments solides jusqu'à ce qu'il ne vomisse plus. Si son estomac est très dérangé, vous pouvez tirer presque tout votre lait avant de lui proposer le sein, afin de lui offrir un sein presque vide. Le bébé aura moins tendance à vomir s'il ne prend qu'une petite quantité de lait à chaque tétée (tout en tétant souvent). Le lait restera plus facilement dans son estomac s'il reste au sein et tète pour le réconfort. Le bébé pourra recommencer à prendre plus de lait à chaque tétée, une fois qu'il aura gardé quelques heures ces petites tétées. Appelez votre médecin et surveillez les signes de déshydratation si l'enfant vomit même ces petites tétées pendant plusieurs heures.

« Lorsque ma deuxième fille, Lyna, avait 1 an, elle a été infectée par un virus provoquant une gastro-entérite aiguë. Après une semaine de vomissements et de diarrhées après chaque tétée — c'était encore la seule chose qu'elle acceptait de manger —, elle a dû être hospitalisée pour éviter une déshydratation. Là-bas, les médecins avaient décidé de ne pas lui donner de perfusion tout de suite, mais de plutôt tenter de la nourrir par sonde gastrique. Il fallait donc lui donner du lait. Je n'étais pas enthousiaste à l'idée de lui donner du lait artificiel, étant donné qu'elle n'avait encore jamais mangé de produits laitiers et que son état n'était pas vraiment propice pour introduire un nouvel aliment de ce type. D'un autre côté, cela faisait six mois que Lyna avait une alimentation diversifiée et que je ne l'allaitais plus que le matin, le soir, et un peu la nuit. Je n'étais donc pas du tout certaine d'avoir assez de lait pour l'alimenter exclusivement au lait maternel via la sonde. Comme je comptais de toute façon rester jour et nuit auprès d'elle, le personnel de l'hôpital m'a prêté un tire-lait électrique. Au début, je tirais comme je pouvais 60 millilitres par-ci, 30 millilitres par-là. Comme Lyna dormait beaucoup et que je ne pouvais rien faire d'autre pour elle, je tirais mon lait très régulièrement — toutes les heures environ. En deux jours, ma production a progressivement augmenté jusqu'à retrouver un niveau similaire à celui que j'avais lorsqu'elle était allaitée exclusivement! Lyna a été nourrie par sonde pendant six jours, exclusivement avec mon lait. Après six jours, elle avait

repris des forces, et elle pouvait sortir de l'hôpital. Nous avons progressivement réintroduit les aliments solides, ma production de lait a rebaissé pour s'adapter à sa nouvelle demande, et nous avons poursuivi l'allaitement jusqu'à ce qu'elle ait 2 ans. »

Laurence Drabs, Berchem-Sainte-Agathe, Belgique

Intolérance au lactose

Si votre bébé a des selles très fréquentes et liquides, on vous dira peut-être qu'il s'agit d'une « intolérance temporaire au lactose » et on vous demandera de ne plus lui donner le sein. Cela peut arriver après une maladie intestinale ou un traitement aux antibiotiques. La paroi de l'estomac peut être irritée, la flore intestinale du bébé peut mettre du temps à se reconstituer, et il faudra sans doute un certain temps pour que les selles du bébé retrouvent leur consistance normale. Il n'y a aucune nécessité de remplacer le lait maternel par du lait artificiel sans lactose. La véritable intolérance au lactose est pratiquement inconnue chez les nourrissons et les jeunes enfants avant l'âge du sevrage.

La meilleure chose à faire dans ce cas est de ne plus rien donner d'autre que votre lait à votre bébé. Donnez-lui souvent à téter en le laissant « finir le premier sein d'abord », afin qu'il prenne beaucoup de lait de fin de tétée, riche en graisses et pauvre en lactose. Évitez de donner à votre bambin des aliments difficiles à digérer. Proposez-lui des bananes, du riz, de la compote non sucrée, de la viande maigre ou des morceaux de pain complet, tout en lui donnant souvent le sein et de l'eau à la tasse. Les selles redeviendront normales à mesure que les effets de la maladie ou des médicaments s'estomperont, mais il faudra sans doute de deux à quatre semaines pour cela. En attendant, il se remettra plus vite parce que la relation d'allaitement lui offre un réconfort tout particulier et qu'il profite des bienfaits de votre lait.

Reflux gastro-œsophagien

Si votre bébé recrache ce qu'il a pris ou qu'il vomit souvent, il peut s'agir d'un reflux gastro-œsophagien (RGO), où le contenu acide de l'estomac remonte dans l'œsophage et provoque douleur et irritation. Les enfants souffrant de RGO ne recrachent pas tous, mais peuvent avoir d'autres symptômes. Sachez que vous pouvez continuer à allaiter votre bébé atteint de RGO. On a constaté que les bébés avec un RGO avaient moins d'épisodes de reflux et des reflux moins sévères s'ils étaient allaités. Le lait humain, plus digeste, montre là encore ses bienfaits.

Comment allaiter un bébé souffrant de RGO ? Donnez-lui le sein en le tenant verticalement, et gardez-le dans cette position après la tétée, dans un porte-bébé ou une écharpe de portage. Les médecins proposent parfois des tétées brèves et fréquentes, car ils pensent que le risque de reflux est moindre si la quantité de lait est moins importante. Le docteur Jack Newman dit au contraire qu'il faut inciter l'enfant atteint de RGO à rester au sein aussi longtemps que possible à chaque tétée. En effet, la succion provoque des contractions du muscle œsophagien qui amènent les aliments jusqu'à l'estomac. Les aliments remonteront donc moins facilement si l'enfant continue à téter pour le plaisir, même quand le sein est presque vide. Certaines mères constatent que les choses se passent mieux si elles ne donnent qu'un seul sein à chaque tétée.

Vous trouverez d'autres précisions dans le numéro 41 des *Dossiers de l'allaitement* (octobre, novembre, décembre 1999, pages 4 à 6), « Allaiter un bébé souffrant de reflux gastro-œsophagien ».

Allaitement et intervention chirurgicale

Si votre bébé allaité doit être opéré, vous souhaiterez sans doute que le jeûne avant l'anesthésie soit le plus court possible. Parlez-en auparavant au chirurgien et à l'anesthésiste. Comme le lait maternel est plus vite digéré, la durée de jeûne préopératoire pourra être plus courte que pour un bébé nourri au lait artificiel.

D'après les recommandations actuelles de la Société américaine d'anesthésistes (ASA), les enfants allaités devraient pouvoir téter jusqu'à quatre heures avant l'intervention chirurgicale (voyez *Les Dossiers de l'allaite-*

ment n° 68). Certains hôpitaux permettent même d'allaiter l'enfant deux ou trois heures avant l'intervention.

Après l'intervention, la maman peut obtenir d'être auprès de son bébé dans la salle de réveil, et l'allaiter dès qu'il se réveille. Maman et bébé trouveront tous deux un grand réconfort dans l'allaitement à ce moment-là. Là aussi, le lait humain est le meilleur choix dès que l'enfant peut s'alimenter par voie orale.

Édith Rousseau (Auch, Gers) raconte :

« *Les premières dents de Bertil sont apparues peu avant ses 6 mois. Elles avaient une couleur blanche crayeuse, mais j'ai considéré cela comme une particularité anatomique sans y prêter plus d'attention. Hélas, les quatre petites dents se sont très vite garnies de caries, et je suis allée consulter un pédodontiste dans un service hospitalier. J'ai eu la chance de rencontrer une dentiste convaincue que les bénéfices de l'allaitement sont bien supérieurs à ceux d'un sevrage, même sur le plan de l'évolution des caries. Pour elle, hors de question d'envisager un sevrage pour cette raison ! Comme mon bambin n'était pas du tout coopératif pour se laisser soigner les dents, la dentiste m'a convaincue de programmer une intervention sous anesthésie générale. J'ai rencontré l'anesthésiste, qui voulait que mon enfant soit à jeun dès minuit, mais était favorable à ce que je l'allaite dès son retour en salle de réveil, ce que je lui ai demandé de bien vouloir noter dans le dossier. Elle a aussi précisé de passer Bertil en premier, pour qu'il patiente le moins longtemps possible sans téter. Après avoir lu divers documents sur le temps de vidange gastrique en cas d'allaitement, j'ai choisi de respecter un jeûne préopératoire de quatre heures. Bertil devant passer au bloc à 7 heures, dès 3 heures, j'ai dû l'empêcher de téter et finalement, devant son désarroi, nous avons fait un long trajet en voiture et sommes arrivés à l'hôpital très en avance. Mais je pouvais marcher avec lui dans le Porte-câLLLin, ce qui lui faisait oublier l'envie de téter ! Vers 7 heures, il a reçu un calmant par voie orale et deux minutes plus tard, je l'ai confié à l'équipe du bloc opératoire. Je n'avais pas pu négocier de rester présente jusqu'à l'endormissement, et ce n'est que trois heures plus tard que l'infirmière m'a dit que j'étais attendue en salle de réveil, où j'ai retrouvé mon petit Bertil tout endormi. Il avait reçu un autre calmant, car il avait fait une « crise de larmes » en se réveillant. Quelques minutes plus tard, il a recommencé à se réveiller de façon très agitée, cherchant bien entendu à téter. J'ai demandé à l'allaiter, comme il était noté dans le dossier. L'anesthésiste présente était réticente, mais devant la « prescription » de sa collègue, elle m'a laissé mettre mon bébé au sein ! Il s'est immédiatement apaisé, et a pu enfin se réveiller tranquillement. Du coup, l'anesthésiste était plutôt intriguée par cet allaitement magique, et je n'ai reçu que des encouragements et des sourires. Mon seul regret a été de ne pas pouvoir accompagner Bertil jusqu'à l'endormissement, ce qui se pratique pourtant dans de nombreux hôpitaux, et je suis certaine que son premier réveil se serait aussi bien mieux passé si j'avais pu le mettre au sein immédiatement.* »

Faible prise de poids

Tout le monde s'inquiète quand le bébé ne semble pas bien téter et ne prend pas de poids. La mère prend peur et se sent démunie. Le médecin sent qu'il faut faire quelque chose, mais ne sait pas comment aider la mère et le bébé pour que l'allaitement soit plus efficace. Si un enfant, par ailleurs en bonne santé, ne prend pas assez de poids, il faut voir si le problème vient à la mère, de l'enfant ou de la conduite de l'allaitement.

Voici quelques-uns des signes auxquels on reconnaît que l'enfant ne prend pas assez de lait.

- Le bébé n'a toujours pas retrouvé son poids de naissance à 2 semaines.
- Il mouille trop peu de couches ou ses selles sont trop rares. Après la montée de lait, un bébé allaité doit mouiller cinq ou six couches et avoir trois à cinq selles par jour (les bébés plus âgés peuvent avoir moins de selles).
- Le bébé prend moins de 170 grammes par semaine en moyenne au cours des trois premiers mois (certains bébés peuvent cependant prendre moins de 170 grammes par semaine et aller bien).
- Le bébé tète moins de huit à dix fois pas jour.

- Le bébé ne se réveille pas pour téter la nuit.

La plupart du temps, les problèmes d'allaitement peuvent être rapidement résolus, mais dans tous les cas de faible prise de poids, le bébé devra être suivi par un médecin. Il devra notamment vérifier que sa faible prise de poids n'est pas due à un problème médical. Des pesées régulières vous permettront d'être rassurée sur la bonne santé de votre bébé, et de mesurer les progrès.

Certains bébés dont le gain de poids est trop lent, voire qui ne prennent pas de poids du tout, devront recevoir des compléments pendant un temps. Ceux-ci pourront leur être donnés d'une manière qui n'interfère pas avec l'apprentissage de la succion. Une mère dont le bébé ne prend pas assez de poids aura tout intérêt à tirer son lait, à la fois pour entretenir et augmenter sa lactation, et pour que les compléments donnés au bébé soient au moins en partie constitués de lait maternel.

Aider l'enfant à mieux téter

Voyez au chapitre 6 la section « Prend-il assez de lait ? ». Elle vous indique comment aider votre bébé à téter efficacement pour qu'il reçoive suffisamment de lait au sein et prenne rapidement du poids. Voici quelques autres idées.

Plus de temps au sein. Si un bébé ne prend pas assez de poids, commencez par vous demander combien de fois il tète. La plupart du temps, c'est parce que le bébé ne tète pas assez souvent qu'il ne prend pas assez de poids. Dans ce cas, il est important qu'il tète au moins toutes les deux heures, éventuellement toutes les trois ou quatre heures la nuit s'il dort. S'il a tété à 8 heures, par exemple, redonnez-lui le sein à 10 heures, sans tenir compte de la durée de la tétée précédente. Si vous voulez qu'il prenne plus de poids, assurez-vous qu'il tète au moins 10 à 12 fois par vingt-quatre heures.

L'enfant qui grossit lentement est peut-être un bébé placide et tranquille, qui dort régulièrement quatre ou cinq heures d'affilée. Si votre bébé dort beaucoup, vous êtes tentée de penser : « Quel bébé sage ! » Mais ce petit dormeur peut ne pas prendre de poids tout simplement parce qu'il ne prend pas le sein aussi souvent qu'il le devrait.

La mère d'un bébé qui dort beaucoup devra lui proposer le sein avant qu'il ne réclame, et l'inciter à téter plus souvent. Surveillez votre montre : pendant un temps, c'est à vous de pousser le bébé à téter. Vous l'aiderez à se réveiller en le tenant et en lui donnant le sein. Il a besoin de cette stimulation tout autant que de votre lait.

Voici une méthode pour réveiller un bébé endormi qui a besoin de manger plus souvent. Mettez-le juste en couche (voire sans couche) et tenez-le contre vous en peau à peau — sous une couverture si vous avez froid. Frictionnez-lui le dos ou les pieds. Parlez-lui, chantez-lui quelque chose. Si l'enfant est encore trop ensommeillé pour téter, asseyez-le sur vos genoux, son menton dans votre main, et penchez-le en avant. Vous pouvez aussi le faire passer de l'horizontale à la verticale en lui soutenant la tête d'une main, ou faire courir vos doigts le long de sa colonne vertébrale.

S'il a tendance à s'assoupir en tétant de façon peu efficace alors qu'il n'est que depuis quelques minutes au sein, encouragez-le à continuer de téter. Un bon moyen consiste à pratiquer la compression du sein, comme on l'explique plus loin. Encouragez-le aussi par vos paroles. La mère d'un bébé endormi raconte qu'à chaque fois que le bébé ouvrait les yeux au cours de la tétée, elle lui disait bien fort : « Oui, c'est bien, tu y arrives ! » Et il réagissait à chaque fois à ces mots en tétant avec vigueur une minute de plus. On ne saura jamais si ce sont les paroles convaincantes de la mère ou l'attention au bébé qui a été efficace, mais l'enfant n'a pas tardé à avoir des cuisses rebondies !

Le bébé prend-il bien le sein ? Certains bébés passent beaucoup de temps au sein sans prendre de poids. Pour comprendre ce qui se passe, voici quelques questions à se poser. Le bébé a-t-il une succion efficace ? A-t-il une bonne prise du sein ? Le bébé doit prendre en bouche une bonne partie de l'aréole. Le bébé qui tétouille le bout du mamelon boira le lait qui s'est accumulé dans le sein depuis la tétée précédente, mais n'obtiendra pas celui qui arrive quand il prend le mamelon bien en bouche et qu'il tète avec vigueur. Non seulement la quantité de lait ne sera pas suffisante, mais de plus, il n'aura pas le lait le plus riche en graisses. Si vous avez les mamelons douloureux, c'est sans doute le signe que votre bébé ne prend pas le sein correctement.

Regardez attentivement comment le bébé tète si vous soupçonnez qu'il ne prend pas bien le sein ou n'a pas une bonne succion. Un bébé qui tète bien déglutit souvent dès que le réflexe d'éjection a eu lieu. Vous voyez toute sa mâchoire bouger lors de la succion, et vous remarquez que l'articulation bouge près de l'oreille. Vous pouvez l'entendre déglutir, et vous remarquez qu'il s'arrête un instant de respirer quand il ouvre grand la bouche : c'est qu'il avale le lait. Un bébé qui tète bien a une succion vigoureuse et avale du lait pendant dix minutes ou plus au cours d'une tétée. Vous pouvez visionner les vidéos de Jack Newman sur le site Internet de LLL France : www.lllfrance.org/Videos/Quatres-videos-pour-reconnaitre-si-bebe-prend-assez-de-lait.html.

Un bébé qui prend bien le sein tétera plus efficacement, et prendra plus de lait en moins de temps. Voyez la partie du chapitre 3 intitulée « Une tétée au ralenti ». Il est important que le corps du bébé soit bien face à vous, afin qu'il n'ait pas à tourner la tête pour atteindre le mamelon. Vérifiez qu'il ouvre grand la bouche quand il prend le sein, et qu'il a le sein bien en bouche : le mamelon sera alors dans le fond de sa bouche. La prise du sein se fait par le menton d'abord, de sorte que la mâchoire inférieure du bébé soit aussi loin que possible du mamelon.

Certains enfants prennent mieux le sein quand la mère met un bout de sein en silicone sur son mamelon, parfois juste le temps de quelques tétées, parfois pendant plusieurs semaines. Mais, comme on l'explique au chapitre 3, les bouts de sein peuvent porter préjudice à l'allaitement en diminuant le transfert de lait et la lactation de la mère. Aussi, dès que la situation commence à s'améliorer, essayez de vous en passer en les retirant en cours de tétée, quand le bébé est calme, un peu repu et légèrement assoupi ; essayez ensuite de vous en passer dès que vous mettez l'enfant au sein. Évitez de les utiliser si vous avez déjà une lactation peu abondante. Si le bébé continue d'avoir un gain de poids trop lent, la mère devra tirer son lait un certain temps, pour être sûre que ses seins sont suffisamment stimulés. On peut donner ce lait à l'enfant si des compléments sont nécessaires.

Essayez la position en ballon de rugby ou la position madone inversée pour soutenir la tête du bébé et mieux voir la position du bébé au sein et sa technique de succion. Dans le cas de la position en ballon de rugby, vérifiez qu'il a le corps bien en flexion, et qu'il n'arque pas son dos.

Compression du sein. Certains bébés ne prennent pas assez de poids parce qu'ils ont tendance à s'endormir au sein ou préfèrent « tétouiller » ou téter très doucement, en général pour le plaisir. C'est le docteur Jack Newman qui a proposé la « compression du sein », une technique qui provoque une éjection accrue de lait. Le bébé répond généralement à ce flot de lait en reprenant une succion vigoureuse, ce qui lui permet d'obtenir plus de lait de fin de tétée, riche en graisses. On peut faire la compression du sein dès que le bébé ne tète plus avec la vigueur indiquant qu'il avale du lait. Chez certains bébés, cela arrive après seulement quelques minutes de tétée.

Quand la succion du bébé ralentit ou s'arrête, prenez votre sein d'une main (le pouce d'un côté, les quatre autres doigts de l'autre), rapprochez les doigts, et pressez fermement le sein, mais pas au point de ressentir une douleur. Grâce à cette compression, un flot de lait va sortir du sein, incitant le bébé à téter à nouveau activement. Maintenez la pression jusqu'à ce que le bébé cesse à nouveau de téter activement, puis relâchez. Votre bébé recommencera peut-être à téter quand vous relâchez le sein. Si c'est le cas, attendez qu'il s'arrête, et pressez de nouveau. Si cela n'a pas d'effet, faites tourner les doigts autour du sein et pressez de nouveau. Procédez de même à différents endroits du sein jusqu'à ce que cela n'ait plus d'effet sur l'enfant, et passez ensuite à l'autre sein. En cas de besoin, vous pouvez utiliser la technique de compression sur les deux seins plusieurs fois par tétée, tant que le bébé répond par une succion active. Essayez plusieurs techniques de compression du sein jusqu'à ce que vous trouviez celle qui vous convient le mieux, à vous et à votre bébé. Vous pouvez regarder les vidéos de Jack Newman sur le site Internet de LLL France : www.lllfrance.org/Videos/Compression-du-sein.html

Assez de lait de fin de tétée. Même s'il est bon de proposer les deux seins à chaque tétée, changer trop tôt de sein peut empêcher le bébé de recevoir le lait de fin de tétée riche en graisses dont il a besoin pour sa croissance et pour être bien repu à la fin de la tétée.

C'est ce qu'on appelle déséquilibre entre lait de début de tétée et lait de fin de tétée. La mère semble avoir assez de lait, mais le bébé prend peu de poids. Il tète souvent, mais il est agité, il a des gaz et ses selles sont très liquides et verdâtres. Il semble prendre trop de lait et peut même en recracher après la tétée. Il se remplit aux deux seins du lait moins calorique de début de tétée, et ne prend pas assez du lait plus riche qui vient à la fin de la tétée.

Si une maman a un bébé présentant ces symptômes, elle peut utiliser la compression du sein pour inciter son bébé à téter activement plus longtemps au premier sein. Quand le bébé est satisfait et qu'il lâche le premier sein, la mère peut lui présenter le deuxième. Certains bébés voudront le prendre et téter un peu plus, d'autres attendront la tétée suivante. Une étude intéressante a montré que les enfants qui prennent les deux seins à chaque tétée prennent davantage de lait, mais que ceux qui ne prennent qu'un sein prennent davantage de graisses du lait.

Confusion sein-tétine. L'utilisation d'une sucette ou de biberons d'eau, de lait artificiel ou de jus de fruits peut entraîner une confusion sein-tétine, et rendre la succion au sein moins efficace. Chez certains bébés, il peut suffire d'un seul biberon, en particulier dans les premières semaines. La technique de succion du bébé est complètement différente quand il prend le lait au sein et quand il boit au biberon. Méfiez-vous des biberons et des sucettes si votre bébé prend peu de poids ; la confusion sein-tétine peut faire que votre bébé prenne moins bien le sein et que sa succion soit moins efficace. Si l'enfant a besoin de compléments parce qu'il ne prend pas assez de poids, choisissez d'autres techniques que celles qui supposent l'utilisation d'une tétine.

Si les problèmes persistent

Il est probable que votre bébé ne reçoit pas assez de lait s'il a pris l'habitude de ne prendre que l'extrémité de votre mamelon ou s'il tète « tout le temps » à moitié endormi, ou se borne à « tétouiller » le mamelon. Un bébé qui reste peu de temps au sein ou le refuse ne recevra lui non plus pas assez de lait. Si votre bébé ne prend pas mieux le sein et n'a pas une succion plus vigoureuse après un ou deux jours de travail dessus, demandez l'aide d'une animatrice LLL ou d'une consultante en lactation qui a de l'expérience dans ce domaine. Vous-même, la personne qui vous aide et votre médecin pourrez alors collaborer pour que votre enfant grossisse bien tout en apprenant à mieux téter. Les bébés qui ont eu des débuts très lents peuvent finir par être allaités exclusivement, même s'il faut leur donner des compléments au départ.

La personne qui va vous aider observera d'abord votre enfant téter, afin d'évaluer sa succion, et vous montrera comment lui apprendre à téter plus efficacement. Elle pourra aussi vous faire des suggestions pour donner les compléments et tirer votre lait pendant que l'enfant apprend à téter.

La mère dont le bébé ne tète pas bien a vraiment intérêt à tirer son lait afin d'entretenir et stimuler sa lactation. En outre, le lait tiré pourra être donné à l'enfant en complément.

Donner des compléments

Si le bébé prend très lentement du poids ou n'en prend pas du tout, il faudra donner des compléments pendant un certain temps. Il n'est pas nécessaire de les donner au biberon. Une tasse, une pipette, une seringue, une cuillère remplacent avantageusement le biberon. Tous conviennent pour donner temporairement des compléments au bébé pendant que vous travaillez à résoudre votre problème d'allaitement.

Si vous voulez donner les compléments au gobelet ou à la tasse, choisissez un petit récipient, comme une petite tasse en plastique souple. Remplissez-le à moitié. Prenez le bébé à un moment où il est bien éveillé, enveloppez-le dans une couverture pour que ses mains ne vous gênent pas, tenez-le assis bien droit sur vos genoux. Posez doucement le gobelet sur sa lèvre inférieure, inclinez-le légèrement pour qu'un peu de lait affleure jusqu'à ses lèvres. Ne versez pas le lait dans sa bouche. Retirez le gobelet quand il avale, donnez-lui ensuite une autre gorgée. Suivez le rythme de l'enfant.

Vous pouvez procéder de la même manière avec une cuillère, une pipette ou une seringue. Tenez le bébé bien verticalement, allez-y lentement et doucement, faites bien attention de suivre le rythme du bébé.

On peut aussi donner les compléments au sein, en utilisant un dispositif d'aide à la lactation conçu à cet effet. Le bébé reçoit le complément par sonde tout en tétant. On évite ainsi la confusion sein-tétine tout en continuant de stimuler le sein pour qu'il produise plus de lait.

Le complément donné à un enfant allaité sera de préférence le lait que sa mère aura tiré. La mère qui tire régulièrement son lait est assurée d'avoir beaucoup de lait quand la succion de son bébé sera meilleure. Tirer après la tétée permet d'obtenir le lait gras, un complément particulièrement indiqué pour un bébé qui ne grossit pas assez vite.

Après le lait de la mère, le meilleur complément serait le lait de lactarium, mais il est généralement réservé aux bébés prématurés ou malades. S'il faut donner à votre enfant des compléments de lait artificiel, demandez à votre médecin de vous dire lequel utiliser et comment le préparer.

Même s'il est contraignant de tirer son lait et de donner des compléments, et que cela prend du temps, dites-vous que c'est temporaire. Le temps et l'énergie que vous y consacrez seront récompensés par la bonne santé de votre bébé et par une relation d'allaitement durable et satisfaisante.

Liste des choses à vérifier

Si votre bébé ne grossit pas assez vite, prenez bien soin de vous afin de préserver votre énergie et votre confiance en vous, deux éléments essentiels pour produire du lait et parvenir à résoudre votre problème d'allaitement. Est-ce que vous n'en faites pas trop, est-ce que vous prenez assez de repos ? Quand un enfant ne grossit pas assez vite, la mesure à prendre en urgence peut être de mettre maman et bébé ensemble au lit pendant quelques jours. Demandez à vos amis ou à votre famille de vous apporter des repas et de faire les courses. Votre bébé doit être votre préoccupation principale pour les jours à venir.

Assurez-vous que vos seins sont régulièrement vidés, soit par la succion efficace du bébé, soit par un bon tire-lait ; grâce à cela, votre lactation sera bien stimulée et entretenue. Veillez à satisfaire vos propres besoins pour rester en bonne santé et faire face à la fatigue liée à votre nouveau rôle de mère. Mangez-vous bien ? Essayez de vous rappeler : qu'avez-vous mangé pour le petit déjeuner ? Est-ce que le déjeuner n'était pas « sur le pouce » ? Buvez-vous assez, de l'eau ou du jus de fruits ? Vous pouvez aussi boire d'autres choses : un peu de café ou de thé, mais n'oubliez pas que la caféine ne contribuera pas à vous apaiser, et qu'il vous sera peut-être plus difficile de faire une sieste si l'occasion se présente. Chez certains bébés, une consommation maternelle trop importante de caféine influe sur la prise de poids. Il en est de même pour le tabac, surtout si la mère est grosse fumeuse.

Les contraceptifs hormonaux, en particulier ceux contenant des œstrogènes, peuvent avoir un impact négatif sur la lactation. Chez certaines mères, même les pilules uniquement progestatives peuvent en avoir, surtout si elles sont prises moins de six semaines après l'accouchement. Enfin, l'anémie et l'hypothyroïdie peuvent avoir des conséquences sur la production lactée, si on néglige de les traiter. Parlez-en à votre médecin.

L'avis du médecin

Le médecin demandera à voir régulièrement votre bébé pour vérifier son poids jusqu'à ce qu'on soit certain qu'il tète efficacement et grossit bien. Expliquez à votre médecin ce que vous faites pour aider votre bébé à mieux téter et à prendre du poids. Si des compléments sont nécessaires, dites-lui que vous préférez donner votre lait tiré. Il vous demandera de donner des compléments de lait artificiel si vous ne pouvez pas tirer assez de lait pour satisfaire les besoins de votre enfant.

Au cours des vingt dernières années, les médecins ont beaucoup appris sur l'allaitement, mais la plupart d'entre eux ne connaissent pas bien les techniques nécessaires à une mère dont le bébé n'a pas une bonne succion. Le cas échéant, il serait bon que le médecin vous adresse à une consultante en lactation ou à un autre spécialiste en mesure de vous aider. Si le médecin ne vous soutient pas dans votre choix de continuer à donner du lait maternel à votre bébé, il est légitime que vous cherchiez un autre avis auprès d'un médecin plus compréhensif.

Un bébé qui ne grossit pas assez vite peut ne pas téter correctement en raison d'un traumatisme de naissance ou d'un autre trouble physique. Votre médecin pourra le vérifier. Un frein de langue court peut empêcher le bébé d'avoir une succion efficace, et provoquer des douleurs aux mamelons chez la mère. Un médecin ou un dentiste peut couper le frein trop court à son cabinet, sans anesthésie ni point de suture. Très souvent, ce geste simple améliore immédiatement la succion du bébé.

Dans certains cas, des plantes ou des médicaments peuvent augmenter la production lactée. Ces médicaments devront être prescrits par un médecin ou un autre professionnel habilité à prescrire, comme une sage-femme.

Dans de très rares cas, la mère n'arrive pas à augmenter la quantité de lait qu'elle produit et à couvrir les besoins de son bébé. Les raisons peuvent en être diverses : une chirurgie du sein, un problème hormonal ou un développement insuffisant de la glande mammaire. Quelle que soit la raison, la mère pourra toujours offrir le sein tout en donnant au bébé les compléments dont il a besoin. Elle n'a pas à renoncer complètement à l'allaitement.

Prise de poids lente chez l'enfant allaité plus âgé

Entre 4 et 6 mois, un enfant allaité prend en moyenne entre 110 et 140 grammes par semaine. Sa taille augmente, ainsi que son périmètre crânien. Sa vivacité et le teint de sa peau sont aussi des signes qu'il mange assez. Entre 6 et 12 mois, un bébé allaité en bonne santé ne prendra plus que 50 à 110 grammes par semaine.

Les études comparant la croissance des enfants allaités et celle de ceux nourris au lait artificiel montrent des différences entre les deux groupes. Après 3 mois, les enfants allaités prennent moins de poids que ceux nourris au lait artificiel. Ils sont plus minces à 1 an, bien qu'ils aient une taille et un périmètre crânien comparables. Les courbes de croissance dont se servent les médecins prennent encore pour référence la croissance d'enfants nourris au lait artificiel, et ne sont pas toujours appropriées pour des enfants allaités.

Pourquoi certains bébés grossissent-ils plus lentement que d'autres ? Il peut y avoir à cela une ou plusieurs raisons. La cause du problème peut être une maladie bénigne : souvent, un bébé qui ne se sent pas bien ne tète pas bien. Le médecin qui suit l'enfant vérifiera son état de santé pour s'assurer que le problème n'est pas dû à une maladie. Si l'enfant est malade, il est d'autant plus important de l'allaiter. La guérison sera plus rapide si on fait tout pour continuer l'allaitement tout en traitant la maladie de manière appropriée.

C'est parfois un changement dans les habitudes d'allaitement qui fait que le bébé prend plus lentement du poids alors qu'il grandissait bien auparavant. Il arrive que le bébé tète moins souvent quand la mère reprend son rythme d'activités habituel. D'autres bébés sont si curieux de ce qui se passe autour d'eux qu'il leur est difficile de se concentrer et de téter très longtemps. Il suffit parfois de faire l'effort d'allaiter le bébé plus souvent et plus longtemps pour qu'il reprenne du poids tout à fait normalement.

Et si la mère est malade ?

« Comment vais-je pouvoir m'occuper de mon bébé si je suis malade ? » C'est la question que se posent souvent les mères anxieuses. C'est déjà un travail prenant que de s'occuper d'un bébé en temps ordinaire, alors que dire si la mère est malade ? En fait, vous le verrez, il est plus facile de s'occuper de son bébé quand on l'allaite. Et pour des maladies courantes comme un rhume ou la grippe, il n'y a aucune raison de suspendre l'allaitement. Les germes ne sont pas transmis par le lait, et l'enfant a sans aucun doute déjà été exposé à la maladie au moins aussi longtemps que vous ; il y a certainement été exposé avant que vous ne vous aperceviez que vous êtes malade.

Votre lait protège votre bébé. Une maman qui allaite fabrique des anticorps spécialement dirigés contre les germes auxquels elle et son bébé sont exposés. Ces anticorps sont transmis à l'enfant par le lait.

De plus, quand vous n'êtes pas bien, l'allaitement vous permet de trouver le repos dont vous avez besoin. Et un sevrage brutal ne serait bon ni pour vous ni pour votre bébé.

Même en cas de maladie grave, il est exceptionnel de devoir arrêter l'allaitement. Si vous tombez gravement malade et que les médecins préconisent de sevrer le bébé, expliquez-leur que l'allaitement est important, à la fois pour vous et pour votre bébé. Une solution préservant l'allaitement est presque toujours possible. Demandez plusieurs avis.

En cas d'hospitalisation

Discutez toutes les options possibles avant d'entrer à l'hôpital. Le mieux serait de pouvoir rester chez vous pendant votre maladie, vous faire aider pour le ménage, la lessive, la cuisine et les autres enfants, vous mettre au lit avec votre tout-petit, et lui donner le sein quand il veut.

Si un accident ou une maladie grave rend l'hospitalisation indispensable, demandez à ce que votre bébé puisse être près de vous ou qu'au moins on puisse vous l'amener. Parlez de ce dont vous avez besoin et de ce dont le bébé a besoin avec votre compagnon et avec votre médecin. De nombreux éléments entrent en ligne de compte : votre état, les routines hospitalières, l'âge de votre enfant et vos habitudes d'allaitement.

Il arrive de plus en plus souvent que les patients sortent de l'hôpital le jour même d'une intervention chirurgicale. Si c'est possible dans votre cas, vous pourrez rentrer chez vous vous reposer et allaiter votre bébé sans que la séparation soit longue. Les soins dentaires ne nécessitent généralement aucune suspension de l'allaitement. Quant aux interventions chirurgicales non urgentes, essayez de les remettre à plus tard, quand votre bébé sera plus grand.

Si vous devez passer une ou plusieurs nuits à l'hôpital, votre compagnon, une amie ou un parent pourra vous amener le bébé pour qu'il puisse vous voir et téter. Certains hôpitaux admettent le bébé en même temps que sa mère et le laisseront dans votre chambre, à condition que quelqu'un soit avec vous pour vous aider à vous occuper de lui.

La souplesse et le sourire sont essentiels au dialogue quand vous présentez votre requête. Le personnel de l'hôpital se montrera généralement compréhensif si vous l'êtes vous-même. Faites-leur comprendre à quel point il est important pour vous d'avoir votre bébé avec vous.

« *Fleur est née par césarienne. Trois semaines après sa naissance, j'ai eu des complications à la cicatrice, et j'ai fait un abcès. J'ai donc dû être opérée une deuxième fois sous anesthésie générale (le facteur de coagulation de mon sang empêche la rachianesthésie). J'ai réussi à négocier de rentrer le matin à 7 heures et demie au lieu de la veille, je m'étais engagée à rester à jeun à partir de minuit. J'ai donc pu allaiter Fleur juste avant de descendre au bloc opératoire. J'avais tiré mon lait pour que mon mari puisse le donner à Fleur si elle en réclamait (à la cuillère ou à la pipette), car ils m'attendaient dans ma chambre. Fleur a pleuré un peu, et n'a pas voulu du lait que j'avais tiré. Je suis revenue dans ma chambre dans le cirage, mais mon mari a mis Fleur au sein et l'a tenue pendant la tétée. J'ai pu aussi être hospitalisée en maternité plutôt qu'en gynécologie, deux étages plus bas. Fleur est donc restée avec moi pendant tout mon séjour, avec l'aide du papa, qui est resté tout le premier jour et la première nuit. Je suis restée hospitalisée trois jours, et mon bébé ne m'a pas quittée.* »

Emmanuelle, Leers, Nord

Intervention chirurgicale majeure

On peut trouver moyen que la mère continue d'allaiter même si elle doit subir une intervention chirurgicale majeure. Prévoyez un tire-lait pour éviter l'engorgement s'il faut sauter plusieurs tétées. Demandez qu'on note dans votre dossier médical que vous avez besoin de tirer votre lait. L'hôpital devrait être en mesure de vous fournir un tire-lait, et le personnel pourra vous aider si vous avez des difficultés à vous en servir.

L'anesthésie générale n'est pas une contre-indication à l'allaitement. Vous pouvez allaiter votre bébé ou tirer votre lait dès que vous vous réveillez de l'anesthésie.

Dans le cas où quelques jours de séparation sont inévitables, votre tout-petit sera sûrement impatient de téter à nouveau dès que vous serez réunis.

Médicaments et autres produits

Quand vous allaitez, parlez à votre médecin avant de prendre un médicament, même un médicament disponible sans ordonnance. Le médicament se retrouve le plus souvent dans des proportions tellement faibles dans le lait de la mère qu'il n'aura aucun effet sur le bébé. Éviter cependant de prendrc des médicaments quand vous allaitez votre bébé si cela n'est pas nécessaire.

Trois questions sont importantes quand une mère qui allaite a besoin d'un médicament. Le médicament a-t-il un effet sur le bébé allaité ? Quels sont les risques de donner le médicament comparés à ceux de sevrer l'enfant et lui donner du lait artificiel ? Y a-t-il d'autres traitements possibles ?

Les médecins demandent souvent par mesure de précaution de sevrer quand ils prescrivent un médicament à une mère qui allaite. Il y a en réalité très peu de médicaments réellement dangereux pour l'enfant allaité. Un médecin qui vous dit de sevrer par simple précaution ne pense généralement pas aux risques liés au lait artificiel. Le lait artificiel n'est pas l'équivalent nutritionnel du lait maternel. Les enfants nourris au lait artificiel sont plus susceptibles d'être malades ou de présenter des allergies. Un sevrage brutal représente par ailleurs un traumatisme, tant pour la mère que pour le bébé. La mère peut avoir un engorgement voire une infection du sein, ce qui s'ajouterait aux problèmes que le médicament devait régler à l'origine. Le sevrage brusque a un effet négatif sur la relation mère-enfant. S'occuper du bébé et le satisfaire devient plus difficile, voire impossible : il peut arriver que le bébé soit absolument inconsolable.

Voici ce qu'écrit le pharmacologue Thomas W. Hale dans son livre *Medications and Mothers'Milk* :

> *Bien que l'interruption de l'allaitement semble être au médecin la solution la plus sûre, elle n'est pas vraiment nécessaire dans la plupart des cas puisque la proportion du médicament qui passe dans le lait est en général très faible. On sait que la plupart des médicaments ont peu d'effets secondaires sur les enfants allaités parce que la quantité de médicament qu'ils reçoivent par le lait est presque toujours trop faible pour être cliniquement significative et que sa biodisponibilité est faible chez l'enfant.*

La plupart des médecins savent que si un médicament présente un risque potentiel pour l'enfant, il est généralement possible de le remplacer par un autre qui présente moins ou pas du tout de risque. Quand on sait peu de choses des effets d'un médicament sur le bébé allaité, on peut en utiliser un autre dont les effets sont mieux connus. Dans certains cas, le médecin demandera de surveiller l'enfant pour voir s'il présente des effets secondaires liés au médicament que prend sa mère. Il est parfois possible de remettre à plus tard le traitement, à un moment où le bébé sera plus grand.

Quand on se pose la question de prendre un traitement tout en allaitant, il est bon de prendre contact avec quelqu'un qui à la fois connaît bien les médicaments et soutient l'allaitement. Plusieurs des livres cités en référence contiennent des informations sur ce sujet (voyez les annexes), et il existe également de sites Internet très fiables.

Substances à éviter pendant l'allaitement

En fait, seul un petit nombre de médicaments est contre-indiqué pendant l'allaitement. C'est le cas des substances toxiques qu'on utilise pour traiter les cancers : en cas de chimiothérapie, le sevrage sera nécessaire.

Certains composés radioactifs utilisés pour diagnostiquer et parfois traiter une maladie peuvent se retrouver dans le lait de la mère dans des proportions suffisamment élevées pour présenter un danger pour l'enfant. Votre bébé ne pourra pas prendre le sein pendant plusieurs heures, voire plus longtemps, selon la nature et le dosage de la substance en question. Vous pourrez tirer votre lait pour entretenir votre lactation, et le jeter. Demandez au médecin ou au radiologue qui fera l'examen de choisir les substances les plus compatibles avec l'allaitement.

Certaines mères ont tiré et jeté leur lait pendant plusieurs mois, et recommencé à allaiter dès qu'il n'y avait plus trace d'éléments radioactifs dans leur lait.

Vaccins

On vous fera sans doute une injection d'anticorps rhésus peu après l'accouchement si votre sang est rhésus négatif et celui de l'enfant, rhésus positif. Une telle injection est une pratique courante qui sert à éviter les complications liées au facteur rhésus, elle ne présente aucun risque pour l'enfant allaité.

La plupart des vaccins ne présentent aucun danger pour l'enfant allaité. Selon les CDC (Centers for Disease Control) américains : « Ni les vaccins à virus inactivés ni ceux à virus vivants ne présentent de danger lors de l'allaitement, que ce soit pour la mère ou pour l'enfant. Ces vaccins sont les suivants : ceux contre la varicelle, la variole, le typhus, la typhoïde, la fièvre jaune, la polio (vaccin par voie orale ou par injection), le tétanos, la diphtérie, la coqueluche, la rage, la rougeole, la rubéole, le choléra et la grippe. Le vaccin antihépatite B ne présente pas non plus de danger pour la mère qui allaite » (2002).

Pour ce qui est des vaccins de l'enfant, on suit en général les mêmes règles chez tous les enfants, qu'ils soient allaités ou nourris au biberon. Des études ont montré que les enfants allaités répondent mieux aux vaccins que les enfants nourris au lait artificiel.

À savoir : la tétée est un analgésique efficace, vous pouvez demander à ce que l'injection soit faite au bébé pendant qu'il tète.

Tabac, alcool, drogues

Tabac. Vous connaissez sans doute les statistiques sur les effets de la cigarette. Les risques potentiels du tabac pendant la grossesse vous ont peut-être persuadée de vous arrêter de fumer ou de diminuer votre consommation. Mais peut-être fumez-vous encore, et vous vous demandez quels sont les effets du tabac sur l'allaitement.

Les professionnels de santé s'accordent à dire qu'il vaut mieux que la mère qui fume allaite son enfant plutôt que de lui donner du lait artificiel. Un enfant allaité qui vit dans un environnement tabagique tirera avantage de la protection contre les maladies respiratoires apportée par le lait de sa mère.

La quantité de nicotine passant dans le lait est en général trop faible pour avoir un effet sur la santé de l'enfant, du moins si la mère ne fume que quelques cigarettes par jour. Bien qu'on retrouve de la nicotine dans le lait de la mère après qu'elle a fumé, celle-ci est peu absorbée par le système digestif de l'enfant et assez vite métabolisée.

Il peut y avoir un problème si la mère fume beaucoup (plus de 20 cigarettes par jour). L'excès de tabac peut réduire la quantité de lait que produit la mère, et même, dans certains cas rares, provoquer chez l'enfant allaité des symptômes comme des nausées, des vomissements, des crampes abdominales et de la diarrhée. Une étude a montré que le tabac fait baisser le taux de prolactine chez les mères qui allaitent. D'autres études montrent que le tabac a un impact négatif sur le réflexe d'éjection.

L'idéal est d'éviter de fumer, puisqu'on sait que le tabac a des effets néfastes sur la santé de la mère qui allaite et de son enfant. Si vous ne pouvez pas arrêter de fumer, essayez de réduire votre consommation. Mais en tout cas, n'arrêtez pas d'allaiter.

Alcool. Des études ont montré l'effet délétère de l'alcool sur le fœtus, et de ce fait, la plupart des mères ne boivent pas d'alcool du tout pendant la grossesse. Elles se demandent si elles doivent continuer à s'abstenir pendant qu'elles allaitent.

Les effets de l'alcool sur l'enfant allaité sont en relation directe avec la quantité consommée par la mère. Si la mère qui allaite boit occasionnellement ou limite sa consommation à un verre ou moins par jour, il n'y a pas de preuve que la quantité d'alcool reçue par l'enfant soit dangereuse.

L'alcool passe dans le lait, le taux est au maximum trente à quatre-vingt-dix minutes après qu'on a consommé une boisson alcoolisée. Une fois que la mère a métabolisé l'alcool, ce qui prend deux ou trois heures, l'alcool est éliminé de son sang et de son lait. Mais plus on consomme d'alcool, plus on en retrouve dans le lait, et plus il faut de temps pour qu'il disparaisse. On a observé que des quantités importantes d'alcool inhibent le réflexe d'éjection. D'autres études ont montré que les enfants tétaient plus souvent mais prenaient moins de lait après que la mère a consommé une boisson alcoolisée. Si la mère qui allaite consomme régulièrement de l'alcool en grande quantité, l'enfant pourra avoir des problèmes de prise de poids ou des troubles de croissance.

Drogues. La mère qui allaite doit absolument éviter de prendre de la marijuana, de la cocaïne, des amphétamines, de l'héroïne ou d'autres substances comparables. La recherche a montré qu'elles ont des effets nocifs sur l'enfant allaité, et aussi sur la capacité de la mère à s'occuper de son bébé. On a par exemple observé que la marijuana provoquait une baisse significative du niveau de prolactine, l'hormone « maternelle », qui est importante non seulement pour la production du lait mais aussi pour la relation mère-enfant. Le tétrahydrocannabinol (THC), le principe actif de la marijuana, se concentre dans le lait maternel, et on en retrouve dans les urines de l'enfant bien après que la mère en a pris. La cocaïne et l'héroïne passent en quantité significative dans le lait de la mère, et peuvent provoquer intoxication et accoutumance chez le bébé.

Contaminants environnementaux

Les contaminants environnementaux sont indissociables de la vie moderne. Nous sommes tous exposés aux produits chimiques contenus dans l'eau que nous buvons, l'air que nous respirons, les aliments que nous consommons. On retrouve donc des traces de ces produits chimiques dans le lait maternel, comme dans le lait de vache, les urines, le sang et les cheveux des êtres humains.

On a beaucoup parlé de la présence de certains produits chimiques dans le lait maternel, et mis en question l'allaitement : est-il sûr d'allaiter nos enfants ? En fait, analyser des échantillons de lait maternel est un moyen commode de mesurer la présence d'un produit chimique donné dans une population humaine. Les personnes qui œuvrent en faveur de l'environnement et présentent ces résultats ne remettent pas en cause la valeur de l'allaitement, elles cherchent juste à alerter le public sur les dangers que représentent ces produits chimiques.

Il faut replacer les contaminants dans un cadre général. Tout d'abord, on n'a aucune preuve que la présence de telles substances dans le lait de la mère a des effets nocifs sur l'enfant allaité. On dispose en revanche de nombreuses données sur les risques qu'il y a à nourrir les enfants au lait artificiel. Si on passe au lait artificiel, on diminuera peut-être (ou peut-être pas) la quantité d'un produit chimique donné dans le régime de l'enfant, mais il est certain que l'enfant sera exposé à bien d'autres risques, parmi lesquels une plus grande probabilité d'avoir des allergies et d'autres maladies. Et l'enfant nourri au lait artificiel est lui aussi exposé aux produits chimiques, non seulement ceux qui se trouvent dans les laits, mais aussi le plomb et les polluants de l'eau qui sert à préparer le biberon, sans parler du latex qui sert à fabriquer les tétines, et du bisphénol A présent dans les biberons en plastique…

Une étude menée aux États-Unis a cherché une éventuelle corrélation entre la dose de certains produits chimiques retrouvée dans le lait maternel et le développement de l'enfant ; elle a établi que les résultats aux tests cognitifs étaient meilleurs chez les enfants allaités que chez les enfants nourris au lait artificiel, quels que soient les produits chimiques qu'on retrouvait dans le lait. Une autre étude publiée en 1996 dans la revue *Pediatrics* a montré que les enfants exposés aux polychlorobiphényles (PSB) et à la dioxine par le biais du lait maternel avaient toujours des résultats significativement plus élevés aux tests mesurant les capacités intellectuelles et motrices que les enfants nourris au lait artificiel. Il est clair que les bienfaits de l'allaitement compensent largement les éventuels effets nocifs de l'exposition à des contaminants environnementaux par l'intermédiaire du lait maternel.

Que pouvez-vous faire pour que vous, votre bébé et votre famille absorbiez moins de contaminants environnementaux ? Choisissez avec soin ce que vous mangez et les produits dont vous vous servez chez vous.

N'utilisez pas de pesticides chez vous ou dans votre jardin. Évitez dans la mesure du possible de manger des aliments qui pourraient contenir des traces de pesticides. Épluchez les fruits et les légumes, et lavez-les à l'eau. Pendant la grossesse et l'allaitement, il est judicieux d'éviter de manger du poisson pêché dans des eaux dont on sait qu'elles sont polluées. Mangez moins de viande et de produits laitiers, réduisez les graisses animales : les contaminants provenant des aliments d'origine animale se concentrent en effet dans les graisses. Votre famille sera en meilleure santé si vous réduisez au maximum l'exposition aux produits chimiques dans votre environnement domestique.

Problèmes particuliers chez la mère

Une maman porteuse d'un handicap a tout intérêt à allaiter son enfant. C'est vrai aussi bien pour les mères aveugles, celles qui entendent mal, celles qui se déplacent en fauteuil roulant que pour celles qui récupèrent d'une maladie ou d'un accident. Il y a moins d'efforts à faire quand on allaite que quand on donne le biberon ; en outre, une mère porteuse d'un handicap trouvera particulièrement satisfaisant de nourrir son bébé de son propre lait.

Les mères qui ont une maladie chronique tirent profit de la facilité et de la satisfaction à allaiter leur enfant. Une mère atteinte de diabète, de lupus, d'arthrite, d'épilepsie ou de sclérose en plaques n'a pas à hésiter à allaiter son enfant. La plupart des médicaments prescrits dans ces cas sont compatibles avec l'allaitement. L'allaitement simplifie la vie, comme pour cette mère atteinte de diabète :

> « *Quand une mère allaite, elle ne perd pas de temps à stériliser les biberons ou à préparer le lait en poudre. Il lui suffit de porter l'enfant dans le lit, de se détendre et de laisser venir le lait. Le plus grand avantage, c'est sans doute que l'enfant se porte mieux. L'allaitement évite d'aller tout le temps voir le médecin à cause d'une otite, d'un problème de digestion ou d'une allergie.* »

Les enfants allaités ont tendance à être moins agités parce que le lait maternel se digère mieux que le lait artificiel. Et si un bébé allaité est agité, il suffit souvent de le mettre au sein pour qu'il retrouve son calme.

Les mères qui ont une maladie chronique constatent souvent que les changements hormonaux de la grossesse provoquent une rémission temporaire de leurs symptômes. Or, quand une mère allaite, les taux d'hormones ne reviennent pas tout de suite à leur niveau d'avant la grossesse. Si le sevrage a lieu à un rythme naturel, ses symptômes peuvent revenir plus tard que si elle n'allaitait pas : elle est donc en meilleure santé au moment où son enfant a le plus besoin d'elle. On voit cela en cas de polyarthrite rhumatoïde, de sclérose en plaques, de lupus et de diabète.

Une femme qui allaite développe l'estime de soi et la confiance d'être une bonne mère. Ces sentiments positifs pourront aussi avoir un effet favorable sur le cours ultérieur de sa maladie, comme le rapporte cette mère épileptique :

> « *L'allaitement a été pour moi un véritable salut, en particulier les jours où je savais que je pouvais faire peu de chose pour mon bébé. Je pouvais au moins donner le meilleur de moi-même dans des domaines extrêmement importants : la nourriture, la chaleur, le contact et les soins. Je n'aurais jamais eu la force ni l'énergie de donner le biberon.* »

Une mère trouvera bien d'autres idées en fonction de sa maladie. Une mère atteinte de polyarthrite rhumatoïde trouvera pratique d'aménager un coin d'allaitement où elle sera bien calée par des coussins. Une mère épileptique doit penser à préparer un endroit sûr où poser l'enfant en cas de crise, et allaiter sur un siège bien rembourré ou dans un lit garni de barrières ou de coussins.

La mère qui a une maladie chronique profite aussi d'un autre avantage de l'allaitement : elle a le sentiment d'être normale grâce à la proximité émotionnelle qui s'ajoute à la relation qu'elle a avec son bébé.

Comme l'écrit Florence, une maman atteinte de la maladie des os de verre et qui se déplace en fauteuil roulant :

> « *L'allaitement m'a aidée à créer un lien avec mon fils, car là, personne ne pouvait me remplacer. C'était notre moment privilégié et unique. J'étais fière de le nourrir, fière de voir qu'il grandissait et grossissait grâce à moi. Moi, sa maman handicapée, je pouvais le protéger contre bien des maux grâce à l'allaitement. Je reste toujours ébahie de voir ce que mon corps arrive à faire.* »

La mère diabétique

L'allaitement offre des avantages particuliers à la mère diabétique et à son enfant. Des études montrent que l'allaitement réduit le risque que le bébé ait plus tard un diabète de type 1 ou 2. Une maman qui allaite constate souvent que le diabète est plus facile à soigner après l'accouchement, du fait que son corps retrouve plus lentement et plus naturellement l'état d'avant la grossesse, après les changements métaboliques de la grossesse. La fatigue normale de l'après-accouchement et de la vie avec un nouveau bébé peut aggraver le diabète, mais les hormones de la lactation aident la mère à mieux faire face à la fatigue.

Les enfants dont la mère est diabétique sont souvent pris en charge quelques jours par le service de soins intensifs. Cette séparation pourra rendre plus difficile le début de l'allaitement. Dites bien avant la naissance au pédiatre que vous souhaitez allaiter et être dans la même chambre que le bébé, dans la mesure du possible. Le personnel médical procédera aux vérifications nécessaires pour s'assurer que l'enfant n'a pas d'hypoglycémie. En tétant souvent, le bébé prendra le colostrum qui lui permettra de l'éviter. Vous pourrez allaiter plus souvent votre enfant s'il est avec vous. Chez une mère diabétique, la « montée de lait » peut ne se produire qu'au quatrième ou cinquième jour.

Par la suite, la mère diabétique devra adapter son régime chaque jour en fonction de la fréquence des tétées. Si elle prend de l'insuline, elle devra en modifier soigneusement le dosage, comme elle le faisait pendant la grossesse, pour contrôler le diabète pendant qu'elle donne le sein. L'insuline elle-même n'a pas d'effet sur l'enfant parce que ses molécules sont trop grosses pour passer dans le lait. Les mères diabétiques ont de par leur pathologie un risque accru de mycose.

L'épilepsie

Les mères épileptiques tirent grand avantage des hormones de l'allaitement et du repos lié au maternage naturel. Si la maman doit prendre des médicaments pour éviter les crises, elle devra vérifier avec son médecin les effets qu'ils ont sur l'allaitement. La plupart des médicaments prescrits en cas d'épilepsie ne présentent pas de danger pour l'enfant. Si votre médecin a des doutes sur les effets d'un médicament donné, par exemple parce qu'il est nouveau et qu'on connaît peu de choses à son sujet, il pourra vous prescrire un médicament équivalent. Une autre solution consiste à ce que le médecin surveille l'enfant pour déterminer si le médicament a des effets sur sa croissance et son développement.

Si vous avez un handicap ou une maladie chronique, n'hésitez pas à prendre contact avec une animatrice de La Leche League. Elle pourra vous donner des informations supplémentaires, vous encourager et vous mettre en contact avec une autre mère qui a allaité son enfant dans une situation comparable à la vôtre. Vous trouverez la confiance dont vous avez besoin en parlant à quelqu'un qui « est passé par là », et vous vous sentirez capable d'en faire autant.

Le virus de l'immunodéficience humaine (VIH)

La maman séropositive pour le VIH doit prendre une décision difficile : va-t-elle allaiter ou non ? Le VIH peut être transmis de la mère à l'enfant pendant la grossesse ou l'accouchement. Les études amènent à penser que le VIH peut aussi être transmis à l'enfant par l'allaitement. L'enfant va-t-il être infecté ? La réponse dépend du stade de l'infection chez la mère, des médicaments qu'elle prend, de la durée de l'allaitement et de son exclusivité, de l'état nutritionnel de la mère et d'autres facteurs encore. Une étude publiée en 2001 a montré que le taux de transmission du VIH était moindre quand les mères allaitaient exclusivement trois mois ou plus que quand l'enfant recevait à la fois du lait humain et du lait artificiel.

Ce sont ses conditions de vie qui permettront à la mère séropositive de décider si elle allaite ou non. Dans les régions du monde où l'enfant non allaité a des risques notables de mourir d'une infection ou de malnutrition, les enfants d'une mère séropositive auront plus de chances de survie s'ils sont allaités. Dans celles où l'alimentation artificielle ne présente pas de tels risques, les mères séropositives pourront choisir de ne pas allaiter. À l'heure actuelle, l'Organisation mondiale de la santé déconseille aux mères séropositives d'allaiter s'il y a d'autres solutions pour nourrir leur enfant de façon sécurisée.

Bien des questions restent ouvertes et des recherches plus spécifiques sur les relations entre VIH et allaitement seraient nécessaires. Une mère enceinte et séropositive devra rechercher les informations les plus récentes avant de prendre la décision d'allaiter ou non.

Dépression du post-partum

Les mères vivent souvent un jour ou deux de « baby blues » dans la semaine qui suit l'accouchement. Elles se mettent à pleurer sans raison apparente, et se demandent pourquoi elles sont si tristes alors qu'elles ont tout pour être heureuses. Les changements importants et les responsabilités liées au nouveau bébé provoquent inquiétude et anxiété. Et les émotions que ressent la mère sont souvent plus fortes à cause des hormones post-accouchement et du manque de sommeil. Ce moment passe vite chez la plupart des femmes, mais chez d'autres, l'anxiété, la tristesse, l'humeur changeante ou d'autres symptômes durent des semaines. Il arrive même qu'ils réapparaissent plusieurs mois après l'accouchement : ce n'est plus un baby blues, mais une dépression du post-partum.

Une dépression légère peut passer avec le temps, en particulier si la mère s'efforce de prendre soin d'elle-même. Elle devra prendre des repas et des en-cas nourrissants, faire chaque jour une promenade ou de l'exercice sous une autre forme, demander qu'on l'aide pour les tâches ménagères, et dormir quand son bébé dort. Il est particulièrement important qu'elle trouve d'autres mères à qui parler, des amies qui la rassurent et lui disent que ce qu'elle fait est bien et qu'elle n'est pas seule face à ses sentiments. Une mère qui fait face à des difficultés post-partum pourra trouver un soutien utile dans un groupe de La Leche League.

> « Mon expérience : une impression de vide, d'être une mauvaise mère, une envie de pleurer plusieurs fois par jour sans raison apparente, de m'énerver contre ce petit être qui n'a rien demandé — j'ai même téléphoné au numéro pour les parents débordés. Voilà en gros ce qui m'est arrivé pendant une dizaine de mois. J'ai eu un accouchement qui m'a semblé horrible. Heureusement que la sage-femme a mis mon bébé au sein tout de suite, quelle merveille ! Je l'ai regardée et j'ai dit : « C'est ça l'allaitement ? C'est agréable et ça ne fait pas mal ! » J'étais épuisée après l'accouchement, je pleurais beaucoup, pareil à mon retour à la maison. Mais j'allaitais toujours ma poulette, contre vents et marées. Heureusement, car ça m'a permis d'établir le lien mère-fille et de toujours m'occuper d'elle. Comme ça n'allait toujours pas mieux au bout de quelques mois, je suis allée voir une psychologue, mais ce n'était pas la solution pour moi. Ce sont les réunions de LLL qui m'ont permis de remonter à la surface, les animatrices et les autres mamans.
>
> J'allaite toujours ma fille qui a 15 mois, je suis sereine et beaucoup plus calme. J'ai enfin trouvé ma place de maman ! »
>
> Sophie Prudhomme, Angers, Maine-et-Loire

L'allaitement a tendance à être au centre des inquiétudes d'une mère qui doute de sa capacité à s'occuper de son bébé ou qui se sent simplement « à plat ». Il lui sera difficile de croire que son corps fabrique assez de lait pour son bébé, et elle pourra penser que c'est à cause de l'allaitement lui-même qu'elle n'est pas heureuse. Même si les difficultés d'allaitement peuvent être préoccupantes, les mères sont nombreuses à trouver qu'il vaut bien mieux chercher de l'aide pour résoudre un problème d'allaitement plutôt que de sevrer. La mère et l'enfant en profitent tous les deux, en fin de compte. Il est aussi important de se souvenir que les problèmes auxquels les nouvelles mères doivent faire face ne seront pas pour autant résolus si on donne au bébé du lait artificiel.

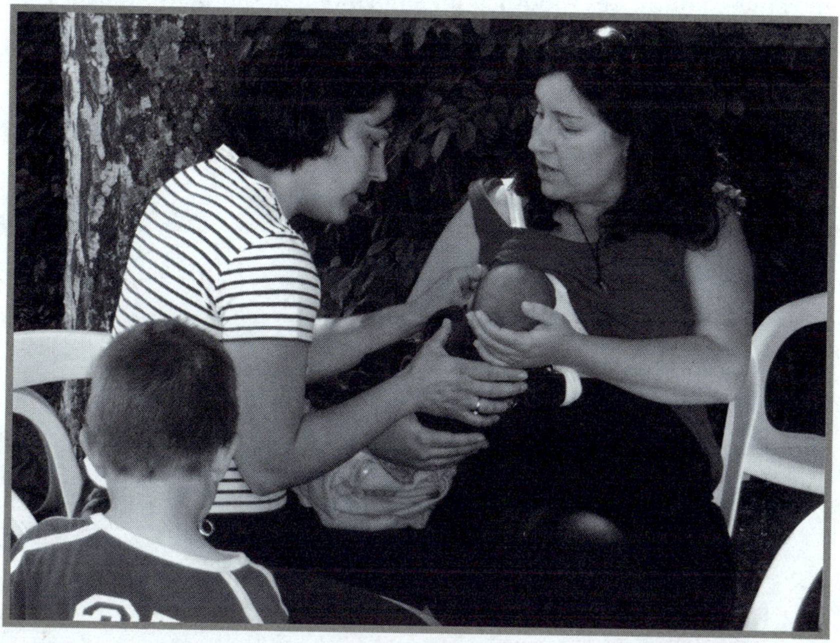

Appelez une animatrice de La Leche League ou une consultante en lactation.

Une mère atteinte d'une dépression post-partum qui dure a besoin de l'aide d'un conseiller, d'un psychiatre, ou des deux, pour se soigner et se remettre. Une mère ne peut pas bien s'occuper de son enfant si elle se sent triste ou anxieuse une bonne partie du temps, il est donc important de chercher de l'aide. Une bonne idée est de parler à plusieurs conseillers ou plusieurs médecins, avant d'en choisir un. La mère devra trouver un médecin ou un thérapeute qui soit favorable à l'allaitement et comprenne son importance pour la mère et pour l'enfant.

La dépression est souvent traitée efficacement à l'aide de médicaments, mais il est parfois difficile de savoir si le médicament en question présente ou non un risque pour le bébé. C'est le moment de se demander si la mère a réellement besoin de prendre ce médicament, si d'autres solutions seraient possibles, et de rechercher les informations les plus récentes sur le médicament. Il peut être psychologiquement très difficile pour une mère d'être privée de la relation de l'allaitement ; un sevrage brutal entraîne en outre des modifications hormonales qui peuvent aggraver la dépression. C'est une chose à prendre en compte quand on décide de comment traiter la dépression post-partum. Dans bien des cas, on peut choisir un médicament compatible avec l'allaitement.

Chapitre 9

Le père

Il est important que le père ait des relations privilégiées avec son bébé pour que l'enfant se développe bien dès sa plus tendre enfance. Notre expérience montre sans conteste que l'allaitement se déroule mieux quand la mère et l'enfant sont soutenus par le père, qui leur apporte son amour, son aide et sa présence.

Aujourd'hui, les hommes ne correspondent plus à l'image stéréotypée du père qui fait les cent pas dans la salle d'attente de l'hôpital pendant que sa femme, entourée d'étrangers, met leur bébé au monde. De nos jours, le père est aux côtés de sa femme lors de l'accouchement. Il lui apporte son soutien et il partage les émotions inoubliables liées à cet événement. Le père et l'enfant font connaissance dès l'accouchement. L'homme qui prend part à la naissance de son fils ou de sa fille se montre d'autant plus impliqué et plus présent. Il suffit d'interroger un père qui a assisté à la naissance de son enfant, vous serez étonnée !

De nombreux pères jouent un rôle essentiel à la maternité, comme le rapportent les mères, reconnaissantes. Ils peuvent veiller à ce que le bébé ne reçoive pas de lumière trop vive dans les yeux, s'assurer qu'il soit mis rapidement au sein. Dans les situations où la mise au sein précoce n'est pas possible, ils peuvent porter leur bébé contre leur torse nu pour qu'il ne se refroidisse pas, en attendant que la maman soit disponible. C'est l'occasion pour l'un et l'autre de faire connaissance et cela contribue à nouer un lien très fort entre le père et son enfant.

Ce qui fait qu'un homme devient père n'est pas instantané. On lui donne souvent vite le titre de père, mais l'art d'être père vient seulement ensuite. Les hommes ne peuvent en effet pas compter sur l'aide naturelle des hormones qui guident la mère. On a dit qu'un bébé qui naît, c'est aussi une mère qui naît. En revanche, on ne devient père que petit à petit. Comme le souligne le docteur Alain Benoît, pédiatre en néonatalogie : « On ne devient pas père du seul fait que l'enfant naît. Il faut du temps pour découvrir son bébé, sa femme dans le rôle de mère. Tout commencera quand le père découvrira le plaisir de prendre son bébé dans les bras, de le calmer en le portant. »

« *Pourquoi ne parlerait-on pas un peu de l'instinct du père « qui allaite » ? Combien de papas de bébés allaités se sont eux aussi sentis investis d'un rôle nourricier, protecteur à l'égard de celle qui a mis leur bébé au monde ? Merci à tous ces hommes qui ont trouvé leur place en préparant un repas et en nourrissant ainsi la maman qui nourrit le bébé, en berçant un petit qui a besoin de mouvement ou d'être porté dans une écharpe par exemple, en le baignant ou en prenant le bain avec lui, en rassurant la maman sur ses compétences.*

En ce qui concerne notre famille, je dis toujours que Nicolas a su suivre son instinct en laissant s'exprimer le mien. J'ai pu allaiter, douter, me décourager, reprendre des forces et me sentir invincible sans devoir me justifier. Un grand merci à lui de m'avoir fait confiance et de continuer à le faire au long cours !

Aujourd'hui, notre aînée a 4 ans et demi ; elle a beaucoup tété maman, mais elle a aussi partagé notre sommeil, elle joue beaucoup avec son papa et elle s'est découvert des goûts communs avec lui, comme la natation. »

Joëlle Hirt, Wambrechies, Nord

« *On dit souvent que l'allaitement et le portage rapprochent mère et enfant. Cela est vrai aussi pour le père, pour peu qu'il s'y laisse prendre. Mon mari connaît tous les signes de l'envie de téter de son fils. Il adore le porter contre son cœur dans l'écharpe. Quel est son ravissement, au moment des câlins à trois, quand il aide Robin à trouver mon sein!* »

Abigail Vérité, Chelles, Seine-et-Marne

Le père se sent utile

Il est tellement courant, dans la culture occidentale, de donner au bébé du lait industriel que cela peut sembler la norme. Lorsque le père exprime une frustration liée à l'allaitement et à sa place de père dans l'allaitement, on en déduit sans chercher plus loin que c'est l'allaitement qui pose problème ; or, ce sont bien plutôt les repères culturels de l'allaitement qui manquent dans une culture du biberon et qui provoquent la frustration.

Le docteur Alain Benoît commente :

> *Tout cela peut être résumé par le tableau de la femme qui donne le sein à son bébé tout en étant dans les bras du père. La femme est quand même bien une mère, et le père reste quand même bien un homme. Cette formulation, qui peut paraître une lapalissade, me semble toutefois résumer l'essentiel du problème des couples actuels face à la gigantesque « révolution » que représente l'arrivée d'un bébé dans une famille.* (Les Dossiers de l'allaitement n° 26)

Même si de plus en plus d'hommes pensent que l'allaitement représente la nourriture naturelle et idéale du bébé, il arrive bien souvent que le nouveau père ne voie pas ce qu'il peut faire quand le bébé est allaité.

La relation intime entre la mère et le bébé continue après l'accouchement. Tous deux forment toujours une unité et la mère sera la seule à pouvoir nourrir l'enfant pendant un certain temps. La biologie établit sous une forme irréfutable que la relation mère-enfant est primordiale et qu'il ne faut pas la négliger. Cette relation est unique, et c'est le prototype de toutes les relations ultérieures de la vie. La contribution du père est tout aussi importante, même si elle est différente. La croissance du bébé dépend des deux.

« Les coups de main que le papa offre à la maman, c'est aussi ça, un couple qui allaite. Thierry m'aide énormément dans notre vie quotidienne. Le matin, mes tartines sont préparées et je n'ai plus qu'à déjeuner avec Olan et Yanou sur mes genoux. Ce sont ces petits gestes précieux et attentionnés qui me font plaisir et me facilitent énormément la vie quand j'ai besoin de me rendre disponible pour allaiter, porter ou répondre aux besoins des enfants. »

Isabelle Buller, Vuillafans, Doubs

« Même si le papa ne donne pas le sein, il peut très bien trouver sa place dans ce couple maman-bébé. J'allaite actuellement ma petite dernière, âgée de 3 mois, et le papa tient une grande place dans notre façon de materner. Elle adore être portée et ce n'est pas toujours facile quand la maman doit s'occuper des aînés. Le papa entre alors en action et elle s'endort bien volontiers dans ses bras. Le papa s'endort même avec elle... Quand nous partons en balade, son papa la prend souvent dans le porte-bébé et elle apprécie autant d'être portée par papa que par maman. »

Nathalie Caron, Sanchey, Vosges

Le père et l'allaitement

Le docteur Jack Newman, pédiatre et auteur de *L'Allaitement, comprendre et réussir*, dit :

> *Les pères ont un rôle extrêmement important pour soutenir et pour encourager leur compagne qui allaite. C'est grâce à leur intervention qu'il est possible de traverser les situations les plus difficiles au lieu de baisser les bras à la première difficulté. Les mères disent souvent qu'elles comptent sur leur conjoint pour écarter les ingérences, pour être protégées et défendues face aux critiques, par exemple celles de la famille, des amis ou des professionnels*

de santé. […] La mère ne porte pas seule son fardeau et elle a une meilleure confiance en soi quand le père prend la parole et qu'il se met du côté de l'allaitement.

Agnès Bernadat (Loiret) parle de l'importance du soutien qu'apporte son compagnon :

« Pendant six mois, il a été le protecteur du duo maman-bébé. Il a dormi la nuit pour être en forme le jour afin d'aller gagner notre vie, mais aussi pour faire à la maison tout ce que je n'avais ni le temps ni le courage de faire. Il a été mon soutien moral lors des coups de blues ou des petites difficultés de l'allaitement. Pour notre aîné, il doutait un peu au début et je le ressentais. Puis il m'a fait confiance et je me suis rendu compte de la force que cela me donnait. Pour le second, il m'a soutenue et m'a aidée à affronter les remarques sur le cododo et sur l'allaitement long… »

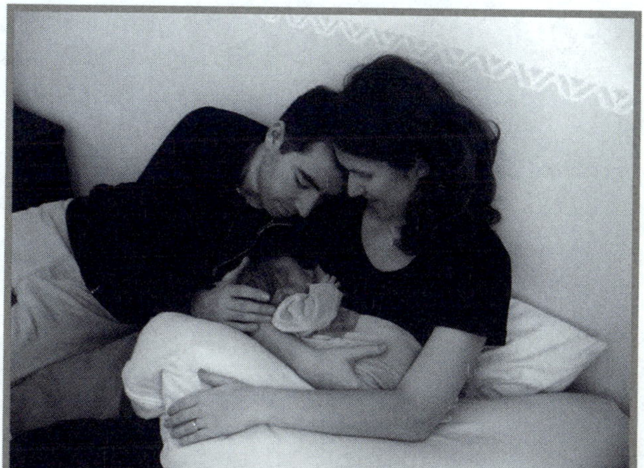

Parmi tous les encouragements qu'une femme peut recevoir quand elle allaite, le plus efficace est celui que donne le père de son enfant.

Mais bien des femmes se rendent compte qu'il n'est pas toujours facile d'obtenir le soutien du père. C'est le cas de la mère célibataire qui est seule avec son enfant ; elle pourra trouver le soutien auprès de ses amis ou de ses connaissances. C'est aussi le cas si le compagnon a du mal à accepter l'idée que sa femme allaite ou si sa famille ou son milieu social exerce son influence. Une mère dans une telle situation peut tout de même allaiter et avoir une expérience satisfaisante. Une mère qui se sent seule aura tout intérêt à rencontrer régulièrement des femmes d'un groupe de soutien, comme cela est possible à La Leche League.

Il arrive qu'un père réticent avant la naissance de l'enfant accepte l'allaitement quand il voit que son enfant grandit grâce au lait de sa mère. L'enthousiasme de la mère qui allaite suscite souvent l'intérêt du père. Il arrive qu'un père indécis soutienne votre décision d'allaiter votre enfant quand il comprend ce que cela représente pour vous. Il arrive aussi qu'il ne voie d'abord que les aspects économiques ou pratiques (il n'y a pas besoin de se lever la nuit, il n'y a rien à préparer ni à acheter) ou que la tranquillité sera préservée puisqu'il suffit de mettre le bébé au sein pour qu'il s'arrête de pleurer.

Les hommes sont souvent surpris d'avoir des réactions très fortes quand ils voient leur femme allaiter le bébé.

« *Quand Fabienne m'a demandé si l'allaitement me gênerait, j'ai répondu sans hésiter que non. En fait, j'ai eu beau me creuser la tête pour savoir s'il y avait un problème quelque part, eh bien non, pas trouvé ! Les avantages du lait maternel, au-delà de l'aspect naturel en soi de l'allaitement, ne me sont apparus qu'ensuite, grâce à des lectures, à l'éducation, à LLL dont parle Fabienne.*

Et surtout, j'ai trouvé l'allaitement tout simplement beau et attendrissant. Je pense que c'est une chance pour Fabienne, pour les enfants et pour moi, et que cela complète la stabilité recherchée par notre famille. »

Valéry Laurent, Essonne

« *En devenant père pour la première fois, je considérais comme naturel le désir de mon épouse d'allaiter notre fils. Cette première expérience fut interrompue trop tôt, et nous le regrettons encore aujourd'hui, en raison d'une information erronée quant à la capacité de ma femme à nourrir exclusivement Théo. Aussi, quand elle a commencé à se documenter davantage à la naissance de notre fille Marie, j'ai soutenu sa démarche et j'ai découvert avec elle comme une évidence les vertus de l'allaitement aux signes d'éveil, du cododo, du portage... Et je suis devenu un fervent partisan de l'allaitement pour son côté pratique, toujours disponible, et par la sérénité qu'il nous a procurée. En effet, j'ai toujours été troublé par les pleurs des bébés et j'ai apprécié la facilité avec laquelle ma femme pouvait apporter une réponse rapide et attentive grâce au sein. C'est cette fusion mère-enfant qui m'a appris mon rôle de protecteur. Depuis, je la surprends lorsque je fais moi-même la promotion de l'allaitement auprès des futurs pères.* »

Pascal Hervé, Paris

Toutes les études montrent l'importance du père, aussi bien sur la décision que prend la mère d'allaiter ou non que sur le déroulement de l'allaitement. Peu de femmes allaitent si leur compagnon est défavorable à l'allaitement. Et le soutien pratique et émotionnel du père aidera la mère à surmonter les éventuels problèmes et les difficultés de la vie avec un nourrisson.

Le père peut influencer directement la pratique d'allaitement en donnant ou en ne donnant pas un soutien émotionnel à sa compagne en cas de problèmes d'allaitement et en apportant une aide pratique (décharger sa compagne de certaines tâches domestiques par exemple), voire tout simplement en offrant à sa femme une relation de couple gratifiante.

Le compagnon joue donc un rôle important dans les choix de la mère, même si la femme estime que la décision concernant l'allaitement et sa durée lui appartient exclusivement, et même si certains pères affirment que la décision appartient à leur compagne. La satisfaction plus ou moins grande qu'une femme retire de l'allaitement pourrait être en partie liée aux messages positifs ou négatifs que donne plus ou moins consciemment son compagnon.

Patricia Hodicq (Croix, Nord) rapporte à sa manière l'importance du père :

« *J'ai l'intime conviction que le père est l'assise, le lit, le berceau d'un projet d'allaitement. Même si son aide aux bercements, aux portages, aux changes, à la toilette, etc. est infiniment précieuse, il a une dimension spirituelle : il rend possible, il ouvre l'espace, il est le terrain d'un foyer épanoui. »*

La mère qui allaite apprécie que son mari la soutienne et l'encourage.

« Le maternage qui accompagne l'allaitement était pour moi un vrai partage avec le papa. Geoffroy m'a soutenue malgré les moments difficiles et fatigants et surtout malgré les pressions extérieures négatives. Il était ravi de voir ses enfants toujours calmés, consolés et détendus quand ils prennent le sein. Geoffroy aurait pu leur en vouloir d'accaparer autant leur mère, mais il a compris... Merci, merci à toi Geoffroy pour ta sagesse, pour ton soutien, sans lequel rien de tout cela n'aurait été possible. »

Alexandra Ville-Neagoy, Draveil, Essonne

Que peut faire le père ?

Même si la mère est la seule à pouvoir allaiter le bébé, il ne manque pas de choses qu'un père aimant peut faire comme nul autre. Vous avez sans doute déjà vu une mère essayer d'apaiser un enfant agité en lui donnant le sein, en le berçant ou en faisant ce qu'elle pense être le mieux à ce moment ; vous avez ensuite été étonnée de voir le père prendre l'enfant, le mettre sur son épaule, et que celui-ci s'endorme ! C'est un tour de main dont seuls les pères ont le secret ; cela tient peut-être aux larges épaules, aux grandes mains fortes ou à la voix plus grave. Mais il est sûr que ça marche, et les mères qui allaitent profitent judicieusement de cette faculté.

Les enfants sont souvent assez agités en fin de journée, la mère est fatiguée d'une longue journée passée à s'occuper du bébé et il s'ajoute parfois la pression des enfants affamés qui attendent le dîner. Quand le père arrive à la maison, les problèmes qu'il peut avoir rencontrés à son travail sont maintenant derrière lui et il est le bienvenu dans un milieu entièrement différent. Il peut donc aborder à ce moment le bébé de façon beaucoup plus calme que la mère. Les pères ne manquent pas d'en profiter pour établir une relation privilégiée avec leur enfant.

Voici ce que dit Jack Newman dans son ouvrage *L'Allaitement, comprendre et réussir* :

> *Les mères excellent pour allaiter. Mais les pères ont eux aussi des talents particuliers : la voix grave du papa est plus apaisante pour le bébé lorsqu'il chante ou qu'il lui parle. Les bébés semblent vraiment avoir une réaction plus efficace et mieux se détendre lorsqu'ils entendent les sons graves et profonds d'une voix masculine. La poitrine moins bombée du père est un endroit extraordinaire pour bébé qui a besoin de faire une sieste. Allongez-vous sur le canapé, emmaillotez le bébé au-dessus de vous et tout le monde se repose ! Le père peut souvent transporter le bébé plus facilement que la mère dans un porte-bébé ou une écharpe de portage, là aussi parce qu'il n'a pas de seins […]. Les hommes sont souvent plus efficaces à mettre en pratique les positions de portage contre les coliques parce qu'ils ont généralement les bras plus longs et les mains plus larges.*

Le docteur Alain Benoît ajoute :

> *Comment aider le père à vivre au quotidien cet allaitement qui l'interpelle dans son vécu ? Il faut qu'il puisse élaborer une relation corporelle précoce par rapport à son bébé. Pour cela, il faut favoriser le toucher, le portage, les massages. Donner le bain est en effet une bonne chose, mais le prendre avec son enfant en est une bien meilleure – on peut le faire très tôt. Le porte-bébé ventral reste une très bonne thérapeutique palliative à l'envie d'être enceint.*

Qu'est-ce que les pères préfèrent faire avec leur bébé ? Il y a sans doute autant de réponses qu'il y a de pères, mais on a observé année après année que le père semble avoir un don particulier pour jouer avec les enfants, même très jeunes. Alors que la mère pense souvent à bercer le bébé et à lui donner à manger, le père a tendance à le chatouiller sous le menton, à le soulever en l'air ou à le faire sauter sur ses genoux. Il faut sans doute prendre des précautions quand on manipule le bébé ; les mouvements trop brusques peuvent présenter un danger, mais les mouvements et l'exercice sont importants dans le développement global de l'enfant. L'enfant a une bonne croissance quand on le traite avec douceur et qu'il a une activité intense.

Comme dit la psychologue Louise Kaplan dans son ouvrage *Symbiose et Séparation* : « Les pères ont quelque chose de spécial et d'excitant que les bébés trouvent intriguant… Les pères incarnent un délicieux mélange de familiarité et de nouveauté. »

Comment favoriser l'investissement du père dans les soins à l'enfant ? Voici la réponse de Ted Greiner, d'après une intervention de l'auteur à l'atelier WABA organisé aux Philippines le 1er juin 1998 :

> *Dans la plupart des sociétés, les soins à l'enfant sont généralement l'apanage plus ou moins exclusif des mères, indiscutablement en partie parce qu'elles sont les seules à pouvoir allaiter. Le père a cependant un rôle important à jouer, aussi bien en assurant sa part des soins à l'enfant qu'en protégeant la relation entre la mère et l'enfant pendant les premiers mois. Et c'est parfois le père qui assure la plus grande partie des soins à l'enfant, ce qui démontre qu'il en est parfaitement capable. Il est important d'aider le père à trouver comment s'investir auprès de son enfant le cas échéant et de contrer l'image que donnent les fabricants de lait industriel : le rôle du père serait de donner le biberon.*

Le soutien du père ne se borne pas aux gestes du quotidien, il est essentiel aussi face aux critiques de l'entourage. Carole Masse (Vienne) raconte comment son mari l'a soutenue lors d'un allaitement long :

Allaiter un bambin est une pratique peu répandue que nous avons choisie ; j'ai fini par en avoir assez de me justifier auprès de notre entourage. Petit à petit, j'ai décidé de laisser mon mari répondre à la sempiternelle remarque « mais tu l'allaites encore ? ». Je sentais que l'opinion d'un papa calme et posé était alors plus valable que n'importe lequel des arguments que j'aurais pu présenter.

Il faut que le père passe du temps avec son enfant pour mieux le connaître et pour « être au diapason » de ses besoins. Profitez des occasions où le bébé est disposé à répondre à son père. Quand il a faim, l'enfant n'a certes pas envie de jouer. Mais quand il est rassasié, le père peut le prendre pour son rot, pour lui mettre une nouvelle couche, pour chanter, le bercer et le câliner. Il y a des pères qui aiment donner un bain au bébé ou prendre un bain avec lui, tous deux plongés dans l'eau chaude. Le père peut aussi le masser doucement ; n'oubliez pas le porte-bébé, il n'est pas seulement destiné aux mères.

Dans certains cas, le père aura plus de plaisir avec son enfant s'il apprend à connaître les étapes habituelles du développement de l'enfant pendant la première année. Il est important qu'il sache quand son fils ou sa fille est prêt à jouer à coucou, quand il est capable d'agripper, quand il peut l'inciter à ramper ou à grimper. Le père peut avoir un rôle important au cours de ces étapes du développement et il prendra plaisir à constater que son enfant grandit et qu'il fait des progrès.

Père et mère : une équipe de parents

Le père et la mère sont une équipe de parents où chacun apporte sa pierre particulière dans le développement de l'enfant. Ils doivent avoir confiance l'un en l'autre, tenir compte du rôle particulier qu'a l'autre et se soutenir mutuellement dans les périodes difficiles. Le plus important que vous et votre compagnon puissiez faire pour votre enfant est de vous aimer l'un l'autre.

Les enfants ouvrent en effet des horizons inattendus, ils sont capables d'ébranler un navire. Votre couple ne sera plus jamais le même. Mais ce sera peut-être l'occasion de faire preuve de plus d'amour encore sans qu'il devienne jamais morne. Vous avez du temps devant vous jusqu'aux noces d'argent ou d'or ! Pour y arriver, il faudra que vous naviguiez ensemble pour trouver votre voie.

Vous devrez parler des sentiments qui accompagnent chaque étape importante de la vie. On a déjà évoqué ici les émotions qu'une nouvelle mère ressent souvent ; il est tout aussi raisonnable de penser que, devant de nouvelles responsabilités, le père réagit avec ses émotions. Père et aussi pédiatre, Jelard Davitz dit à l'intention des pères :

> *Beaucoup de pères éprouvent un sentiment très pénible et déstabilisant quand le bébé sort de la maternité et qu'il arrive à la maison : Suis-je certain de vouloir vraiment ça ? ou : C'était mieux avant. Il faut que vous vous rendiez compte que vous avez en effet des raisons d'être jaloux et effrayé au début, mais que ces sentiments vont vite se dissiper.*

« Nous qui avons toujours aimé bouger, faire des promenades dans la nature ou en ville, aller au restaurant, etc., nous avons le sentiment que l'allaitement nous aide à garder cette liberté, puisque le sein est là n'importe où, toujours disponible. Cette insouciance nous est très précieuse, notre mode de vie assez nomade n'a presque pas changé avec l'arrivée de notre fils, donc pour le couple, c'est idéal ! Nous ne nous sentons pas différents, seulement encore plus épanouis. La sexualité du couple évolue avec l'arrivée d'un enfant, mais allaitement ou pas, je ne vois pas de différence. Je dirais qu'il y a de toute façon un nouvel équilibre à trouver. »

Madeleine, Tarn-et-Garonne

Communiquer vos émotions

En parlant avec de jeunes mères, Martha Hartzell a découvert que la relation entre la mère et son compagnon devenait bien meilleure s'ils parlent de ce qui est important.

Les mères trouvent souvent qu'elles sont complètement prises par leur petit enfant : il faut lui donner à manger, s'occuper de lui. En parlant de leur nouveau-né, certaines femmes ont pu dire que c'était « comme si elles ne cessaient pas de tomber amoureuses ».

Une émotion aussi puissante et nouvelle peut bousculer l'équilibre d'un couple. L'homme peut avoir l'impression d'être un amoureux éconduit et, pour aggraver les choses, sa compagne est tellement occupée par le bébé qu'elle ne le remarque même pas !

Il est important de garder à l'esprit que cet investissement intense deviendra bientôt une relation agréable et facile. Le bébé a besoin d'amour et de soins pour pouvoir survivre, cette relation entre la mère et le bébé tellement forte au début sert à satisfaire les besoins du bébé. En y consacrant du temps et en discutant régulièrement de leurs besoins et de leurs sentiments, la mère, le père et l'enfant pourront établir des nouvelles relations qui seront plus agréables et plus satisfaisantes pour chacun.

Quand ils ont leur premier enfant, bien des parents se consacrent entièrement à leurs nouvelles responsabilités. Père et mère déploient des efforts considérables. Il faut qu'ils soient vigilants et qu'ils évitent de s'éloigner l'un de l'autre parce que tous leurs efforts vont à ces nouvelles responsabilités.

Sandrine Vignaud, de Perpignan, apprécie le coup de main de son compagnon aux heures des repas.

« Même si on ne peut déléguer cette tâche au papa qui dort paisiblement à côté de soi, cela devient vite un avantage pendant la journée. En effet, l'heure de la tétée tombe souvent au moment où les adultes prennent leur repas. Et on ne peut rien faire d'autre quand on donne la tétée. C'est une bonne raison pour rester sur le canapé à regarder sans culpabilité un

moment de son émission préférée pendant que lui met la table ou finit de préparer le repas. Et ça, c'est du pur bonheur : un moment de détente absolue en plus du câlin avec son bébé. »

Le docteur Benoît encourage le père à prendre ce rôle :

> *Le père peut aussi jouer un « rôle alimentaire » au moment de la diversification et réaliser lui-même la soupe ou la compote « maison » dont il remplira le congélateur. Il peut surtout avoir un rôle alimentaire par rapport à sa femme. C'est le moment ou jamais de la bichonner sans oublier son propre estomac. On peut très bien admettre que le foie gras, le homard et la langouste sont bons pour l'allaitement maternel — et pour le moral.*

De grands bénéfices

Il n'est pas facile d'être parent, mais on en retire de grandes joies.

« Nous n'avons jamais connu une vie tranquille, il y a toujours eu des hauts et des bas. Cependant, depuis que Robin est là, c'est l'allaitement et nos choix de maternage qui nous ont toujours rapprochés. En ce sens, l'allaitement augmente aussi la proximité dans le couple ! »

Abigail, Chelles, Seine-et-Marne

« Pour Olan, notre premier fils, Thierry [le papa] et moi avons obéi au dogme « après une naissance, le couple doit se retrouver ». Nous avons donc accepté que des amis gardent notre bébé de 4 mois (avec un biberon de lait maternel) pour sortir en amoureux durant la soirée. Résultat : nous nous sommes retrouvés en tête à tête à la pizzeria en nous demandant ce que nous faisions là. Nous étions tous les deux très fatigués, avec une forte envie de retourner chez nous pour nous mettre au lit, et puis il manquait quelqu'un de très important : notre bébé. Nous avons fini notre pizza et sommes retournés chercher notre petit être précieux pour nous retrouver enfin tous ensemble à la maison — nos amis étaient étonnés de notre retour si rapide ! Aujourd'hui, pour notre deuxième fils, Yanou, qui a 5 mois et qui

est allaité, il n'est plus question de nous séparer de notre bébé ou de sortir de notre vie de famille. Le couple n'est plus pour moi une entité séparée de son milieu, il en fait partie intégrante. [...] Thierry et moi accordons une attention particulière à la qualité de notre présence, nous prenons conscience de nos gestes, de notre respiration, de notre manière de vivre notre corps dans la vie quotidienne. Grâce à cela, nos enfants sont plus détendus : la communication va de soi. La vie familiale est plus calme, nous découvrons le plaisir de vivre avec nos enfants. Grâce à cette qualité de présence, notre couple apprend aussi l'art de s'apprécier et de s'aimer. »

Isabelle Buller, Vuillafans, Doubs

Les hommes ont rarement l'occasion de se rencontrer pour parler de leur façon d'être père. Ils en tireraient sans doute autant avantage que les mères. Les groupes de La Leche League ne sont pas réservés aux mères ; on y organise souvent des activités qui permettent aux pères de se rencontrer et de parler de leur rôle. Ce sont des occasions qu'offrent les rencontres pour couples ou les congrès nationaux.

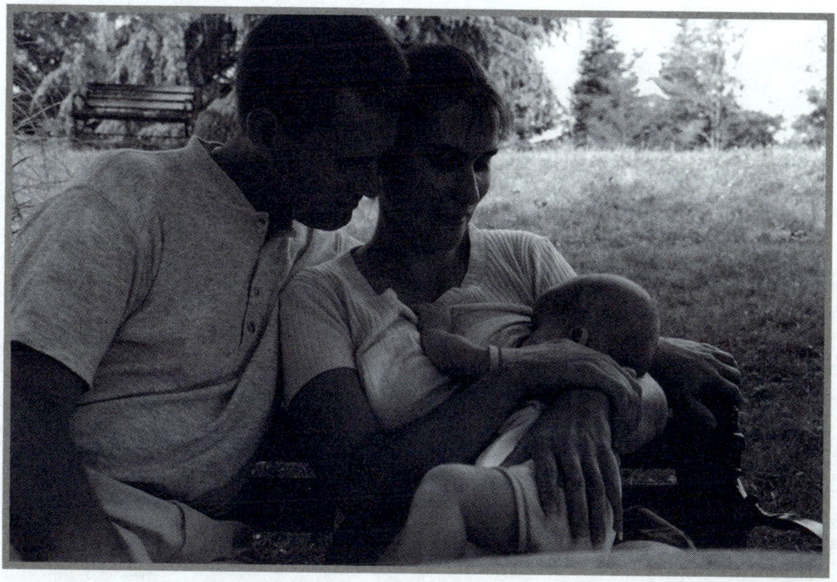

Il n'est pas facile d'être parent, mais on en retire de grandes joies.

Chapitre 10

Répondre aux besoins de la famille

Vous et votre bébé, vous n'êtes pas tous deux seuls au monde. Il y a probablement dans la famille d'autres personnes avec leurs besoins, et les tâches ménagères qui doivent être faites, d'une manière ou d'une autre, sans compter vos autres obligations. Vous vous demandez peut-être comment faire face à tant de responsabilités, comment les choses peuvent se passer sans heurts alors que vous passez tant de temps à allaiter votre enfant et à vous occuper de lui.

Au fil des années, les mères de La Leche League ont trouvé des « trucs » et posé des principes qui peuvent vous y aider. Le premier principe est de toujours faire passer **les gens avant les choses**. Répondre aux besoins des membres de la famille est plus important qu'avoir un intérieur impeccable. Et les priorités de votre famille ne sont pas forcément celles de vos voisins ou de votre cousine préférée (qui en plus n'a pas d'enfant). Les normes et les valeurs des autres ne sont peut-être pas celles qui vous conviennent, à vous et votre famille. Les enfants sont petits si peu de temps ! Il serait dommage de perdre de précieux mois à vouloir plaire aux autres au lieu de profiter de votre bébé et de répondre à ses besoins.

Tenir une maison avec un nouveau bébé

Un intérieur nickel et un nouveau bébé sont aussi peu compatibles que l'huile et l'eau. Répondre aux besoins imprévisibles d'un bébé rend caduque tout programme immuable de tâches ménagères. Rassurez-vous, votre vie bien réglée ne se transformera pas forcément en chaos avec la naissance de votre enfant, mais il est raisonnable de penser à revoir l'organisation des tâches ménagères.

Simplifier les choses, voilà le secret pour survivre. Prenez une demi-journée pour faire le tour de votre maison, et demandez-vous quels objets vous pourriez supprimer, déplacer ou jeter. Vous ne supportez pas de voir les bibelots couverts de poussière sur l'étagère ? Enlevez-les, remplacez-les par une plante verte qui égaiera la pièce. Et le placard où semblent échouer toutes sortes d'objets, de l'attirail de ski aux abat-jour cassés ? Prenez le temps de le ranger pendant la grossesse, ce sera une source d'agacement en moins pour après. Pourquoi ne pas jeter ce qu'il n'est pas possible de réparer ou ce dont vous n'avez plus besoin ? Le mettre ailleurs ne vous en débarrassera pas : les mêmes encombrants se retrouveront sur votre chemin. Mettez dans des cartons ce que vous voulez garder et rangez-le à la cave ou au grenier.

Avant la naissance, un « nettoyage de printemps » s'impose, même si l'on est en hiver ! Un peu de ménage, c'est un bon exercice, et ce sera toujours ça de fait, pour quand vous aurez envie de consacrer votre temps et votre énergie au bébé. On appelle souvent « instinct de nidification » cette soudaine urgence que ressentent les mères à nettoyer et préparer leur intérieur dans les derniers temps de la grossesse.

Pensez à mettre les affaires de ménage à un endroit facile d'accès (mais hors de portée des enfants). Cela vous permettra de nettoyer rapidement l'évier ou le miroir de la salle de bains si vous avez un moment avant de prendre une douche ou pendant que vous surveillez votre bambin de 3 ans dans la baignoire. Pour avoir une salle de bains propre en quelques secondes, il vous suffira après le bain d'essuyer le miroir embué, de passer un coup sur le lavabo et la tablette, et d'éponger le sol mouillé avec une serviette de bain prise dans le panier à linge sale.

Quand on a un bébé à la maison, le ménage se fait presque toujours par petites touches rapides, petit bout par petit bout. Cinq ou dix minutes à toute vitesse dans la cuisine, en privilégiant ce qui vous gêne le plus (peut-être les tasses du petit déjeuner restées sur la table, ou le sol crasseux devant l'évier ou le réfrigérateur) vous permettront d'être tranquille et de pouvoir regarder la pièce avec satisfaction. Surtout, tout au long de la journée, pensez à ce que vous avez fait, à commencer par le plus important, c'est-à-dire vous occuper du bébé, plutôt que de vous appesantir sur tout ce qu'il faudrait encore faire.

« *Après avoir passé plusieurs mois sur mon canapé à attendre l'épilogue heureux d'une grossesse fragile, j'avais hâte de me remettre sur pied très vite afin de pouvoir (enfin !) me consacrer à nouveau à mes deux grands, à mon époux, à ma maison. C'était sans compter les besoins primordiaux d'un nourrisson.*

D'abord déçue de ne pas trouver l'énergie et le temps nécessaires pour reprendre toutes mes activités, j'ai décidé de lever le pied sur les tâches qui ne me semblaient pas indispensables, et de me fixer des objectifs simples et faciles à réaliser. Ma priorité était bien entendu de prendre soin de mon bébé, et ensuite si possible de moi. En premier lieu, prendre une douche avant 5 heures ! Puis j'ai radicalement repensé mes priorités, et je me suis astreinte à ne conserver qu'une seule tâche par jour, plutôt que de dresser une liste de tâches impossible à remplir, et stresser d'autant plus que je me serais sentie impuissante.

Quelle sérénité j'ai retrouvée quand j'ai pu considérer la tâche accomplie plutôt que ce qui me restait à faire ! La poussière sur la troisième étagère en haut à gauche attendrait bien, les vitres du salon n'étaient pas si sales si on ne les regardait pas de près, tant pis pour les petits plats mijotés, une provision importante de légumes et fruits frais, de fruits oléagineux et de petits plats rapides à mettre en œuvre ferait l'affaire. Et c'est l'esprit libéré que j'ai pu me consacrer à l'essentiel : mes enfants. J'ai ainsi recouvré petit à petit les forces qui me manquaient pour me remettre sur pied. »

Carole, Paris

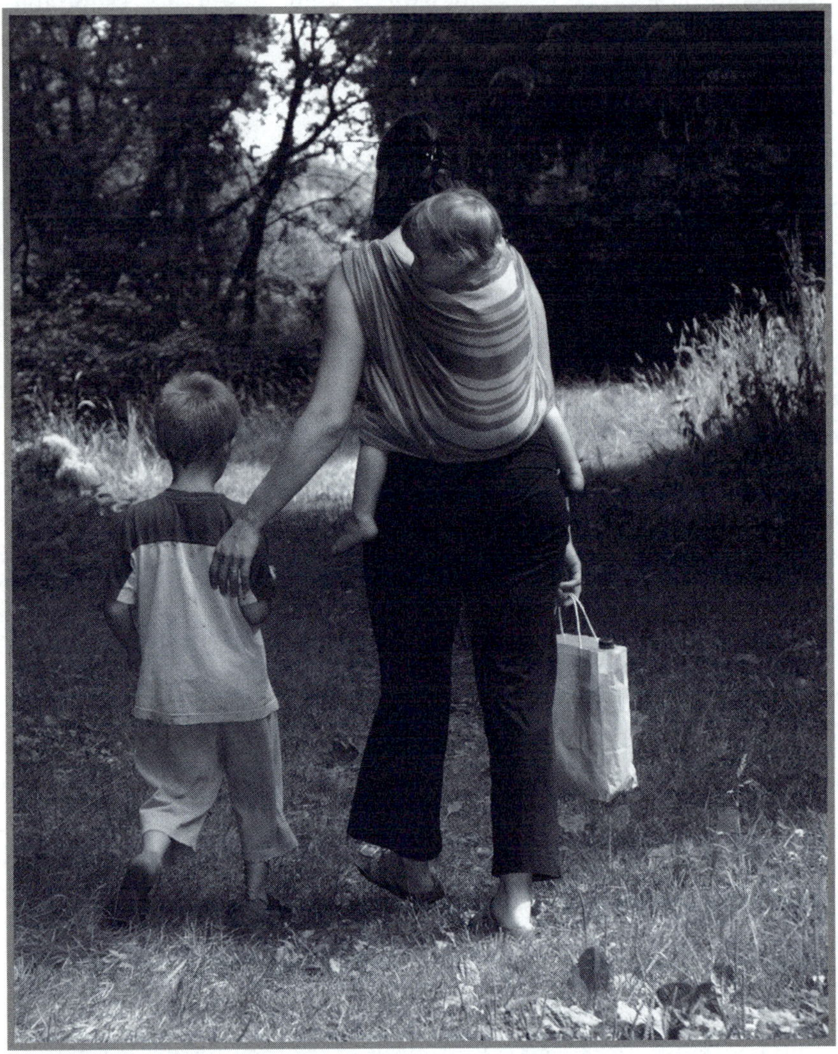

Le premier principe : toujours faire passer les gens avant les choses.

Faire le lit ? Est-ce indispensable ? Sans couvre-lit en place, vous vous allongerez sans doute plus facilement pour donner le sein en cours de journée… Si le bébé ne vous a pas laissé faire la vaisselle du déjeuner, mettez tout dans l'évier, recouvrez d'eau savonneuse et laissez jusqu'à ce que vous ayez un moment. Si vous avez un lave-vaisselle, remplissez-le à un moment où le bébé est réveillé et veut qu'on le tienne dans les bras ou dans le porte-bébé. Les bébés aiment en général les mouvements réguliers, de bas en haut et de gauche à droite, que vous faites en mettant la vaisselle dans la machine et en la retirant. Certains bébés se calment en entendant l'eau couler. Et combien de bébés agités s'endorment dans le porte-bébé pendant que leur mère passe l'aspirateur !

Petits enfants et désordre semblent aller de pair. Mais on peut ramasser ce qui traîne et rendre un endroit agréable en un rien de temps si on prévoit un « ramasse-tout » : une boîte en carton ou un panier que vous transportez d'une pièce à l'autre pour y mettre tout ce qui traîne à droite et à gauche. Cette technique permet de ranger toute la maison en un quart d'heure. Vous devrez trier et ranger plus tard ce qu'il y a dans la boîte, quand vous aurez le temps, mais la maison aura l'air plus rangée et vous ne risquerez plus, pendant quelque temps au moins, de trébucher sur un jouet abandonné. Rangez tout de suite les objets importants comme les clés, qui vous feraient tourner en bourrique si vous ne les retrouviez pas.

Tôt le matin, par exemple quand vous vous reposez avec votre bébé après la tétée, faites la liste des choses « à faire » pour la journée. Puis sélectionnez-en une, ou peut-être deux, parmi les plus importantes. Notez-les et profitez de la première occasion pour les réaliser, avant d'être happée par un autre projet ou les petits riens de la vie quotidienne. S'il s'agit de quelque chose que vous ne pouvez pas faire tout de suite, mettez votre réveil ou la minuterie à sonner à l'heure voulue. Arriver à barrer de votre liste ne serait-ce qu'une tâche prioritaire vous remplira de satisfaction, même s'il en reste beaucoup à faire. N'essayez pas de profiter de ce que votre bébé s'est endormi pour vous mettre à nettoyer, cuisiner, gratter… Profitez-en plutôt pour consacrer un moment aux autres enfants, faire une sieste, ou simplement faire quelque chose qui vous plaît.

Prévoir les repas

Quand un nouveau bébé entre dans votre vie, il est tout aussi important de maîtriser l'art de préparer des repas à l'avance que de savoir se reposer sur son canapé. On peut par exemple, les dernières semaines de la grossesse, préparer deux fois plus de soupes, de quiches, de gratins, et d'autres plats familiaux, et congeler les parts supplémentaires. Vous pouvez aussi demander aux visiteurs qui viennent voir le bébé d'apporter un plat !

Une fois que le bébé est là, simplicité sera votre mot d'ordre pour les menus. Dressez rapidement la liste de vos plats préférés, faites en sorte d'avoir sous la main tout ce qu'il faut pour les préparer. Un dessert de fruits frais, c'est rapide et nourrissant. Cuisez quelques œufs durs le matin pour avoir de quoi déjeuner ou prendre un en-cas.

Mettez une mijoteuse sur votre liste de cadeaux si vous n'en avez pas déjà une. Ces cocottes vous permettent de préparer la viande, les pommes de terre et les légumes à n'importe quel moment de la journée, ainsi ils seront prêts pour le dîner sans que vous ayez à vous en préoccuper au moment où vous êtes fatiguée et que votre bébé requiert toute votre attention. Il y a des cadeaux de naissance particulièrement utiles :

« Ma belle-mère, qui habite loin de chez nous, ne pouvait pas se déplacer pour m'aider à la naissance de mon deuxième enfant. Elle m'a offert un cuit-vapeur qui m'a vraiment simplifié la préparation des repas. Grâce à une simple minuterie, je pouvais programmer la cuisson des aliments sans avoir à me soucier de rester près des fourneaux pour éviter que cela ne brûle. »

Aline, de Paris

En-cas énergétiques

Les mères qui allaitent doivent manger à intervalles réguliers, tout comme les enfants actifs. Pour apaiser les petits affamés et les faire patienter jusqu'au repas, pensez aux collations-salades, un simple mélange de légumes et de fruits crus. Mettez à contribution votre petit bout, qui sera ravi de laver et déchirer les feuilles des légumes verts, d'enlever les fils des branches de céleri, de mettre en morceaux le chou-fleur ou le brocoli, de faire briller les pommes et de disposer le tout sur un plat. Préparez cela en début de journée et conservez-le au réfrigérateur : vous aurez là un plat tout prêt à grignoter. Ajoutez du fromage, des œufs durs en tranches ou des morceaux de viande cuite, et vous aurez aussi les protéines.

Quand les jeunes enfants ont faim, qu'ils sont fatigués et irritables, c'est une bonne idée de les faire asseoir quelques minutes pour prendre un casse-croûte. Créez une atmosphère de fête avec de la musique : leur disque préféré, ou, mieux encore, une chanson avec maman. Les chansons de votre enfance plairont à vos enfants, c'est l'occasion de les leur transmettre. Les enfants aiment aussi beaucoup entendre citer leur nom dans les chansons que vous leur chantez.

Lessive

Vous serez comme nous étonnée de tout le linge qu'un bébé peut salir, et de la vitesse à laquelle les piles augmentent quand il y a un enfant de plus dans la famille, d'autant plus si on a fait le choix des couches lavables. Avant la naissance, vérifiez que chacun a assez de vêtements, en particulier de sous-vêtements et de chaussettes, pour ne pas avoir à faire la lessive tous les jours.

Tout de même, il faudra bien la faire de temps en temps. Que vous alliez à la laverie automatique ou que vous ayez une machine à laver à la maison, le papa peut aider : même s'il n'a pas encore eu l'occasion de se pencher sur le fonctionnement du lave-linge, il lui suffira de moins d'une heure pour devenir un expert ! Mettez l'enfant dans le porte-bébé quand vous vous occupez du linge. Le bébé sera content et le linge sera propre, qu'il s'agisse d'aller à la laverie ou de faire la lessive chez soi !

Procurez-vous deux ou trois seaux en plastique avec couvercle pour faire tremper séparément les vêtements qui pourraient déteindre. Vous pouvez ajouter à l'eau un produit qui évite la prolifération des bactéries, par exemple de l'huile essentielle d'arbre à thé ou de lavande, du vinaigre blanc ou de l'extrait de pépins de pamplemousse, qui facilitent l'entretien des couches lavables. Vous les mettrez dans la machine le moment venu.

Votre bambin se fera un plaisir de sortir le linge de la machine, de le mettre dans une bassine et de vous aider ensuite à l'étendre

Si vous aviez l'habitude de tout repasser, réfléchissez-y maintenant à deux fois. Il y a longtemps que la plupart d'entre nous se sont aperçues qu'une fois mis à sécher sur un cintre, beaucoup de vêtements n'ont pas besoin d'être repassés. Faites cette petite expérience : repassez la moitié d'un t-shirt, pliez-le et rangez-le dans l'armoire ; ressortez-le deux ou trois jours après, comparez le côté repassé et le côté non repassé, vous ne verrez plus la différence !

Trouvez des moyens d'avoir moins de linge à laver. Les grandes serviettes de bain peuvent par exemple resservir si, au lieu de les mettre toutes mouillées sur un petit porte-serviettes, on les fait sécher étalées. Fixez les serviettes avec une pince au porte-serviettes, les enfants pourront s'en servir sans qu'elles tombent par terre et finissent dans le panier à linge sale.

Du temps pour les autres enfants

Vous constaterez vite que trouver le temps de témoigner de l'amour à votre aîné, l'ex-bébé, et le rassurer l'aidera grandement à accepter que le nouveau bébé prenne autant de votre temps. Quand le bébé est agité, vous pouvez dire à votre aînée : « Marie, quand tu étais petite et que tu avais faim, je demandais toujours à Camille d'être patiente et d'attendre un peu parce que tu avais besoin de téter [ou d'être bercée, tenue, etc.]. » L'enfant aimera l'idée d'avoir un jour été la « star », et vous pourrez accompagner vos paroles d'un petit câlin : la maman qui donne le sein a généralement une main libre pour serrer un enfant contre elle ou faire quelque chose d'autre avec lui.

Vous aurez l'esprit plus tranquille si votre aîné est près de vous quand vous allaitez le bébé, plutôt que de le savoir en pleine activité hors de votre vue. Comme l'ont fait beaucoup de mamans, vous pouvez aménager votre « coin allaitement » pour au moins trois personnes : vous, le bébé et votre grand. Mettez des jeux intéressants sur une chaise ou un tabouret à proximité de votre fauteuil. Pensez à les remplacer régulièrement : les surprises font toujours plaisir.

Voici par exemple ce que fait Christel (de l'île d'Oléron). Elle a en permanence toute une série d'objets sur une petite table pour qu'elle-même et son fils Lucas puissent s'occuper pendant que le bébé tète :

- un magnétophone facile à utiliser : Lucas aime entendre sa voix et les gazouillements du bébé,
- des puzzles,
- de la pâte à modeler et un emporte-pièce,
- des marionnettes à doigt,
- des crayons, du papier, des feutres et un album à colorier,
- des livres et un album de photos,
- des bobines et une cordelette à enfiler.

Asseyez-vous de temps en temps par terre pour allaiter. Vous serez au même niveau que votre bambin, et tout le sol pourra se transformer en terrain de jeux. Il n'en faut pas plus pour faire une construction en cubes ou faire rouler une balle. C'est une idée particulièrement adaptée si l'ex-bébé demande de l'attention. Si elle n'est pas apparue plus tôt, la jalousie envers le plus jeune apparaît souvent quand le bébé a 3 ou 6 mois.

Une mère enceinte de son deuxième enfant a parfois du mal à se représenter qu'elle se sentira aussi proche du nouveau bébé qu'elle l'a été de son aîné. Le miracle de l'amour maternel est qu'il augmente à chaque nouvelle naissance. Il n'est ni diminué ni limité. Ce n'est pas comme un gâteau qu'il faut partager en parts d'autant plus petites que les assiettes sont plus nombreuses. Un nouveau bébé qui vient, c'est de l'amour en plus pour toute la famille.

Des petites mains qui aident

Les bambins aiment beaucoup aider, et les mères futées trouvent à leur faire faire un tas de choses. Si vous vous servez de vaisselle incassable, votre jeune enfant pourra mettre la table, transporter une à une les assiettes de la pile que vous avez sortie. Les jeunes enfants ne se lassent pas des allées et venues, surtout si vous leur faites un sourire ou leur dites merci à chaque fois qu'ils posent une nouvelle assiette sur la table. Faire briller les vitres d'une fenêtre basse que vous aurez mouillées est une autre occupation amusante pour un petit qui veut aider.

Beaucoup de bambins sont fascinés par les petites brosses ou par la pelle et la balayette : demandez-leur de les passer sous la table de la cuisine ou à un autre endroit facile d'accès. Les vieux gants ou les vieilles chaussettes sont de très bons chiffons entre les petites mains. Avec l'aide de leur mère, même des enfants qui marchent à peine apprennent à remettre les jouets dans leur coffre quand c'est le moment de ranger.

Les pères aident aussi

Un compagnon compréhensif est le soutien le plus précieux que puisse avoir une mère qui allaite. Sa présence peut vous offrir un répit bienvenu quand il est à la maison.

Un père a souvent d'excellentes idées pour occuper l'esprit et les mains d'un bambin quand sa maman a besoin d'un moment pour être seule avec son bébé ou qu'elle veut profiter de la sieste du bébé pour dormir elle-même, ou se détendre en prenant un bon bain. Le père et le bambin auront plaisir à chahuter, et le papa est le seul à rendre les histoires si amusantes avec des bruits et des voix graves !

Il arrive souvent que le père et le bambin nouent un lien nouveau et particulier quand la famille s'agrandit d'un nouvel enfant. Dites au papa combien son aide vous est précieuse, incitez-le à passer plus de temps avec le grand, vous les verrez sans doute avec le plus grand plaisir devenir les meilleurs amis du monde.

Les plus grands

Si vous avez des enfants plus âgés, vous vous demandez certainement : « Est-ce que j'aurai assez de temps pour eux une fois que le nouveau bébé sera là ? » Vous vous demandez s'il n'y aura pas des moments où l'aîné demandera votre attention et où le bébé aura lui aussi besoin de vous. Cela arrivera sans doute. C'est dans de tels moments que se développent l'amour mutuel et le respect de l'autre qui cimentent les bonnes relations humaines. Apprendre à reconnaître les besoins d'un plus petit et plus vulnérable que soi et les faire passer avant les siens, c'est une leçon de vie irremplaçable pour les grands : vous aurez à cœur de les aider à comprendre cela.

Quand vous parlez de l'arrivée du bébé dans la famille, demandez à vos aînés d'imaginer des façons de s'entraider. Rappelez-leur que le bébé est le seul membre de la famille à dépendre entièrement de vous, comme eux-mêmes à son âge. Si vous leur présentez ainsi les choses, ils pourront plus facilement reconnaître (sinon accepter) que les besoins du bébé passent avant les leurs. Et vous vous apercevrez vite qu'un bébé qui pleure, c'est perturbant aussi pour les aînés ! Ils sentent que quelque chose ne tourne pas rond, et ne sont en fait heureux que si le bébé l'est aussi. Ils seront les premiers à venir vous dire : « Le bébé veut téter, maman ! »

Les derniers temps avant la naissance du bébé sont un bon moment pour apprendre aux plus grands quelques tâches ménagères. Choisissez-en qui correspondent à leurs capacités et faites-les avec eux. Ils apprendront mieux en vous voyant faire, et certaines tâches répétitives, comme essuyer la vaisselle, peuvent devenir des moments privilégiés pour parler de ses joies et de ses soucis. Les enfants ne prennent généralement pas rendez-vous avec leurs parents pour parler de ce qui les préoccupe. Ces échanges ont lieu pendant les activités habituelles, à des moments où les mains des enfants et des parents sont occupées, mais où leur cœur et leur esprit sont ouverts l'un à l'autre.

Ne vous étonnez pas si de temps en temps, vos enfants ne montrent aucun enthousiasme à vous aider. C'est normal. Montrez-vous patiente envers vos apprentis. Nous apprécions tous qu'on ait besoin de nous, et les enfants apprennent quelque chose d'important quand ils se rendent compte que la famille compte sur eux pour faire ce dont on les a chargés. En tant que parents, nous nous devons d'aider nos enfants à accepter des responsabilités et à éprouver la satisfaction de la tâche accomplie

En général, les aînés d'âge scolaire acceptent bien le nouveau bébé. Ils apprécient sa présence, et vice versa. Ce qui peut poser problème, ce sont les activités extérieures dont sont friands les enfants de cet âge et qui demandent la participation des parents. Il n'est pas facile à la maman d'un tout-petit de faire des conduites incessantes ou d'assister aux entraînements…

Vous devrez donc être réaliste et bien fixer les limites. N'entreprenez que ce que vous et votre bébé pouvez raisonnablement faire. C'est là que le papa pourra être d'une grande aide, en participant aux activités des aînés dans la mesure du possible. Si un aîné a une activité qui lui tient à cœur et que ni vous ni le papa n'avez le temps de l'y accompagner, demandez à d'autres parents de vous aider. Un ami ou un voisin pourra par exemple se charger de conduire les enfants, à charge de revanche !

Il vous faudra un siège de sécurité pour la voiture. Si vous vous en servez dès le début et régulièrement, vous et votre bébé accepterez rapidement cette précaution comme une chose allant de soi. Vous serez tous deux plus détendus si vous l'allaitez avant de démarrer, et s'il a besoin de téter avant d'arriver à destination, arrêtez-vous à un endroit approprié pour le satisfaire. Vous aurez une bonne excuse pour être en retard !

Apprendre à être parents

Les parents sont amenés à prendre des décisions quand leurs enfants grandissent et que les besoins de chacun changent. Chacun de nous grandit avec une certaine idée de ce que c'est qu'être parent et élever des enfants. On a peut-être grandi dans une famille affectueuse, et on choisit ses propres parents comme modèles quand on a soi-même des enfants.

Ou au contraire on n'a pas eu la chance d'avoir une enfance heureuse, et on souhaite offrir mieux à ses enfants.

Si vous souhaitez en savoir plus sur le parentage, l'éducation, le développement de l'enfant et la manière de répondre à ses besoins, vous trouverez en annexe de nombreuses références sur ces sujets. Il est aussi très enrichissant d'en parler avec d'autres parents qui ont des valeurs et des questions proches des vôtres. C'est ce que vous pouvez trouver dans un groupe de La Leche League. Même si les sujets qu'on y aborde concernent surtout l'allaitement et les tout-petits, il est possible d'organiser des réunions spéciales sur ces autres sujets. Les congrès qu'organise régulièrement La Leche League abordent souvent des sujets comme le parentage. Une animatrice ou le site de LLL France vous informera de ces manifestations auxquelles vous pourrez participer.

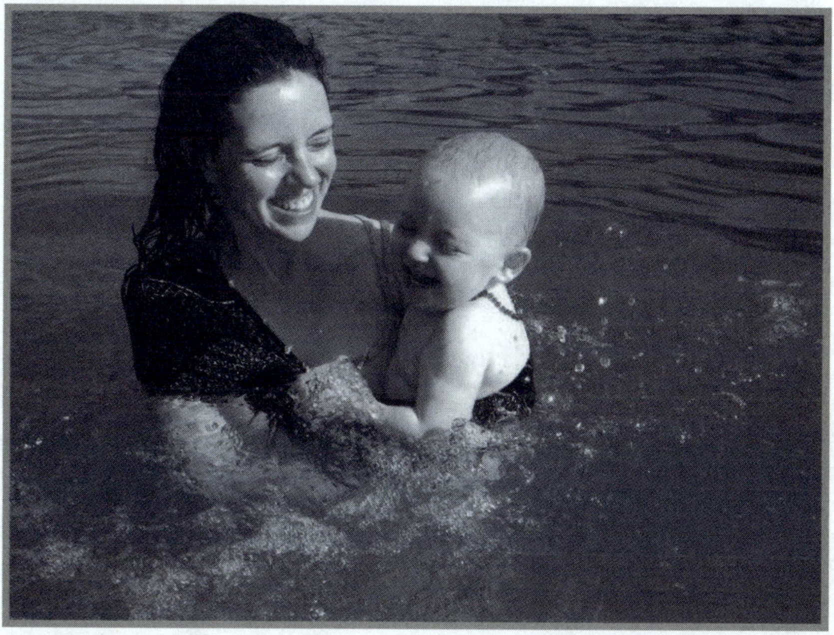

Chapitre 11

Faire des choix

Reprendre ou non le travail après la naissance de son enfant, ce n'est pas une décision facile à prendre. Donnez-vous du temps pour le faire, et examinez bien toutes les options qui s'offrent à vous.

La relation mère-enfant

De nombreux éléments entrent en ligne de compte.

La relation mère-enfant tout d'abord. C'est un sujet qui passionne depuis bien longtemps la communauté scientifique. Les premières années de la vie d'un enfant sont en effet décisives pour l'adulte qu'il deviendra. Et la société a beaucoup à gagner ou beaucoup à perdre de la qualité du lien qui s'établit entre la mère et l'enfant.

Un des principes de la philosophie de La Leche League est que le bébé et sa mère ont besoin d'être ensemble les premières années. Nous sommes convaincues qu'un bébé a besoin de la présence aimante de sa mère, que c'est là un besoin aussi fondamental que de manger. Mary Ann Cahill, l'une des fondatrices de La Leche League, a écrit :

Personne ne peut vous remplacer dans votre rôle de mère. Tout ce qu'on sait sur la manière dont les bébés grandissent et apprennent à vivre et à être des adultes épanouis nous amène à dire que la mère est la personne la plus à même de s'occuper de son enfant les premières années.

Pour les scientifiques, la relation initiale et exclusive de l'enfant avec sa mère est la base de son développement affectif et émotionnel. C'est le lien qu'il tisse avec elle qui lui apprend à se relier aux autres. Pour Winnicott, pédiatre et psychanalyste britannique bien connu, « le seul vrai fondement de la relation de l'enfant à sa mère et à son père, aux autres enfants, et plus tard à l'ensemble de la société, réside dans la relation première qui se noue entre la mère et son bébé ».

La séparation engendre de l'anxiété

Dans son ouvrage *Symbiose et séparation*, la psychanalyste Louise Kaplan explique qu'à la naissance, le bébé n'a pas d'identité propre et séparée. Ses recherches sur les mères et les bébés lui font dire que « du point de vue du bébé, il n'y a pas de frontière entre lui et sa mère. Ils ne font qu'un. L'enfant doit arriver à négocier le passage de la symbiose avec sa mère à la séparation et l'individuation. C'est une sorte de seconde naissance, qui se déroule petit à petit au cours des trois premières années. Maintenir la relation précoce mère-bébé est extrêmement important pour la réussite de cette évolution. »

Selma Fraiberg, psychanalyste pour enfants et auteur d'*Every Child's Birthright : In Defense of Mothering*, insiste :

On a montré que les enfants qui n'ont pas bénéficié d'un contact privilégié et soutenu avec une mère aimante ou une autre figure maternelle pendant au moins les trois premières années de leur vie montrent ensuite, à un niveau plus ou moins marqué selon leur degré de manque, une moindre capacité à aimer les autres, des capacités intellectuelles diminuées et une incapacité à contrôler leurs pulsions, en particulier dans le domaine de l'agressivité.

T. Berry Brazelton et Stanley I. Greenspan le disent bien dans leur ouvrage *Ce dont chaque enfant a besoin : ses sept besoins incontournables pour grandir, apprendre et s'épanouir* :

Les trois premières années, tout enfant a besoin d'avoir une ou deux personnes qui s'occupent de lui de façon privilégiée, dans une relation stable et proche [...]. Le bébé a besoin d'être, la plus grosse partie du temps, avec quelqu'un qui aura une place privilégiée dans sa vie et dans lequel il a confiance. La profondeur des sentiments qu'on a envers les autres dépend en partie de la profondeur de notre expérience lors de ces premières relations [...]. L'enfant ne pourra pas acquérir de sentiment de sécurité ni de cohérence s'il est dépendant de personnes qui disparaissent.

Le jeune enfant séparé de sa mère présente tous les signes classiques du chagrin. Il peut pleurer de façon inconsolable, ou se replier dans un calme qui n'est pas naturel. Humberto Nagera, professeur de psychiatrie à l'université du Montana, parle de l'anxiété due à la séparation :

Quand l'enfant est confronté à l'absence de sa mère, sa réponse automatique est un état d'anxiété qui peut atteindre des proportions considérables. De tels traumatismes répétés chez des enfants particulièrement sensibles ne peuvent qu'avoir de sérieuses conséquences sur leur développement ultérieur [...]. À part l'animal humain, on ne connaît pas d'espèce animale qui soumette ses petits à des expériences auxquelles ils ne sont pas capables de faire face.

Rester à la maison, pour le moment

Mais comment une mère peut-elle concilier les besoins de son bébé avec son propre besoin d'accomplissement personnel, de confiance et d'estime de soi ?

De plus en plus de femmes choisissent aujourd'hui de faire une pause dans leur carrière quand elles ont un enfant. Elles considèrent qu'être mère est une période particulière de leur vie, et elles ne veulent pas la rater. Le monde du travail sera toujours là dans deux, trois, cinq ou dix ans. Les mères au foyer avec de jeunes enfants prévoient souvent de reprendre le travail une fois leurs enfants plus grands. Elles voient ce temps passé à la maison comme une petite « tranche de temps » mesurée à l'aune de toutes les années où elles peuvent travailler (et travailleront) à l'extérieur.

C'est par exemple le cas de Mary Ann Kerwin, l'une des fondatrices de La Leche League. Après avoir été mère au foyer pendant plus de vingt ans et s'être occupée sans compter de sa grande famille, elle s'est rendu compte qu'elle avait encore « tout le temps pour une autre carrière ». Elle a entamé des études de droit alors que son fils cadet entrait à l'université. Elle ajoute :

> *« Nos enfants nous en apprennent plus qu'on ne le pense. Quand j'étais mère, j'ai appris à faire preuve de patience, de persévérance, d'autodiscipline et à travailler dur. Aucun travail ne paraît fatigant une fois qu'on s'est occupé d'un enfant vingt-quatre heures sur vingt-quatre ! »*

Travailler est-il rentable ?

Peut-être avez-vous envie de rester à la maison avec votre bébé, mais vous ne voyez pas comment votre famille peut s'en sortir sans votre salaire.

En calculant mieux, beaucoup de femmes se rendent compte qu'en fait, leur salaire ne correspond pas en entier à de l'argent disponible. On sous-estime souvent les dépenses liées à un emploi, et l'on est parfois surpris quand on fait la balance entre les dépenses et les recettes. Il y a les dépenses liées aux vêtements que vous portez au travail et aux trajets pour y aller chaque jour. Si vous passez la journée au travail, il vous arrive sans doute plus souvent d'acheter des plats tout préparés ou d'aller au restaurant. Sans compter, *last but not least*, les frais de garde de l'enfant ! Prenez le temps de calculer à combien s'élèvent toutes ces dépenses, et comparez avec votre salaire. Il arrive qu'en fin de compte, il ne reste pas grand-chose…

En calculant l'argent dont vous disposerez si vous restez à la maison, n'oubliez pas non plus qu'avec moins de revenus à déclarer, vous changerez peut-être de tranche d'imposition, et paierez moins d'impôts.

Si vous arrêtez de travailler, vous pouvez aussi, sous certaines conditions, toucher une allocation. Jusqu'en 2003, si le congé parental pouvait être pris dès le premier enfant, il n'était rémunéré (sous la forme de l'APE, allocation parentale d'éducation) qu'à partir du deuxième. Depuis janvier 2004, on peut toucher le complément « retrait d'activité » de la PAJE (prestation d'accueil du jeune enfant) dès le premier enfant, pour une période maximale de six mois.

De l'argent en plus

Comment faire si votre situation financière est telle qu'un revenu supplémentaire est absolument nécessaire ? Il y a des solutions : de plus en plus de mères arrivent à travailler avec leur enfant auprès d'elles.

Vous pouvez peut-être travailler chez vous. Grâce à l'informatique et à Internet, un certain nombre de métiers peuvent maintenant sans problème être exercés depuis le domicile : métiers de l'édition, métiers graphistes, comptabilité, professions du conseil et du consulting, etc. Soit en indépendante, soit en tant que salariée : vous travaillez à temps partiel chez vous, et n'allez au bureau que pour des réunions ou des concertations avec les collègues.

Si vous avez des compétences dans ces domaines, vous pouvez donner des cours de musique, yoga, danse, gymnastique, langues…

Vous pouvez aussi garder des enfants : de nombreuses mamans deviennent assistantes maternelles pour rester à la maison tant que leurs propres enfants sont petits.

Armelle, dans le Nord, a une amie qui était vendeuse en supermarché et dont le mari est payé au Smic :

« Une fois qu'elle a tenu son bébé dans les bras, il était hors de question pour elle de s'en séparer. Elle a donc suivi une formation pour devenir assistante maternelle, ce qui lui permettait de rester à la maison. Un autre petit bonhomme est venu agrandir le cercle de la famille. Leur petite maison est restée en travaux pendant de nombreuses années, et il a fallu compter et recompter... mais au final, aucun regret. On ne regrette jamais les choix faits avec le cœur. »

Vous pouvez aussi amener votre bébé au travail. Dans certaines circonstances, un nombre croissant de mères trouve qu'il est possible de s'occuper d'un bébé tout en travaillant. Peut-être passeront-elles moins de temps au bureau et seront-elles donc moins payées que si elles faisaient garder le bébé, mais si l'on prend en compte les frais de garde économisés, elles s'y retrouvent.

Sandra, qui est comptable en Suisse et a sa propre fiduciaire, emmène son bébé de 6 mois quand elle a rendez-vous avec ses clients :

« Cela fait trois jours que je passe les après-midi avec un client, de 13 heures à 20 ou 21 heures. Maéva est dans le porte-bébé, où elle dort, et/ou au sein, ou assise face à la table/ordi, ou sur le tapis de jeu que j'ai apporté, ou en train d'explorer la terrasse. Quand le client est au téléphone, j'en profite pour chantonner une petite chanson, lui faire des bisous, lui changer sa couche... Et ensuite, hop ! on se remet au travail. Je mets des hauts genre tops d'allaitement ou cache-cœur, ce qui permet à la puce d'avoir accès au sein dans le porte-bébé. Il m'est souvent arrivé de « sortir » le sein ni vu ni connu, en discutant chiffres. Ou que

des clients veuillent voir la petite, et se rendent compte du coup qu'elle était en train de téter... »

Une mère qui s'occupe au quotidien de son jeune enfant, qui le change, lui donne à manger, lui sourit, le félicite des efforts qu'il fait pour attraper un jouet, lui propose une nouvelle activité ou le console quand il est sur le point de pleurer s'aperçoit vite qu'en matière de temps passé avec un bébé, il est impossible de distinguer qualité et quantité. Comme dit Mary Ann Kerwin, l'une des fondatrices de La Leche League, « les bébés ont besoin de quantités de temps de qualité ».

Un jour à la fois

Pendant votre grossesse, vous vous demandez sans doute que répondre à votre employeur s'il vous interroge sur vos projets d'avenir. Par expérience, beaucoup de mères conseillent de ne pas s'engager avant que le bébé soit là. Il ne faudrait pas qu'une date de retour au travail fixée pendant votre grossesse pende ensuite au-dessus de votre tête comme une épée de Damoclès.

À l'issue de votre congé de maternité, laissez-vous le temps de voir ce que vous ressentiriez en quittant votre bébé, et profitez de toutes les possibilités que vous avez pour reculer la date de la reprise : ajout de vacances, cumul des congés annuels, congé parental, congé sans solde…

Options à explorer

De plus en plus de femmes refusent le « tout ou rien » en matière de carrière et de famille.

Elles peuvent par exemple décider de passer à temps partiel, de façon à répondre à la fois à leur besoin de travailler et à leur désir d'avoir une famille. Ou mettre totalement le travail entre parenthèses tant que les enfants sont petits, et reprendre par la suite.

Certaines, qui avaient prévu de reprendre le travail, peuvent changer d'avis une fois le bébé là. Abigail, de Chelles (77), raconte comment elle a évolué sur le sujet :

« Avant de devenir mère, mon travail de psychologue clinicienne était une véritable passion. Je pensais que je serais un certain type de mère, que mon bébé serait une addition dans ma vie, mais que je garderais les mêmes centres d'intérêt. Je n'aurais jamais pensé que la naissance de mon fils Robin me changerait autant.

J'ai repris le chemin du travail quand Robin avait 5 mois. Je ne souhaitais pas vraiment reprendre, mais je ne m'étais jamais autorisée à me questionner là-dessus. J'avais un petit temps partiel, et vu la conjoncture économique, je ne pensais pas avoir le choix. Je tirais mon lait, Robin restait avec son père la journée où je travaillais. Mais mon travail ne me plaisait plus autant qu'avant. Robin me manquait, j'étais malheureuse, mais je pensais que cette séparation était nécessaire à notre bien-être à tous les deux.

Quand Robin avait 1 an, le poste de mes rêves m'a été offert. J'ai donc commencé à travailler quatre jours par semaine, et cela a été le début de la fin en ce qui concerne mes certitudes d'avant. Mon cœur, mon corps et mes seins me criaient de revenir à la maison, j'avais des montées de lait à tout moment de façon inopinée. Je téléphonais à la maison pour parler à Robin pour me remonter le moral. Il me manquait trop.

J'avais l'impression de passer à côté de ma vie, d'essayer d'être partout, mais de ne jamais profiter du moment présent. Au travail, je pensais à mon fils constamment, et même quand ma tête n'y pensait plus, mon corps me le rappelait avec les montées de lait. Quand je rentrais à la maison, je pensais avec appréhension au lendemain matin, quand il me faudrait repartir, et je ne me sentais pas disponible pour lui.

Un jour, je me suis comme réveillée et j'ai réalisé que ma place était à la maison, avec mon fils à temps plein. Heureusement que je me suis rendue à l'évidence : la maternité m'avait changée, et mes priorités n'étaient plus les mêmes. Mon fils était ma priorité actuelle. Materner Robin à travers l'allaitement m'a permis de toujours rester proche de lui, et je voulais profiter de chaque instant avec lui.

À six mois d'écart, j'ai laissé tomber les deux postes. Cela a été une des décisions les plus difficiles de ma vie, mais j'ai écouté *mon cœur. Mon entourage non LLL m'a prise pour une folle, on m'a parlé de ma retraite et de la crise économique.*

Mon mari et moi avons fait un véritable choix, on ne peut plus se permettre certaines dépenses, notre budget est serré, mais ce que nous avons perdu financièrement, nous l'avons plus que gagné en tranquillité de vie et en bonheur quotidien. Un travail peut se remplacer, mais les premières années de son enfant, jamais. »

Choisir de rester à la maison

« Devenir mère, c'est une expérience qui ne ressemble à aucune autre : impossible à une femme de savoir à l'avance comment elle réagira à cette expérience. Vous ne pouvez pas savoir ce que c'est que d'avoir un enfant et de devoir le quitter avant que votre bébé naisse et qu'il soit dans vos bras en train de téter. » Ces mots témoignent des pensées et des émotions de mères qui ont décidé de rester à la maison à plein temps tant que leurs enfants sont petits.

Alice Boucher, de Paris, se souvient :

« *Avant la naissance de ma fille, je n'avais pas d'idées précises sur le mode de garde qui serait le sien, passé les trois mois du congé maternité. Mon compagnon ayant d'emblée écarté le recours à une nounou, j'avais accompli toutes les démarches nécessaires pour obtenir une place en crèche. Après tout, mes amies avaient presque toutes placé leurs enfants en crèche, et l'adaptation ne semblait pas avoir posé de problème particulier.*

Et puis, Hortense est arrivée. Un bébé aux besoins intenses, qui ne supportait pas de vivre ailleurs que dans des bras — les miens ou ceux de son père. Un bébé qui exigeait — qui exige toujours — de téter souvent, pour ne pas dire continuellement. Très vite, j'ai compris que la crèche était une solution impossible, et que mon mode de vie devrait s'adapter, non pas trois petits mois mais plusieurs années, au rythme d'Hortense.

J'ai donc décidé, non pas d'arrêter définitivement toute activité professionnelle, mais de la réduire. Et si le choix a paru évident, sa mise en œuvre se révèle plus difficile... J'ai, certes, la chance de travailler chez moi — je suis traductrice —, mais au moment de la reprise, je n'avais pas la moindre idée du mode d'organisation qui serait le mien. Je me suis adaptée au jour le jour. L'écharpe de portage m'a été — et m'est toujours — d'un grand secours : Hortense n'aime pas dormir seule et se réveille dès que je m'éclipse. En outre, ses siestes sont plus longues lorsqu'elle dort dans l'écharpe que sur un lit.

Aujourd'hui, ma fille a presque 7 mois. Depuis une quinzaine de jours, sa capacité à jouer seule s'est beaucoup accrue. Alors, je continue à jongler : je profite de la nuit, ma fille endormie contre moi, ou encore des moments où Hortense explore le monde. Que j'aurais été triste de ne pas y assister, silencieuse, à ses côtés ! »

Un sens des valeurs

La valeur d'un bon maternage n'est généralement pas niée, mais elle est très souvent sous-estimée. Dans le monde du travail, les emplois obéissent à un système très clair de classement : généralement, plus le salaire est élevé, plus le prestige est important. Pour la mère au foyer, pas de salaire, aucune augmentation en vue pour lui signaler qu'elle fait du bon boulot.

Les récompenses sont là, au sein de la famille, mais elles sont plus subtiles à appréhender qu'un chiffre sur une feuille de paie. C'est la joie de voir son bébé heureux, le plaisir de le voir grandir, la fierté ressentie, et la confiance accrue en ses capacités de mère.

Un investissement majeur

Nous pouvons vous parler des besoins du bébé, de ce qu'il faut faire pour que l'allaitement se passe au mieux, de la possibilité de concilier travail et allaitement. Nous pouvons vous parler de mères qui se sont épanouies en restant à la maison. Mais vous seule êtes en mesure de décider ce qui est le mieux pour vous et pour votre famille.

Cherchez toutes les informations possibles, envisagez toutes les solutions qui se présentent à vous et parlez-en avec d'autres personnes qui ont été confrontées aux mêmes choix. Vous trouverez des informations et du soutien aux réunions de LLL. Parler à d'autres mères qui sont dans des situations comparables à la vôtre pourra vous conforter dans vos choix. La Leche League vous soutiendra pour allaiter votre bébé, que vous retravailliez ou que vous choisissiez de rester à la maison.

Avant tout investissement important, on prend généralement le temps de réfléchir. L'investissement ici, c'est une période cruciale dans votre vie et celle de votre enfant. Les premiers mois et les premières années sont déterminants pour toute sa vie à venir, et on ne les vit qu'une fois. Marilyn Bonham, psychiatre et auteur de *Laughter and Tears of Children*, le dit à sa manière : « L'amour et l'affection que donne une mère à son tout jeune enfant, c'est de l'or en banque. »

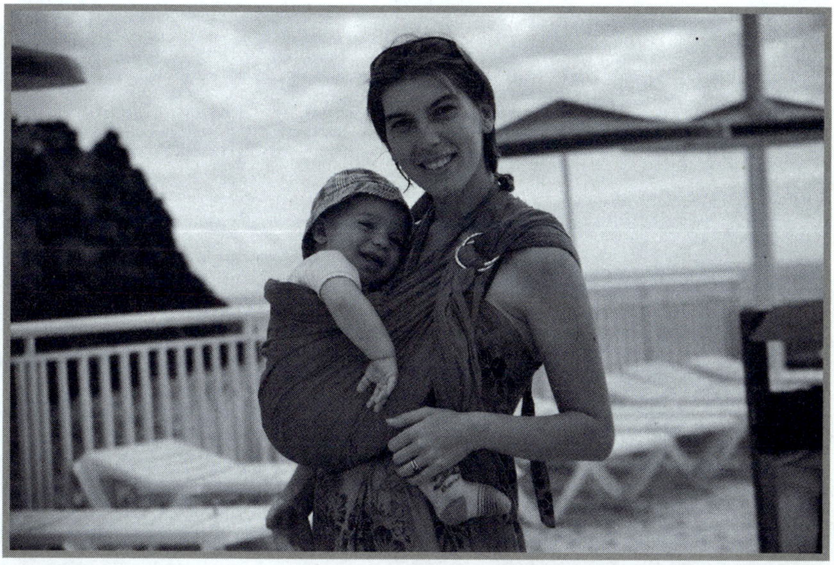

Vous êtes en mesure de décider ce qui est
le mieux pour vous et votre famille.

Chapitre 12

Allaitement et travail

Si vous avez l'intention de reprendre le travail peu de temps après la naissance de votre bébé, vous vous demandez peut-être si cela vaut la peine d'allaiter.

Bien sûr, vous pouvez allaiter ! Et une fois que vous aurez connu les joies de l'allaitement, vous n'aurez pas envie d'arrêter : en général, la dernière chose que fait une mère avant de partir au travail, c'est donner la tétée à son bébé, et c'est la première chose qu'elle fait à son retour.

Maintenant que vous connaissez les bienfaits du lait maternel, vous ne voudrez pas en priver votre bébé pendant votre absence. Vous vous dites peut-être : « D'accord, mais n'est-il pas difficile d'allaiter quand on doit sauter des tétées ? » Certes, cela demande quelques efforts et un peu d'organisation, mais n'est-ce pas le cas pour bien des choses importantes dans la vie ?

Bienfaits de l'allaitement

L'allaitement simplifie de bien des façons la vie avec un bébé. Quand vous êtes chez vous, il y n'a a pas de biberons à préparer, vous pouvez mieux dormir en vous réveillant le moins possible, vous êtes pratiquement certaine de répondre avec toute l'attention nécessaire aux besoins du bébé, même si les autres membres de la famille vous en demandent aussi. Et le lait maternel protège le bébé des maladies, ce qui est un avantage particulièrement important pour la mère qui travaille.

La relation que permet l'allaitement est précieuse pour une mère régulièrement séparée de son enfant. La proximité émotionnelle qu'il crée contribue à établir un lien tout particulier entre la mère et son bébé, compensant ainsi son absence. Comme le faisait remarquer une mère, « J'aime ce moment de proximité que me donne l'allaitement, il fait la transition entre le monde du travail et celui de la famille. » Une autre ajoutait : « J'aimerais dire à toutes les mères qui travaillent qu'allaiter, c'est tout simple, c'est un moment privilégié et un plaisir. Je suis étonnée que certains me plaignent et que d'autres m'admirent de faire quelque chose d'aussi naturel. »

Pour Fanny (Tourcoing, Nord) la poursuite de l'allaitement a permis de rester en lien avec son bébé :

> *J'ai besoin de me sentir en contact physique avec Lola pour me sentir mère. Aussi, une séparation longue m'inquiétait : je me demandais si j'allais toujours savoir comment materner et répondre aux besoins de ma fille. Je crois qu'allaiter et tirer mon lait tout en travaillant m'ont permis de rester mère malgré la séparation, et de garder un aplomb moral et un équilibre affectif. Le lien était toujours présent, même pendant mon absence, un lien concret parce qu'il est physique et charnel.*

Et Frédérique (Tours, Indre-et-Loire) d'ajouter :

> *Au final, Nathan a pu être allaité exclusivement pendant ses six premiers mois, ce qui était très important pour moi, en particulier à cause des antécédents familiaux d'allergie. J'étais aussi heureuse que, grâce à mon lait, un peu de moi soit avec mon fils pendant notre longue séparation de la journée. De plus, ces pauses allaitement étaient une vraie détente dans ma journée de travail. Bref, même si ça n'a pas toujours été facile, je*

ne regrette absolument pas cette expérience et je le referais sans hésiter. »

Résultats de la recherche

Pour étudier les effets du travail sur l'allaitement, Kathleen Auerbach, consultante en lactation, animatrice de La Leche League et ancienne éditrice du *Journal of Human Lactation*, a suivi 567 mères, mariées et célibataires, qui allaitaient et travaillaient.

Mises sous forme de tableau, les données laissent apparaître certaines tendances. Parmi les facteurs que le docteur Auerbach a analysés, c'est le moment où la mère reprenait le travail après l'accouchement qui semblait avoir l'impact le plus important sur la manière dont l'allaitement se déroulait. Son impact sur l'allaitement était même plus marqué que la durée hebdomadaire du travail. Les mères qui reprenaient leur emploi quand leur bébé avait au moins 16 semaines allaitaient plus longtemps que celles qui reprenaient le travail plus tôt. Une explication possible est que la production de lait est à ce stade bien établie, et que la mère a une plus longue expérience de l'allaitement.

La durée de l'allaitement variait aussi selon que les mères travaillaient à plein temps ou à temps partiel. Les mères qui travaillaient à temps partiel étaient proportionnellement plus nombreuses à allaiter leur enfant au moins un an. Plus la mère recommençait à travailler tard et plus la durée journalière de son travail était brève, plus elle avait de chances d'allaiter longtemps.

Un autre facteur avait un effet sur l'allaitement : l'expression du lait quand on sautait une tétée. 86 % des mères faisant partie de l'enquête tiraient leur lait à la main ou au tire-lait quand elles étaient séparées de leur bébé, et 49 % ne donnaient à leur bébé que du lait humain jusqu'à ce qu'il soit prêt à prendre des solides, vers 6 mois. Les mères qui tiraient leur lait avaient plus de chances d'allaiter longtemps que celles qui ne le tiraient pas.

L'expression du lait présentait cinq avantages :

- elle contribuait à maintenir une bonne production du lait chez la mère,

- elle permettait de donner du lait humain à l'enfant, qui était donc moins exposé aux risques d'allergies liés au lait artificiel,
- elle évitait la sensation désagréable d'avoir les seins pleins, ou du moins la soulageait,
- elle limitait les fuites de lait,
- elle prévenait les canaux bouchés et les infections du sein, qui risquent d'apparaître si les seins sont trop pleins.

Les mères qui obtenaient les meilleurs résultats tiraient leur lait toutes les trois heures environ. Il suffisait généralement qu'une mère tire deux fois son lait si elle était séparée six heures de son bébé. Une mère séparée de son enfant huit à dix heures devait en général tirer son lait à trois reprises.

Une mère qui avait un problème d'allaitement (des fuites de lait, un engorgement ou une infection du sein) pouvait généralement y faire face en tirant son lait sur le lieu de travail si elle ne le faisait pas déjà, ou en tirant plus souvent. Les mères résolvaient parfois leur problème en reconsidérant leurs priorités : elles consacraient plus de temps à leur famille, ou elles apprenaient à laisser leur travail au bureau.

Quand on leur a demandé si elles réitéreraient l'expérience pour un autre enfant, 82 % des mères interrogées ont dit qu'elles le referaient, les 18 % restants disant qu'elles allaiteraient l'enfant, mais essaieraient de trouver une autre solution par rapport au travail (par exemple, ne reprendre que quand l'enfant serait plus grand, ou travailler moins d'heures par jour).

Prendre son temps

Le temps que la mère passe à la maison avec son enfant avant de reprendre le travail est un facteur important de réussite de l'allaitement. La mère et son enfant ont en effet besoin d'être ensemble pendant les premiers mois. Une fois que le bébé sera dans vos bras, vous aurez sans doute envie de retarder autant que possible le moment de reprendre le travail, pour pouvoir profiter de cette période spéciale avec votre bébé.

Tout ce qui peut être fait pour allonger d'une manière ou d'une autre le congé de maternité aura des conséquences positives sur la durée de l'allaitement. Vous pourrez prolonger votre congé par des vacances, un congé pour « suites de couches pathologiques » (prolongation du congé postnatal, accordée sur prescription médicale), un congé parental, un congé sans solde, etc. Une mesure efficace serait évidemment d'allonger le congé de maternité pour toutes. C'est d'ailleurs le souhait de la plupart des Françaises ; d'après une étude menée en 2006 par la Direction des études du ministère de la Santé, 84 % des mères souhaiteraient que le congé maternité dure plus longtemps, et 70 % aimeraient pouvoir arrêter leur travail pendant un an à l'occasion de la naissance d'un enfant.

En attendant que le législateur accorde un congé de maternité plus long, la loi française permet de prendre un congé parental. Selon les dispositions de la loi, « à la suite d'une naissance ou de l'adoption d'un enfant de moins de 16 ans, tout(e) salarié(e) peut bénéficier d'un congé parental d'éducation lui permettant d'interrompre ou de réduire son activité professionnelle pour élever cet enfant. Pour avoir droit à ce congé, l'intéressé(e) doit avoir un an d'ancienneté au minimum dans l'entreprise à la date de la naissance ou de l'arrivée au foyer de l'enfant adopté. Le congé parental d'éducation n'est pas rémunéré, mais le salarié peut utiliser les droits acquis sur son compte épargne-temps pour le financer. » S'il en remplit les conditions, le bénéficiaire du congé peut également toucher le complément de libre choix d'activité versé par la Caisse d'allocations familiales.

Donner le biberon le plus tard possible

Les mères qui vont reprendre le travail peuvent être tentées de donner très tôt le biberon « pour que le bébé s'y habitue ». Mais l'expérience montre que dans ce cas, l'allaitement dure moins longtemps. Il y a à cela plusieurs raisons.

Si la mère donne un biberon de lait artificiel, le risque est qu'elle ne produise plus assez de lait. La quantité de lait produite dépend en effet de la quantité que prend le bébé, et du nombre de fois où il tète. Si l'on donne du lait artificiel dans les débuts de l'allaitement, le jeu de l'offre et de la demande est parfois faussé, ce qui diminue la quantité produite.

Même si la mère tire son lait, il peut y avoir une confusion (ou préférence) sein-tétine si elle donne très tôt le biberon. Un bébé a en effet besoin d'être plus actif quand il prend le sein que quand il prend le biberon. Si on lui donne à la fois le sein et le biberon au cours des premières semaines, si délicates, il arrive qu'il essaie de téter le sein comme une tétine. Il peut alors moins bien téter le sein, ne pas prendre assez de poids, voire refuser de téter. Une sucette peut avoir le même effet. Une fois que l'enfant a 3 ou 4 semaines et qu'il a l'habitude de téter, il est mieux à même de passer d'une technique de succion à une autre.

Et rappelez-vous que si un enfant refuse de prendre le biberon durant votre absence, on peut lui donner du lait à la tasse, à la cuiller ou à la pipette, jusqu'à ce qu'il s'habitue au biberon. Certains bébés ne prennent même jamais de biberon, et boivent parfaitement bien à la tasse.

Travail aménagé

Si vous ne pouvez plus retarder le moment de reprendre le travail, pensez au travail à temps partiel. Tout sera plus simple pour vous et pour votre bébé si vous travaillez trois jours par semaine au lieu de cinq. De même, il sera sans doute plus facile de continuer à allaiter si vous êtes séparée de votre enfant six heures au lieu de huit ou dix. N'hésitez pas à envisager de telles solutions. Si vous avez des compétences particulières ou des années d'expérience, votre employeur préférera peut-être cela à se passer entièrement de vos services.

Quelques conseils pratiques

Si vous avez l'intention d'allaiter tout en travaillant, vous voudrez peut-être apprendre à tirer votre lait. Ainsi, votre enfant pourra prendre votre lait quand vous serez absente. D'autre part, la lactation sera bien stimulée, et vous n'aurez pas la sensation d'avoir les seins trop pleins.

Certaines femmes hésitent à demander à leur employeur la pause prévue dans le code du travail pour tirer leur lait. Aucune raison d'hésiter : les employeurs tirent avantage du fait que les femmes de leur entreprise allaitent. Les études ont montré que les enfants allaités sont en meilleure santé, et que leur mère est moins souvent absente ! Dans une étude menée aux États-Unis, l'absentéisme de la mère dû à une maladie de l'enfant était 2,7 fois plus élevé lorsque l'enfant n'était plus allaité que lorsqu'il l'était toujours.

Conserver votre lait pour votre bébé

Aucun lait n'est aussi bon pour votre bébé que le vôtre. Une mère est généralement en mesure de produire assez de lait pour satisfaire les besoins de son bébé quand elle est absente. Tout ce dont vous avez besoin, c'est de savoir comment tirer le lait et le conserver, et d'expliquer à la personne qui garde votre bébé ce qu'il faut faire du lait que vous avez laissé pour lui.

Mettez le lait dans un récipient différent chaque fois que vous en tirez, et réfrigérez-le. Vous pourrez ensuite prendre plusieurs de ces lots réfrigérés pour les donner à l'enfant ou pour les congeler. Vous pouvez rajouter du lait réfrigéré à du lait déjà congelé, en veillant à rajouter moins de lait que la quantité déjà congelée, pour éviter de la faire fondre. Pensez à laisser de la place dans le récipient : le volume du lait augmente quand on le congèle. Ne serrez pas le couvercle avant que le lait soit entièrement congelé.

Congelez le lait en petites quantités, de 60 à 120 millilitres. Vous en perdrez moins, la personne qui garde l'enfant pourra choisir la quantité adaptée à la faim du bébé ou à ses habitudes. Pensez à mettre une étiquette portant la date (jour, mois, année), ainsi que le nom de l'enfant si on utilise votre lait à un endroit où sont gardés plusieurs enfants.

Pour congeler le lait, on peut le mettre dans un récipient en verre ou en plastique (sans bisphénol A), ou dans un sachet spécialement conçu pour congeler le lait maternel. Certaines utilisent des sacs de congélation « ordinaires », plus fins que les sacs spéciaux. Mieux vaut dans ce cas les doubler, pour éviter le risque de les voir craquer et perdre le précieux liquide.

Une fois le sachet rempli, faites sortir l'air, enroulez le sachet en vous arrêtant trois centimètres au-dessus du niveau du lait, fermez à l'aide de la fixation fournie, et mettez le sachet dans un récipient qui le maintiendra à la verticale jusqu'à ce que le lait soit congelé et solide.

Selon les sources, les temps de conservation du lait maternel, que ce soit à température ambiante, au réfrigérateur ou au congélateur, diffèrent beaucoup. Vous trouverez ci-contre un tableau récapitulatif des temps recommandés par divers organismes. Sachez néanmoins que, selon des études récentes, le lait humain semble remarquablement résistant et pas si fragile que cela.

1. Ceci s'entend pour un enfant né à terme, en bonne santé, pour le lait exprimé de sa mère.

2. Academy of Breastfeeding Medicine, 2004. Protocole n° 8, Conservation du lait humain destiné à un bébé né à terme et en bonne santé (http://www.lllfrance.org/Textes-de-l-Academy-of-Breastfeeding-Medecine/ ou http://www.bfmed.org/). Recommandations de l'ABM reprises également par les CDC (Centers for Disease Control and Prevention).

3. La Leche League International.

4. AFSSA (Agence Française de Sécurité Sanitaire des Aliments) « Recommandations d'hygiène pour la préparation et la conservation des biberons », juillet 2005 (http://www.afssa.fr/Documents/MIC-Ra-BIB.pdf et http://www.afssa.fr/Documents/NUT-fi-GuideLaitBebe.pdf).

5. HAS (Haute Autorité de Santé), « Favoriser l'allaitement maternel. Processus – Évaluation », juin 2006

6. Lait frais: lait exprimé, non chauffé, non congelé, appelé aussi "lait cru".

7. Si le lait a été recueilli d'une façon très soigneuse.

Conservation du lait maternel : les temps recommandés par divers organismes.

Lait maternel	Conditions de conservation, température[1]	ABM[2], 2004	LLLI[3], 2009	AFSSA[4], 2005	HAS[5], 2006
Lait frais fraîchement exprimé[6]	À température ambiante, 19 ° à 25 °	6 à 8 h	De 4 h (idéal) à 6 h (acceptable[7]) (max. 8 h)	4 h	4 h
	Glacière avec accumulateurs de froid	24 h		Pour le transport	
	Au réfrigérateur < 4 °	5 jours	De 72 h (idéal) à 8 jours (acceptable)	48 h	8 jours
	Repas commencé, Lait réchauffé	Après le repas, jeter		1 h	
Lait congelé	Au congélateur - 18 ° à - 20 °	6 à 12 mois	De 6 mois (idéal) à 12 mois (acceptable)	4 mois	
	Décongelé au réfrigérateur	24 h, ne pas recongeler		24 h, ne pas recongeler	24 h
	Décongelé, puis porté à température de la pièce			1 h	

Une chose à savoir : sous l'action des lipases, le lait de certaines femmes prend, après un temps de conservation (que ce soit au réfrigérateur ou au congélateur), une odeur et un goût désagréables qui peuvent entraîner un refus du bébé bien que le lait soit toujours bon nutritionnellement. Il est donc judicieux de tester ce qui se passe sur un petit échantillon, plutôt que de se retrouver avec tout un stock de lait bon à jeter.

Si l'on est dans ce cas, il suffit, juste après l'avoir tiré, de chauffer le lait à 50-60 degrés (à cette température, les liquides commencent à fumer et frémir légèrement sur les bords) pendant quelques minutes, et de le refroidir rapidement avant de le congeler ou de le mettre au frigo.

Attention à ne jamais recongeler le lait une fois décongelé : si le congélateur décongèle pour quelque raison que ce soit, le lait est à consommer immédiatement ou à jeter.

Recueillir son lait

On trouve de nos jours des tire-lait manuels peu onéreux, mais les mères trouvent souvent plus facile et plus pratique de tirer leur lait à la main (voyez le chapitre 6, où il est question de l'expression au tire-lait ou à la main).

Ne vous découragez pas si, au début, vous n'obtenez que de petites quantités de lait. Avec l'habitude, vous arriverez à tirer 90 à 120 millilitres en quinze à vingt minutes. Certains tire-lait double pompage permettent de tirer le lait en même temps des deux seins, ce qui diminue le temps passé de moitié. Il est normal que la quantité de lait obtenue varie d'une fois à l'autre.

Quel que soit le modèle de tire-lait, suivez les instructions du fabricant. En général, il vaut mieux nettoyer soigneusement les pièces après chaque utilisation, ou au moins les rincer à l'eau. Renseignez-vous auprès d'autres mères sur les modèles qu'elles trouvent les plus efficaces.

Tirer son lait : où et quand ?

Certaines mères commencent à tirer leur lait et à le conserver bien avant de reprendre leur travail, pour avoir des réserves. D'autres le font seulement quand elles sont au travail, et elles en recueillent assez pour couvrir les besoins du bébé le lendemain. Il y a des mères qui tirent en plus le matin ou le soir, pour être sûres que le bébé aura assez de lait quand elles sont absentes. D'autres trouvent pratique de tirer 30 ou 60 millilitres après la tétée du soir ou du matin.

Selon la durée de votre absence et l'âge de l'enfant, vous devrez tirer plus ou moins souvent votre lait pendant votre absence. Au début, vous aurez sans doute besoin de le faire toutes les trois ou quatre heures : si votre bébé est très jeune et qu'il tétait souvent avant la reprise du travail, vous aurez besoin de tirer suffisamment souvent pour que vos seins ne coulent pas et qu'ils ne vous fassent pas mal, et surtout pour éviter l'engorgement.

Si vos seins coulent à un moment inopportun, il suffit souvent d'exercer une pression ferme sur le mamelon pendant une minute ou deux pour faire cesser la fuite. Vous pouvez le faire discrètement en croisant les bras sur la poitrine. Ne le faites pas trop souvent : si les fuites sont nombreuses, c'est sans doute que vous avez besoin de tirer votre lait pour vider vos seins et vous soulager. Vous pouvez acheter des coussinets d'allaitement à mettre à l'intérieur de votre soutien-gorge pour absorber le lait qui coule. Les mères qui travaillent emportent parfois un chemisier de rechange ou une veste, pour se couvrir en cas de fuite intempestive. Au bout d'un certain temps, quelques semaines souvent, parfois plus vite, vos seins vont s'adapter au nouveau rythme, et les problèmes de fuites seront moins nombreux.

Vous trouverez plus ou moins facilement un endroit adapté pour tirer votre lait. Si vous travaillez dans une entreprise où il n'y a pas de pièce spéciale pour cela, vous pouvez sans doute utiliser un bureau, une réserve ou une pièce de repos, voire le local de l'infirmerie s'il en existe une sur votre lieu de travail. La pièce doit comporter une prise de courant si vous utilisez un tire-lait électrique. Dans l'idéal, ce devrait être un lieu intime vous permettant de vous relaxer. Portez un vêtement pratique qui vous permette un accès au sein facile. Se pencher au-dessus d'un évier peut aider à l'écoulement du lait grâce à la pesanteur.

Ce lait que vous tirez, c'est un cadeau que vous êtes la seule à pouvoir faire à votre bébé : pour vous aider, et faciliter le réflexe d'éjection, vous pouvez penser à votre bébé, et même regarder des photos de lui ou respirer un de ses vêtements.

Si vous voulez garder votre lait au frais mais que vous ne disposez pas d'un réfrigérateur, utilisez une bouteille Thermos ou une petite glacière. Mettez de la glace le matin dans la bouteille Thermos pour la refroidir, videz l'eau et versez-y votre lait. Vous pouvez conserver des glaçons ou des packs accumulateurs de froid dans la glacière, et y mettre des récipients de lait au cours de la journée. Vous pouvez garder votre lait au frais pendant le transport de la même manière.

Donner votre lait au bébé

Il n'est pas nécessaire de donner le biberon au bébé dès les premières semaines, simplement parce que vous allez reprendre le travail plus tard. Beaucoup de bébés refusent le biberon que veut leur donner leur mère, car le sein est là tout près, disponible, mais ils acceptent très bien le biberon que leur donne la nounou quand maman n'est pas là. Prévenez la ou les personnes qui vont garder l'enfant que le bébé aura sans doute besoin d'un peu de temps pour accepter le biberon. Et sachez également que le biberon n'est pas un passage obligé : votre lait peut être donné au bébé avec une cuiller, un gobelet, une pipette…

La personne qui garde l'enfant doit savoir que vous avez l'intention de donner votre propre lait à votre enfant, elle doit aussi savoir comment s'y prendre. Précisez bien que vous ne voulez pas qu'il prenne du lait artificiel ni d'autres aliments sans votre accord, et que vous souhaitez qu'elle tienne le bébé dans les bras pour le nourrir. Dites-lui clairement que vous ne voulez pas qu'elle laisse votre bébé pleurer.

Les mères se demandent parfois combien de lait elles doivent tirer pour chacune des tétées en leur absence. Les enfants allaités prennent généralement entre 60 et 120 millilitres de lait huit à douze fois par vingt-quatre heures. Il est impossible de prévoir à l'avance combien de lait prendra votre bébé, mais il est peu probable qu'un bébé allaité absorbe 240 millilitres de lait maternel à un seul repas. Si vous conservez votre lait par lots de 60 à 120 millilitres, la personne qui garde l'enfant pourra en préparer juste assez à la fois pour satisfaire votre bébé sans gaspillage.

Autres compléments

La mère demande en général qu'on ne donne au bébé que du lait maternel tant qu'il y en a. Tout éventuel complément devrait être prescrit par le médecin de l'enfant. Si votre bébé semble avoir besoin de plus de lait que vous n'arrivez à en tirer, demandez-vous s'il n'a pas besoin d'être davantage porté ou câliné : c'est peut-être autre chose que du lait qu'il réclame.

Informations utiles pour la personne qui garde le bébé

Voici une liste de suggestions que vous pouvez donner à la personne qui va s'occuper de votre bébé.

- Le lait humain réfrigéré se dissocie parce qu'il n'est pas homogénéisé. Quelqu'un qui n'en a pas l'habitude peut penser qu'il a tourné. Il suffit de l'agiter doucement pour remélanger l'eau et les particules de graisses. Si le lait a été réfrigéré par petites quantités, on peut en mélanger plusieurs pour un repas. Réchauffez le lait en le tenant quelques minutes sous un robinet d'eau chaude, jusqu'à ce qu'il soit à température ambiante, ou plongez le récipient de lait dans une casserole d'eau chaude, hors du feu. Ne chauffez pas directement le lait, et surtout pas au micro-ondes : certains éléments précieux du lait sont en effet détruits par une chaleur trop forte.
- Pour décongeler le lait, tenez le récipient sous un jet d'eau froide, en rajoutant petit à petit de l'eau chaude jusqu'à ce que le lait soit décongelé et à température ambiante. Vous pouvez aussi faire décongeler

le lait au bain-marie, hors du feu. Si vous décongelez plus d'un récipient, vous pouvez mélanger le lait pour un repas.

- On peut aussi faire décongeler le lait la nuit au réfrigérateur. Un récipient non ouvert de lait humain décongelé se garde sans problème vingt-quatre heures au réfrigérateur.
- Il n'existe pas d'étude concluante permettant de dire s'il faut ou non jeter le lait que le bébé a laissé dans le biberon. Mais des études récentes ayant montré que le lait humain retarde la prolifération bactérienne, il semble qu'on puisse remettre au frigo sans problème le lait non consommé pour l'utiliser par la suite. En revanche, ne recongelez pas du lait décongelé.
- Si le bébé semble avoir faim peu avant le retour de sa mère, essayez de le faire patienter en lui donnant juste un peu de lait ; sa mère pourra ainsi lui donner le sein dès son arrivée.
- Assurez-vous que les biberons, tétines, tasses ou cuillers qui servent à l'enfant sont bien propres. Il est important de se laver les mains avant de donner à manger à l'enfant et après qu'on a changé sa couche.

Inciter le bébé à prendre le biberon

La plupart des enfants prennent le biberon sans problème la première fois qu'on leur en donne un ; à d'autres, il faudra un certain temps pour s'y habituer. Voici quelques astuces qui ont fait leurs preuves pour inciter un bébé à prendre le biberon.

- Faites couler de l'eau chaude sur la tétine pour qu'elle soit à température ambiante.
- Au lieu de mettre la tétine du biberon dans la bouche du bébé, chatouillez ses lèvres avec, et laissez-le la prendre en bouche.
- Essayez des tétines avec des trous de différentes tailles.
- Donnez le biberon au bébé dans différentes positions : en le tenant assis sur les genoux, son dos contre soi, en marchant ou en le berçant.

- Et n'oubliez pas que le biberon n'est pas une obligation ! Si l'enfant ne l'accepte pas, vous pouvez essayer la tasse, la cuillère, la pipette, la SoftCup...

Prendre de nouvelles habitudes

Les mères qui travaillent courent après le temps : sachez ne pas le gaspiller ! Quand vous êtes avec votre bébé, vous pouvez tout faire ou presque avec lui, grâce à l'indispensable Porte-câLLLin ou à l'écharpe. Le porte-bébé est pour nombre de mères un outil de maternage irremplaçable, qui facilite la vie au quotidien.

Ne vous étonnez pas si votre bébé devient parfois un « oiseau de nuit », les yeux grand ouverts, frais et dispos, prenant part à tout ce qui se passe autour de lui le soir : il profite de la présence de ses parents, et ne veut pas en perdre une miette ! De plus, il se peut qu'il rattrape le soir, et la nuit le cas échéant, les tétées loupées dans la journée...

Le matin avant de partir, si vous faites sonner votre réveil un peu plus tôt, vous pourrez profiter de ce moment supplémentaire pour une tétée câlin, même si votre bébé n'est pas tout à fait réveillé. De cette manière, il réclamera moins impérieusement pendant que vous vous préparez ! Vous pouvez lui donner le sein à nouveau pendant que vous prenez votre petit déjeuner ou juste avant de partir. Il aura ainsi mangé suffisamment avant que vous ne vous sépariez.

Le moment des retrouvailles à votre retour est un moment important : accordez-vous ce temps de tétée câlin, de jeu, votre bébé a besoin que vous lui accordiez votre attention au moment où il vous retrouve. Pensez à avoir sous la main des repas tout prêts pour vous et votre famille : vous n'aurez sans doute pas beaucoup le temps de cuisiner le soir après votre journée de travail.

Buvez bien et adoptez une alimentation simple à base d'aliments sains. Buvez surtout de l'eau et des jus de fruits. La fatigue est le principal problème que rencontrent les mères, et c'est encore plus vrai pour celles qui travaillent. Un bon repos permet de se faciliter la vie et d'éviter bien des problèmes.

Reprendre le travail est fatigant, que l'on prenne un nouveau poste ou qu'on retrouve celui qu'on a quitté pour partir en congé de maternité. Peut-être pouvez-vous prévoir de reprendre le travail un jeudi plutôt qu'un lundi : vous aurez le samedi et le dimanche devant vous avant d'affronter une semaine entière de travail.

Beaucoup de mères arrivent à allaiter complètement le bébé les jours où elles ne travaillent pas. Si vous tirez régulièrement votre lait à votre travail, vous produirez à peu près autant de lait (vous pouvez réfrigérer ou congeler le lait que vous tirez le vendredi pour qu'il soit donné au bébé le lundi). Même si le bébé a besoin d'un complément pendant votre absence, des tétées fréquentes pendant le week-end lui fourniront beaucoup de lait, sans doute beaucoup plus que vous ne pourriez en tirer. Dans ce cas, vous sentirez peut-être vos seins bien pleins le lundi en raison de la stimulation supplémentaire des deux jours précédents. Il vous sera d'autant plus facile alors de tirer votre lait.

Yaël (Tarbes, Hautes-Pyrénées) raconte son expérience, et en profite pour remercier la nounou de son fils :

« C'est grâce à toi, nounou, que j'ai pu reprendre les études tout en poursuivant l'allaitement. Toi qui n'avais jamais gardé d'enfant allaité, toi qui n'avais pas pu nourrir tes quatre enfants faute de soutien, tu t'es jetée dans l'aventure avec générosité, heureuse de contribuer à donner le meilleur des laits. Souviens-toi des premières fois où je t'ai confié Raphaël pour trois ou quatre heures à partir de ses 2 mois : une tétée avant, une tétée après et du lait tiré et décongelé entre les deux... Les biberons de mon lait encombraient ton congélateur ! Souviens-toi des après-midi où je te confiais Raphaël et de notre petit arrangement : au bout de deux heures environ, le téléphone sonnait : « Allô, SOS-Maman-Tétée, bébé réclame. » Et me voilà sur place deux minutes plus tard, grâce à notre proximité géographique, avant de repartir

travailler. Merci pour cette souplesse d'organisation, merci pour ton canapé confortable qui a accueilli bien des tétées. Face à d'autres mamans sceptiques, tu as expliqué sereinement les bienfaits de l'allaitement. Tu es venue te renseigner aux réunions LLL, tu en as parlé à d'autres assistantes maternelles, tu affiches chez toi des informations et de belles photos d'enfants au sein… Bref, tu joues un rôle formidable, et déjà de futures mamans ont été conquises en t'entendant parler. »

Vinciane, concertiste, a dû reprendre les concerts quand sa fille Tiphaine avait environ 2 mois :

« *Je ne voyais pas pourquoi j'arrêterais cet allaitement qui créait un lien si facile et évident entre ma fille et moi. La difficulté technique que peut représenter un allaitement quand on est loin de l'enfant ou un métier avec beaucoup de déplacements a été vite surmontée par les bienfaits que j'en retirais.*

Pour le bébé : un contact physique primordial après une absence, une protection pour notre terrain allergique, sans compter tous les bienfaits (développement du goût, prévention de l'obésité). Pour moi : tirer mon lait en me disant qu'il est destiné à mon enfant, un contact privilégié que moi seule pouvais offrir, une facilité de mise en œuvre en gardant à l'esprit que c'est ce qu'il y a de mieux pour le bébé.

Je pouvais être absente deux fois deux jours par semaine, mon absence a été jusqu'à cinq jours à cinq mois. Ces absences étaient régulières. Les cinq premiers mois, elle était avec moi, et donc j'ai voyagé avec elle. Elle m'a suivie dans tous mes déplacements. J'ai découvert que les gens étaient très bienveillants face à une jeune maman qui se déplace sans son conjoint, ils étaient aussi très à l'écoute, très aidants et émerveillés aussi par cette situation. Je partais le plus souvent en voiture, seule avec Tiphaine ou avec une baby-sitter. Dès que je le pouvais, je proposais le sein à ma fille : avant le concert, à l'entracte et après le concert. J'ai tiré mon lait, et je suis parvenue à mettre en place un système de chaîne du froid dans l'endroit où je travaillais (réfrigérateur, blocs réfrigérants), et j'apportais régulièrement mon lait tiré à la nourrice. La nourrice, d'origine tunisienne et qui avait 60 ans, était émerveillée que ce soit possible. Elle recevait des biberons de recueil avec la date du lait et elle respectait la durée de conservation. J'ai beaucoup utilisé le compartiment des bébés du train pour tirer mon lait. Les contrôleurs étaient eux aussi épatés.

En général, je m'intéresse plus aux avantages qu'aux difficultés. J'ai tenu compte des contraintes matérielles, car j'étais convaincue que c'était ce qu'il y avait de mieux pour la santé, et surtout, ça me semblait tellement naturel. »

Vinciane, Paris

Allaiter la nuit

Il est probable que votre bébé voudra téter davantage le soir, la nuit et tôt le matin. Les choses seront assurément plus faciles s'il dort près de vous.

« *Avant que je reprenne le travail, quand Marion avait 5 mois, son papa et moi avions péniblement tenté de l'habituer au biberon. Elle l'avait pris une ou deux fois, on s'était dit c'est bon, elle sait, on arrête. Mais une fois à la crèche, elle n'a jamais voulu le prendre, ce fameux biberon (pourtant rempli de lait de maman) ! Les auxiliaires ont persévéré deux ou trois semaines, mais rien à faire. Elle ne prenait rien, mais ne pleurait pas particulièrement. En fait, elle ne pleurait que si on essayait de la faire manger ! Nous avons donc commencé la diversification un peu plus tôt que prévu. Sans succès non plus : elle refusait les purées. Elle ne s'alimentait pas du tout à la crèche : ni lait, ni purée, ni eau. Du coup, elle se rattrapait le soir et la nuit : elle s'est mise à se réveiller très souvent pour téter. Elle dormait dans notre chambre, dans un lit à côté du nôtre.* »

Nathalie Adam, Lons-le-Saunier, Jura

À qui confier le bébé ?

Le plus important quand vous reprenez le travail, c'est de trouver quelqu'un qui s'occupera au mieux de votre bébé pendant votre absence. Pouvez-vous trouver quelqu'un de la famille ? Le mieux, si cela est possible, c'est le père de l'enfant : les changements dans la vie de votre enfant seront moindres. Une grand-mère affectueuse ou une tante qui connaît bien le bébé sont en bonne place dans la liste des préférences. Une voisine maternelle pourrait aussi s'occuper de votre enfant la journée.

Tout le monde n'a cependant pas la chance d'avoir un parent ou une voisine qui accepte de garder son enfant ; il faut donc trouver d'autres solutions. N'hésitez pas à prendre des renseignements et à rencontrer plusieurs personnes. Si la nounou ne connaît pas le bébé, invitez-la chez vous et allez la voir plusieurs fois avec le bébé pour qu'ils fassent connaissance avant que vous ne repreniez le travail. Dites clairement que vous allaitez, et expliquez précisément ce que vous souhaitez que l'enfant mange, ce qu'il aime et ce qu'il n'aime pas, ses habitudes de sommeil et, sans doute le plus important, que vous ne voulez pas qu'on laisse votre bébé pleurer. Elle pourra constater par elle-même comment vous faites avec votre bébé, et sera ainsi au courant de ses habitudes. Vous pourrez aussi voir comment elle s'y prend avec le bébé : vous saurez vite si vous avez trouvé la bonne personne.

Il peut être intéressant de chercher un lieu d'accueil près de votre lieu de travail plutôt que près de votre domicile. Cela vous permettra d'aller voir le bébé à la pause de midi, ou à la nounou de vous l'amener au travail.

Quand vous choisissez une personne pour garder votre bébé, veillez à ce que sa manière d'agir et de se comporter avec le bébé soit aussi proche que possible de la vôtre, que ce soit quelqu'un qui connaît bien les bébés et comprend leurs besoins. Est-ce qu'elle lui chantera des chansons ? Est-ce qu'elle va lui parler ou le bercer doucement pour l'endormir ? Le porter ?

Un enfant apprend à avoir confiance dans les autres si l'on a une attitude cohérente envers lui. Un bébé a besoin de quelqu'un d'affectueux et d'ouvert, et il vaut mieux que ce soit toujours la même personne plutôt qu'un défilé de visages sans cesse différents. Même si une mère qui travaille espère évidemment trouver quelqu'un de fiable et d'affectueux pour la remplacer, elle doit être consciente qu'au bout d'un certain temps, son bébé va inévitablement s'attacher à cette « autre mère ».

Il peut aussi arriver qu'un beau jour, votre super-nounou vous annonce qu'elle déménage ou qu'elle reprend un travail. Un événement aussi inattendu peut représenter un chamboulement considérable pour un jeune enfant.

Les mères qui travaillent pensent aussi aux structures collectives comme solution de garde. La crèche présente une certaine garantie de stabilité, mais les enfants les plus jeunes ne sont pas toujours à l'aise en collectivité. Un tout-petit n'est pas prêt à partager l'attention de l'adulte avec un grand nombre d'enfants du même âge, et les activités d'une crèche ne correspondent pas au besoin qu'a un bébé de s'attacher à une personne, de compter sur son attention et son affection. Les enfants ont beaucoup plus de risques d'être malades quand ils sont gardés en collectivité, mais s'ils continuent à être allaités, les risques sont bien diminués.

S'accommoder de la séparation

La plupart des mères trouvent que le plus difficile quand elles reprennent le travail, c'est d'être séparées de leur enfant.

Carole Jonco, dans la Creuse, dit comment l'allaitement l'a aidée à mieux vivre cette période :

« Enzo a été allaité exclusivement pendant trois mois et demi, le temps de mon congé maternité, j'ai ensuite décidé de le sevrer les semaines qui précédaient son entrée à la crèche : je n'arrivais pas à concevoir de travailler tout en ayant des montées de lait, je n'avais pas envie d'être « une maman débordant de lait » dans un contexte professionnel, par gêne sûrement.

J'étais particulièrement tourmentée à cette période-là. Je ne vivais pas très bien le fait d'arrêter l'allaitement, et surtout je n'arrivais pas à me résoudre à confier mon fils à des inconnues. Le sentiment d'abandonner mon enfant m'a tiraillé le ventre des semaines et des semaines… Finalement, je n'ai jamais pris les médicaments pour arrêter les montées de lait, et j'ai demandé à mon employeur une heure pour allaiter mon bébé avant ou après ma pause-déjeuner. Je crois honnêtement que si j'ai continué à allaiter Enzo à son entrée à la crèche, c'était davantage pour le voir en milieu de journée et le sentir près de moi que pour les bienfaits réels du lait maternel. »

Une mère qui envisage d'allaiter tout en travaillant aura tout intérêt à participer à des réunions de La Leche League. Elle a besoin du soutien que peuvent lui apporter d'autres mères qui allaitent. Votre bébé est le bienvenu aux réunions de LLL.

Tout cela en vaut-il la peine ? Ne serait-il pas plus facile de cesser d'allaiter si vous reprenez le travail ? Une mère qui travaille et avait donné le biberon à son premier enfant, allaite son deuxième et résume ainsi son point de vue : « Allaiter me simplifie beaucoup la vie, et m'aide à prendre du temps avec mes enfants quand je suis à la maison. » Une autre mère ajoute : « Je ne veux pas que mon bébé rate les bienfaits de l'allaitement simplement parce que j'ai repris mon travail. »

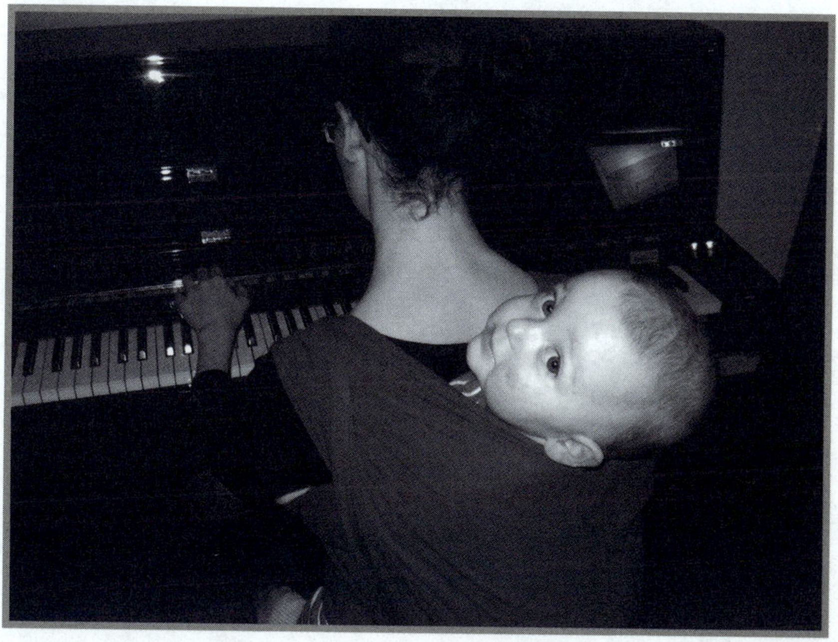

Travail et allaitement : pourquoi choisir ?

Chapitre 13

Votre alimentation

Au cours de la grossesse, le bon développement de votre bébé dépend en grande partie de votre alimentation. Votre propre santé et votre bien-être sont aussi en jeu. Si cela s'avère nécessaire, vous serez d'autant plus motivée pour changer vos habitudes alimentaires que vous êtes déterminée à donner le meilleur à votre bébé.

L'allaitement est assurément pour lui le meilleur départ dans la vie. Vous prolongerez ce bon départ en lui proposant des aliments sains quand il est prêt à les prendre, et en lui donnant de bonnes habitudes alimentaires qu'il conservera toute sa vie. La meilleure manière d'y parvenir, c'est que toute la famille ait une alimentation correcte et équilibrée.

Ce chapitre présente quelques principes généraux pour vous aider à choisir vos aliments. Vous pourrez en apprendre plus sur le sujet en consultant des ouvrages sur l'alimentation saine.

Les principes d'alimentation que prône La Leche League consistent à manger des aliments variés et équilibrés, aussi proches que possible de leur état naturel. À de rares exceptions près en effet, plus un aliment est transformé, plus il perd en éléments nutritifs. Pour les accommoder, vous trouverez facilement dans des livres et sur Internet des idées et des recettes de cuisine saine (il existe même des blogs consacrés au partage de recettes !).

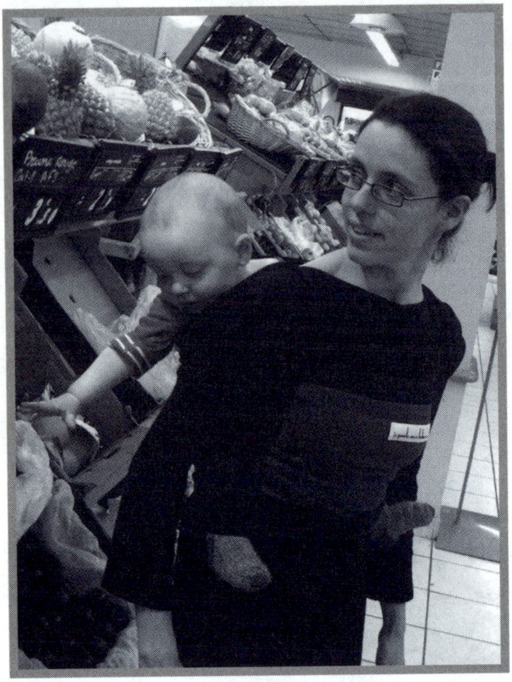

Mangez des aliments variés et équilibrés, aussi proches que possible de leur état naturel.

Les principes de base

Pour la plupart des nutritionnistes, les principes de base d'une bonne alimentation consistent à sélectionner, de façon équilibrée, des aliments couvrant tous nos besoins nutritionnels : des aliments variés, des aliments d'origine végétale et animale, et différentes parties des animaux et des végétaux.

Quand il s'agit de décorer sa maison ou de s'habiller, on recherche instinctivement des styles et des couleurs variés. L'organisme lui aussi demande une variété dans les aliments, avec des saveurs, des couleurs et même des textures (molle, ferme, élastique, juteuse, croustillante) différentes, correspondant à différents éléments nutritifs et à différents besoins du corps.

Les protéines animales se trouvent dans la viande, rouge et blanche, mais aussi dans le poisson : vous pouvez varier vos apports. On trouve aussi des protéines dans les végétaux : haricots et autres légumes secs (lentilles, pois chiches), noix, graines et céréales. Ces aliments, parfois combinés à de petites quantités de viande ou de fromage, sont la base de bien des plats traditionnels, sains, délicieux et peu onéreux.

Du côté des végétaux, il y a non seulement les légumes verts, mais aussi les légumes orange ou jaunes comme les courges, les patates douces, les poivrons. Il y a les feuilles de la salade verte, les bettes, les choux verts, le chou frisé ou pommé. Il y a aussi les racines, comme les carottes, les betteraves, les navets et les oignons. Ou encore les tiges et les tubercules, comme les asperges et les pommes de terre, et les fruits de plantes comme le maïs, les haricots et les tomates, de même que les pommes, oranges, raisins, bananes ou melons.

Il y a tant d'aliments différents ! Il serait vraiment dommage de se limiter à ne manger que deux ou trois légumes toute sa vie. Vous priveriez votre corps des éléments nutritifs que chacun d'eux peut vous apporter.

Les graisses apportent de l'énergie, et elles sont nécessaires pour la cuisson et la préparation de certains aliments. Il y a les graisses animales et les grasses végétales, les graisses solides et les graisses liquides, les graisses saturées et les graisses insaturées. Parmi les graisses animales, on citera le beurre, la crème, le saindoux. Parmi les graisses végétales, la margarine et les huiles végétales. Les chercheurs ont constaté qu'un régime trop riche en matières grasses augmentait le risque de troubles cardiovasculaires et d'autres maladies, et les diététiciens s'accordent à dire que la plupart des gens ont une alimentation trop riche en graisses. Certaines graisses sont meilleures que d'autres pour la santé. Les graisses solides à température ambiante (beurre, margarine) sont à consommer avec modération. Choisissez de préférence l'huile d'olive, l'huile de colza, ou l'huile de tournesol, qui ajoutera à votre cuisine de la variété et de la saveur.

Vos recettes de bœuf haché contiendront moins de graisses si vous le remplacez pour tout ou partie par de la dinde hachée, plus maigre. L'aspect et la saveur changent peu si l'on ajoute un bon assaisonnement. Pour diminuer les graisses animales, vous pouvez aussi choisir de manger moins d'aliments d'origine animale, et plus de protéines végétales.

Des repas variés

Pensez à composer des repas variés.

Mais la variété n'implique pas l'obligation de manger de tous les aliments disponibles. Si vous ou un autre membre de la famille n'aimez pas tel aliment, il en existe toujours un autre qui peut le remplacer. Le fromage et le yaourt peuvent remplacer le lait. Les œufs remplacent bien la viande et le poisson, de même que les combinaisons de céréales complètes, noix, pois et haricots secs, lentilles et riz complet. Il y a tant d'aliments différents que chaque civilisation, chaque époque, chaque continent a pu faire son choix parmi les aliments disponibles pour remplir son assiette. Chaque pays, chaque région a son propre plat traditionnel.

Et surtout, n'oubliez pas que manger est aussi un plaisir !

Comme le dit la brochure « La santé vient en mangeant, un guide alimentaire pour tous », éditée dans le cadre du Plan national nutrition santé du ministère de la Santé :

> *Manger est un des grands plaisirs de la vie : depuis celui d'assouvir sa faim jusqu'au plaisir gastronomique d'un bon repas… Le plaisir de manger procure un certain bien-être, et nombre d'entre nous associent ce bien-être à une bonne santé. Il est vrai que nous construisons notre santé avec notre alimentation : toutes les études scientifiques le confirment.*
>
> *Chaque famille d'aliments a sa place dans votre assiette. Tous sont indispensables pour assurer un équilibre nutritionnel, mais certains doivent être consommés avec modération, tandis que d'autres sont à privilégier.*

L'équilibre nutritionnel ne se fait pas sur un seul repas ou même sur une journée, mais sur plusieurs jours !

Aujourd'hui, les moyens de transport et la mondialisation nous permettent d'avoir des aliments qui viennent du bout du monde en toute saison. Cependant, privilégier les aliments de saison et la production locale est nutritionnellement et écologiquement plus raisonnable.

Des aliments naturels

De façon générale, plus il s'éloigne de son état naturel, plus un aliment perd de sa valeur nutritionnelle. Les aliments frais sont habituellement meilleurs que les aliments congelés, et les aliments congelés, meilleurs que ceux en conserve. La cuisson éloignant elle aussi les aliments de leur état naturel, certains seront meilleurs crus que cuits. C'est vrai en particulier pour les fruits et les légumes, à quelques exceptions près (par exemple la vitamine A présente une meilleure disponibilité dans les carottes cuites). La plupart des aliments contenant des protéines nécessitent d'être cuits. Les aliments peu cuits, à condition de bien les digérer, sont meilleurs que les aliments trop cuits. Si on les fait sauter à feu vif tout en les remuant, comme dans la cuisson au wok, les aliments cuisent rapidement tout en conservant la saveur et la plupart des éléments nutritifs des aliments à l'état cru.

En privilégiant les aliments naturels et en utilisant toutes les classes d'aliments, vous trouverez dans votre alimentation tous les éléments nutritifs connus tels que vitamines et minéraux, et même ceux qui n'ont pas encore été découverts ! Avec une alimentation variée, vous aurez moins besoin de prendre des vitamines et autres suppléments. Une telle alimentation vous apportera tout ce dont vous avez besoin pour être en bonne santé, et chacun y trouvera de quoi satisfaire ses goûts.

À éviter

Additifs chimiques. Moins il y a d'additifs, mieux c'est ! L'industrie alimentaire en utilise de nos jours un grand nombre, qui servent à améliorer la couleur ou à allonger la durée de conservation des aliments. Leur innocuité étant loin d'être prouvée, le plus sage est de les éviter dans toute la mesure du possible. Lisez les étiquettes sur les bouteilles, les boîtes de conserve et les emballages, et choisissez les articles qui comportent le moins d'arômes artificiels, de colorants et de conservateurs. Le mieux est encore de préparer soi-même la nourriture à partir de produits frais.

Sucres. Le sucre est un des grands responsables du dérèglement de l'appétit. Consommé en trop grande quantité, il peut rendre le palais insensible aux saveurs des aliments frais. Il est facile de manger trop de sucre, et c'est particulièrement mauvais chez les nourrissons et les jeunes enfants, en premier lieu parce qu'il apaise la faim et peut prendre la place d'aliments sains et naturels. On trouve évidemment du sucre dans les desserts, les bonbons et les sodas. Mais il y a aussi beaucoup de sucres « cachés » dans nombre d'aliments courants du commerce. Lisez la liste des ingrédients sur les paquets et les bouteilles que vous achetez : le sucre y est aussi appelé sirop de glucose, édulcorant, fructose, dextrose, etc.

Vous pouvez réduire voire supprimer le sucre dans beaucoup de recettes. Même dans les desserts, on peut réduire considérablement la quantité de sucre sans que la saveur en soit affectée. Si, dès le début, vous donnez à vos bouts de chou des fruits frais comme dessert, ils aimeront ça. Et au fur et à mesure que vous et votre mari consommerez moins de sucre, vos papilles gustatives apprécieront de mieux en mieux la saveur sucrée naturelle.

Sel. Le sel (chlorure de sodium) peut lui aussi être cause de problèmes. À l'origine, on ajoutait du sel dans les aliments pour les conserver et masquer leur goût désagréable quand, faute de réfrigération, ils se gâtaient. Aujourd'hui, on l'utilise (trop) souvent pour relever la saveur des aliments.

Chez certaines personnes, l'excès de sel peut provoquer de l'hypertension (à l'origine d'attaques cérébrales, parmi les principales causes de décès dans les pays occidentaux). On se portera mieux en réduisant la quantité de sel qu'on consomme : il y a d'autres manières de relever les saveurs, comme les herbes ou les épices.

Céréales raffinées. Ces produits sont eux aussi responsables de troubles de l'appétit. En effet, une partie des minéraux et des vitamines importants disparaissent au cours du raffinage. Ces minéraux et vitamines sont conservés dans les graines et céréales complètes, qui apportent en outre des fibres, comme beaucoup de fruits et légumes. Or, on sait qu'un régime comportant beaucoup de fibres diminue le risque de certains cancers. Les fibres sont également importantes pour éviter la constipation, un problème que connaissent beaucoup de femmes pendant la grossesse et après l'accouchement. Mais attention, les produits phytosanitaires comme les engrais, les insecticides ou les traitements après récolte se concentrent sur l'enveloppe des céréales. Si vous souhaitez manger des céréales complètes sans absorber ces produits, il vaudra mieux éviter celles qui sont produites par des méthodes conventionnelles, et préférer celles qui proviennent de l'agriculture biologique.

Comment bien manger

Si vous suivez les principes que nous avons présentés ci-dessus et que vous savez rendre les plats savoureux et appétissants, vos repas seront à la fois plaisants et nutritionnellement équilibrés. Voici quelques suggestions pour vous y aider.

Lire les étiquettes

Prendre l'habitude de lire la liste des ingrédients figurant sur les emballages des aliments vous permettra de choisir ceux qui comportent le plus d'ingrédients sains, et d'éviter ceux qui contiennent trop de sucre, de sel, de graisses, d'additifs, de colorants artificiels ou autres ingrédients auxquels vous ou un autre membre de la famille pourriez être allergique.

Il est important de lire la liste des ingrédients dans la mesure où les autres informations figurant sur l'étiquette peuvent être trompeuses. Par exemple, une « boisson aux fruits » n'est pas du jus de fruits pur, mais simplement un mélange d'eau, de sucre et de fruits (souvent pas plus de 10 %). « Enrichi » est un autre mot trompeur. Le fabricant affiche toute la liste des vitamines rajoutées, comme si c'était un « plus », alors que les aliments « enrichis » ont une moindre valeur nutritive que le produit non transformé, et qu'ils sont plus chers.

Il faut savoir que la liste des ingrédients suit un ordre décroissant : elle commence par ceux qu'on trouve en plus grande quantité. Par exemple, la farine est l'ingrédient qu'on trouve le plus dans le produit si la farine est le premier ingrédient de la liste. Si le deuxième ingrédient listé est le sucre, le dextrose ou le sirop de glucose, c'est qu'après la farine, l'édulcorant est l'ingrédient qu'on trouve le plus dans le produit, et ainsi de suite (s'il y a plusieurs édulcorants sur la liste, il est fort possible que le sucre soit en fait le principal ingrédient, une fois qu'on a fait l'addition). Les produits chimiques viennent en général ensuite, et il arrive que certains produits très transformés contiennent plus de produits chimiques que de nutriments : les produits chimiques sont par exemple majoritaires dans certaines crèmes dessert et certaines crèmes glacées.

Changer ses habitudes alimentaires

On ne change pas ses habitudes alimentaires du jour au lendemain. Proposer de nouveaux aliments, cela demande du tact, de la patience et de l'imagination. Au début, choisissez des aliments qui ressemblent à ceux dont vous avez l'habitude. Quand vous faites vos courses, n'achetez pas les sortes d'aliments que vous ne voulez pas qu'on mange chez vous. Si les adultes continuent de grignoter des biscuits et des chips, les enfants voudront faire de même.

Un peu de créativité permet de rendre les aliments plus attrayants. Un bambin trouvera meilleur le fromage fondu sur du pain complet s'il a la forme d'un triangle ou d'un papillon. Une tranche de melon sur de la salade peut être un bateau sur la mer. Faites appel à l'imagination de votre bambin en appelant une tranche de pomme croquante un « gâteau » à la pomme. Les légumes colorés en tranches qu'on trempe dans une petite sauce sont attrayants pour l'œil. Il suffit parfois d'un récipient inhabituel pour piquer l'intérêt des enfants. Servez les en-cas dans une assiette de dînette, ou dans des coupes spéciales. Proposez un milk-shake : banane, lait, glace et un peu de vanille. Servi dans un verre amusant avec une paille, comment y résister ?

Céréales complètes

Toute la famille prendra plaisir à découvrir les céréales complètes : il y a en effet des centaines de manières de les préparer. Si les flocons d'avoine n'ont pas de succès au petit déjeuner, essayez le maïs : en céréale, en purée grillée à l'ancienne ou encore en pain. Dans certaines recettes, on mélange la farine de maïs et la farine de blé complet, dans d'autres, il n'y a que de la farine de maïs. La kacha est une céréale traditionnelle en Europe de l'Est ; elle est à la fois nourrissante et facile à préparer. On peut la manger chaude ou froide, un peu comme le riz. L'odeur de petits pains aux raisins attirera les convives à table. Il est difficile de résister aux petits pains, et il est facile de transformer la recette en y ajoutant les ingrédients qu'on a sous la main : pommes, noix, myrtilles, carottes râpées, etc. C'est une façon agréable de donner à toute la famille de l'énergie pour la journée. Pensez aussi au müesli : il en existe de nombreuses recettes, et vous aurez plaisir à le faire vous-même, ceux qu'on trouve dans le commerce contenant souvent beaucoup de sucres et de graisses.

Peut-être le papa et les aînés vont-ils rechigner quand vous leur présenterez du pain complet pour la première fois. Vous pouvez commencer par des sandwichs « moitié-moitié », une tranche de pain complet et une tranche de pain blanc. Dans le même ordre d'idée, Joël Acremant, cuisinier et conférencier, suggère de mélanger pâtes blanches et semi-complètes pour obtenir une meilleure valeur nutritive sans générer de résistance chez les convives non habitués. Idem avec le riz, la semoule de couscous et certaines autres céréales… Quant aux très jeunes enfants, dont le goût n'a pas encore été déformé, ils aiment en général le pain complet.

Si vous aimez faire votre pain et vos gâteaux, vous pouvez remplacer la farine blanche par de la farine complète, en augmentant petit à petit la proportion de farine complète. Faire son pain soi-même est une activité agréable et beaucoup plus facile qu'on ne s'y attend. Si vous augmentez progressivement la proportion de farine complète, au bout de quelques mois, vous finirez par fabriquer du pain complet sans que votre famille le trouve « bizarre ». Ils le préféreront peut-être même au pain blanc dont ils avaient l'habitude, surtout quand il sort tout chaud du four !

Ajoutez des noix et des graines

Ne négligez pas les noix et les graines : elles ont bien des qualités. Même grillées, elles sont nourrissantes, bien qu'un peu moins que si elles étaient crues. Vous augmenterez la valeur nutritive de votre salade de pommes de terre, de poulet ou de thon en y ajoutant une cuillerée à soupe ou deux de graines de sésame. Elles sont si petites et leur saveur est si discrète que le plus difficile de vos convives ne les remarquera pas. Une pincée de graines crues de tournesol ou de sésame sur les céréales ou le yaourt du petit déjeuner les rendra plus nourrissants, plus savoureux et légèrement croustillants. Vous pouvez rajouter des graines de sésame ou des noix râpées dans presque toutes vos pâtes, personne ne vous le reprochera. Les graines de lin sont intéressantes pour leur richesse en oméga 3, mais tout comme les graines de sésame, elles doivent être bien mâchées ou finement moulues pour être assimilées. Les noix et les graines sont délicieuses dans le pain, les gaufres et les gâteaux.

Plutôt que dans le commerce ordinaire, où elles sont chères et parfois rances, achetez les noix et les graines dans un magasin ou un marché bio, où vous les trouverez en vrac dans de grands bacs, et où vous pourrez les acheter au poids. Vous ferez des économies, et elles seront plus fraîches et savoureuses. Vous pouvez les mettre au congélateur pour les conserver plus longtemps.

Attention à ne PAS donner de noix, noisettes, cacahuètes à un enfant de moins de 3 ans, ni les laisser à sa portée : avant cet âge, le risque d'étouffement est important.

Manger moins de viande

Si votre famille a l'habitude de ne manger que de la viande de bœuf ou de poulet, essayez cette recette de poisson. Le mieux est de commencer par des filets sans arêtes, frais ou congelés. Plus la cuisson est courte, plus les éléments nutritifs sont préservés. Mettez un peu d'huile d'olive ou de beurre fondu sur le filet, et faites frire cinq minutes de chaque côté, plus longtemps si le filet était congelé ou s'il fait plus de deux centimètres et demi d'épaisseur. Avant de servir, ajoutez une pincée d'aneth, de paprika, de curry ou d'une autre épice; pour finir, pressez quelques gouttes de citron ou mettez des tranches de citron sur le plat.

En-cas

Proposez des en-cas nourrissants, et pas seulement des trompe-la-faim. Si vos enfants sont affamés et que le dîner n'est pas prêt, proposez-leur des légumes et des fruits frais. Même le plus difficile des petits ogres ne refusera pas une pomme ou une orange pelée, en tranches et coupée en petits morceaux. Même s'il a ensuite moins d'appétit parce qu'il a pris un en-cas, ce n'est pas grave puisque ce qu'il a mangé est nourrissant. Considérez cela comme une partie du repas. Il arrive souvent qu'un aliment nourrissant soit englouti à toute vitesse si vous le donnez avant le repas, alors que l'enfant aurait fait la fine bouche s'il l'avait trouvé sur la table du dîner. Si vous cuisez la moitié seulement des légumes et que vous servez l'autre moitié crue, chacun pourra choisir ce qu'il préfère. Surveillez les enfants de moins de 3 ans quand ils mangent des carottes crues : il faut qu'ils les mâchent bien pour éviter que des petits bouts passent dans les voies respiratoires. Les jeunes enfants se débrouillent sans problème avec les autres légumes et fruits crus.

Les en-cas congelés sont attrayants par temps chaud. Quand les bambins ont des poussées dentaires, les aliments congelés peuvent apaiser leurs gencives irritées. Voici quelques exemples d'en-cas congelés : yaourts ou jus de fruits glacés, myrtilles, fraises, raisins, tranches de pêche ou de poire. Des bananes congelées sur un bâton seront bien meilleures pour vos enfants qu'un bâtonnet de crème glacée. Vous pouvez aussi passer au mixeur des cubes de fruits ou de yaourt surgelés au préalable, et obtenir des glaces pur fruit en ajoutant un peu de sucre et de blanc d'œuf, ou un nuage de crème.

Les fruits secs sont nourrissants, mais évitez d'en donner tous les jours. Ils peuvent abîmer les dents parce qu'ils contiennent beaucoup de sucre, et qu'ils ont tendance à se coincer entre les dents et à échapper au brossage. De plus, beaucoup de fruits secs vendus dans le commerce ont subi des traitements pour assurer leur conservation (irradiation par exemple), ou ont été enrobés de sucre ou de miel. Préférez les fruits séchés au soleil, sans miel ni sucre, qui sont d'excellents moyens de sucrer vos gâteaux à la farine complète.

Apaiser la soif

En plus d'étancher la soif, les jus de fruits et de légumes ont une valeur nutritive. Vous trouverez de nombreuses sortes de jus sans additifs ni sucres ajoutés : jus de pomme, de raisin, de tomate, de pamplemousse ou d'ananas. Il existe aussi des mélanges, très appréciés. Certaines marques proposent des jus « à base de concentré », où le fabricant peut ajouter du sucre mais doit le mentionner.

Tout le monde appréciera de boire un jus d'orange ou de pamplemousse qu'on vient de presser. Vous pouvez y ajouter de l'eau minérale pour le rendre gazeux. Votre famille s'habituera vite à la saveur sucrée naturelle de ces jus de fruits frais.

Et n'oubliez pas l'eau : rien de tel que l'eau pour apaiser la soif! Elle sera plus attrayante si on la sort du réfrigérateur dans une carafe colorée que si c'est « juste de l'eau du robinet ». Par une chaude journée d'été, un verre d'eau fraîche avec une rondelle de citron sera rafraîchissant rien que par son aspect. Et l'habitude d'emporter partout avec soi une bouteille d'eau est une bonne idée.

Cultivez votre jardin

Le mieux est d'avoir son propre potager. Si vous avez une maison et un peu de terrain, c'est la meilleure solution. Sinon, vous pouvez peut-être louer un lopin de terre ou un jardin ouvrier, ou demander à un voisin de vous prêter un peu de terrain en échange de quelques fruits et légumes frais.

Il y a quelque chose de particulier dans les odeurs d'un jardin : l'odeur forte des tomates ou celle douce-amère des fanes de carottes. Et puis, vous aurez la fierté et la satisfaction de voir que les graines que vous avez semées sont devenues des légumes ou des fruits tout prêts à être mangés. On voit souvent les enfants se jeter sur les fruits cueillis au jardin, alors qu'ils n'auraient pas voulu les goûter ailleurs.

L'avantage de cultiver ses propres légumes est qu'on est sûr qu'ils ne contiennent pas de produits chimiques, ni engrais, ni pesticides. Ces produits chimiques restent dans la peau des fruits et des légumes, même lavés, et si on les épluche, on se prive d'éléments nutritifs importants. C'est un dilemme qui ne se pose pas quand il s'agit de votre propre production.

Si vous n'avez pas la possibilité ou l'énergie d'avoir votre potager, peut-être aurez-vous la chance de trouver près de chez vous un maraîcher ou une association qui propose des paniers de légumes hebdomadaires par abonnement. Vous pouvez aussi installer un petit jardin intérieur, faire quelques cultures sur votre balcon ou votre terrasse, ou simplement faire germer des graines dans votre cuisine.

Se nourrir quand on allaite

Si votre alimentation est correcte et équilibrée, il n'y a aucune raison d'en changer lorsque vous allaitez. Pensez juste à manger suffisamment pour être en bonne santé. Une bonne mère est entre autres une mère qui mange bien.

Quelques rappels

Les mères qui allaitent ont souvent envie de boire plus, et elles doivent boire assez pour apaiser leur soif. Vous pouvez boire de l'eau, des jus de fruits et de légumes, du lait ou de la soupe. Tout occupée par le nouveau bébé, vous pouvez ne pas remarquer que vous avez soif. Certaines mères prennent l'habitude de boire un verre d'eau chaque fois qu'elles s'assoient pour allaiter, et elles ont toujours sur elles une bouteille d'eau quand elles sortent. Des urines claires et abondantes sont le signe que vous buvez suffisamment.

La constipation (des selles dures et sèches) est souvent le signe que vous n'absorbez pas assez de liquides. Si vous êtes constipée, buvez plus, mangez plus de fruits frais et de légumes crus, plus de céréales complètes. Beaucoup de mères ont observé que les poires crues sont particulièrement efficaces. Il en va de même des pruneaux et du jus de pruneaux. Il suffit souvent de manger plus de légumes verts pour éviter la constipation.

Produits laitiers et autres sources de calcium

Il n'est pas nécessaire de boire vous-même du lait pour en fabriquer ! Si vous ne supportez pas le lait, n'en buvez pas. Le lait de vache est riche en calcium, mais il provoque aussi fréquemment des allergies. S'il y a un terrain allergique dans votre famille, vous préférerez peut-être diminuer ou supprimer le lait pendant votre grossesse, pour éviter d'y sensibiliser votre bébé. Cela dit, des études très récentes semblent montrer qu'il n'y aurait aucun avantage à ne pas exposer l'enfant au lait pendant la grossesse.

Même si vous n'avez pas de réaction au lait de vache, vous n'avez pas forcément besoin d'en boire. D'autres produits peuvent apporter le calcium dont vous et votre bébé avez besoin. Les yaourts, les fromages à pâte dure (comme le gruyère ou le parmesan) sont aussi riches en calcium. Beaucoup de personnes allergiques au lait les supportent au moins en petite quantité. Il y a aussi la mélasse, le tofu enrichi en calcium, le chou chinois, les brocolis, les bettes et le chou frisé. Les graines de sésame sont particulièrement riches en calcium : on peut en ajouter au pain et aux gâteaux, ou en saupoudrer les salades et les céréales.

La viande et les noix contiennent généralement peu de calcium. Il y a cependant des exceptions, comme le foie, les amandes et les noix du Brésil. Parmi les poissons, on trouve beaucoup de calcium dans les sardines et le saumon rouge en boîte, qu'on mange généralement avec les arêtes. Contrairement à celles qu'on trouve dans la plupart des poissons, ces arêtes sont rondes et suffisamment molles pour qu'on puisse les manger. Leur consistance croustillante s'allie agréablement à celle plus molle du reste du poisson. En écrasant du saumon en conserve, vous obtiendrez une pâte à tartiner sur des biscuits secs ou du pain.

Caféine

Si vous avez l'habitude de boire beaucoup de café, vous vous demandez sans doute si cela peut avoir un effet sur le bébé.

En dessous de cinq petites tasses de café par jour, la caféine ne pose pas de problème à la plupart des femmes allaitantes et leurs bébés. Mais chaque bébé a sa propre tolérance, et certains réagiront à une seule tasse. À vous d'observer les réactions de votre bébé. Si vous pensez que la caféine rend votre bébé agité, cessez d'en prendre pendant une semaine ou deux, et voyez s'il y a un changement.

Notez qu'on trouve aussi de la caféine dans le thé, dans le cola, et même dans certains médicaments.

À la place, vous pouvez boire des tisanes, comme du « thé rouge », une plante sans théine. Le mieux est en général de boire de l'eau, des jus de fruits ou du lait, et de limiter la quantité de café et de thé.

Compléments

Aujourd'hui, beaucoup de gens prennent des vitamines ou des minéraux afin de prévenir certaines carences ou les pallier. Mais ce ne sont que des compléments, qui ne remplacent pas une bonne alimentation.

Votre médecin vous a peut-être prescrit des compléments de vitamines ou de minéraux pendant votre grossesse, en particulier du fer, et il peut vous inciter à continuer de les prendre pendant la durée de l'allaitement. Certaines mères ont l'impression que leur supplémentation en fer provoque des coliques chez le bébé. Si c'est votre cas, vous pourrez demander à votre médecin qu'il vous indique d'autres sources de fer.

Si la mère a une alimentation végétalienne (sans aucun produit ni sous-produit animal), elle devra prendre des compléments de vitamine B12 pour éviter que le bébé ne souffre d'une carence en cette vitamine.

Perdre du poids

Les mères se demandent souvent s'il est possible de perdre du poids pendant qu'on allaite. La réponse est oui. En fait, il est plus facile de perdre les kilos pris pendant la grossesse quand on allaite. Si vous avez pris du poids, c'est pour avoir l'énergie nécessaire à la production du lait. Les jeunes mères qui n'allaitent pas devront suivre un régime et faire de l'exercice pour perdre du poids. Les femmes qui allaitent sont mieux loties, puisque les calories nécessaires à la production du lait demandent une énergie supplémentaire. Les études ont montré que les mères qui allaitent ont tendance à perdre plus de poids quand l'enfant a entre 3 et 6 mois que les mères qui prennent moins de calories mais n'allaitent pas.

Dans son *Guide de l'alimentation de la femme enceinte*, le docteur Paul Sachet, médecin nutritionniste, écrit : « La période d'allaitement est idéale pour perdre un peu de poids. Pendant votre grossesse, vous avez stocké un certain nombre de kilos de graisse qui ont servi au cours des trois derniers mois à fournir de l'énergie, à vous et à votre bébé, et à préparer une réserve pour l'allaitement. Ces deux à quatre kilos de graisse vont être *mobilisés* en deux ou trois mois pour fournir chaque jour entre

200 et 300 calories, la moitié de ce qui est nécessaire pour fabriquer le lait de votre enfant. »

Bien sûr, la perte de poids varie aussi beaucoup selon les individus, leur régime alimentaire et leur degré d'exercice physique.

Ne faites rien pour perdre du poids les deux premiers mois qui suivent l'accouchement. Votre corps a besoin de se remettre de l'accouchement et d'établir une bonne production de lait ; la plupart des mères qui allaitent perdent de toute manière du poids en mangeant à leur faim.

Si vous n'avez pas perdu de poids au bout de deux mois, il faut sans doute que vous fassiez plus d'exercice et que vous absorbiez moins de calories, en prenant moins de lipides et de glucides. Mettez le bébé dans une poussette ou dans un porte-bébé, sortez faire une promenade de trois kilomètres, cinq fois par semaine. Dans le même temps, prenez 100 calories en moins par jour, soit l'équivalent d'une cuillerée à soupe de beurre ou d'huile. Ces mesures vous permettront sans doute de perdre un kilo à un kilo et demi par mois. Ce n'est pas beaucoup, mais vouloir perdre du poids plus vite n'est pas recommandé. Et prendre de l'exercice vous apportera d'autres bénéfices en plus de la perte de poids !

Il y a quelques années, on s'est demandé si l'exercice physique avait un effet sur la composition du lait. Une étude largement diffusée avait montré que la mère devait éviter d'allaiter juste après avoir fait de l'exercice, parce que le lait changeait de composition. Mais d'autres études n'ont pas retrouvé les mêmes résultats ; en fait, une étude a montré que les mères qui allaitent et font régulièrement de l'exercice ont plus de lait que celles qui n'en font pas. En s'appuyant sur plusieurs études, les chercheurs ont conclu qu'un exercice modéré durant l'allaitement ne pose pas de problème, et que la plupart des mères en tirent avantage.

Les régimes draconiens, les régimes des magazines féminins, une perte rapide de poids posent des problèmes chez la mère qui allaite. À une époque, on disait qu'une perte de poids trop rapide libérait des contaminants dans le sang de la mère et qu'on en retrouvait en quantité plus importante dans son lait. Des recherches plus récentes montrent qu'en fait, il n'y a pas de risque. En revanche, un régime très riche en protéines et très pauvre en glucides présente un risque potentiel pour la mère qui allaite parce que certaines substances sont libérées dans le lait par le métabolisme altéré de la mère. Et tout régime draconien risque d'entraîner une diminution de la production lactée.

Les mères observent souvent qu'elles perdent naturellement du poids quand elles allaitent. Après des périodes où elles n'en perdent plus, beaucoup constatent qu'elles ont retrouvé leur poids d'avant la grossesse après le premier anniversaire de leur bébé, simplement en continuant d'allaiter et sans faire de régime particulier. Il suffit le plus souvent d'avoir une alimentation équilibrée, et de ne pas consommer trop de sucreries ni « d'aliments vides » (des aliments très caloriques mais sans intérêt nutritionnel).

Roxane raconte son expérience :

« Lors de ma première grossesse, j'ai arrêté de fumer dès que j'ai appris que j'étais enceinte. J'ai pris 19 kilos pour un poids de départ de 45 kilos. Après mon accouchement, j'ai été très surprise de constater que j'étais obligée de continuer à porter mes pantalons de grossesse pendant encore neuf mois : je n'avais pas du tout retrouvé des formes normales, et j'avais encore 10 kilos de trop. Je les ai perdus graduellement, et finalement, au bout de neuf mois, j'ai pu remettre mes anciens pantalons. Et au bout d'encore trois ou quatre mois, j'ai retrouvé un poids inférieur à 50 kilos. Je n'ai fait aucun régime pour ça, au contraire : en allaitant, je mangeais deux fois plus qu'à l'accoutumée ! »

Chapitre 14

La diversification alimentaire

C'est dans les années 1960 et 1970, à un moment où l'alimentation au lait artificiel semblait devenue la norme, que l'on a poussé le plus loin l'introduction précoce des solides : dès 2 mois, les bébés avaient droit non seulement aux bouillies, mais aussi aux fruits, aux légumes et à la viande. Stimulés autant par les médecins que par les industriels désireux de vendre leurs petits pots, les parents semblaient engagés dans une course folle à qui mettrait le plus tôt possible une cuillère dans la bouche de son bébé.

On en est revenu. Les scientifiques du monde entier sont aujourd'hui d'accord pour dire que l'allaitement maternel est l'alimentation normale, physiologique, prévue par la nature, du bébé humain, que celui-ci n'a besoin de rien d'autre avant 6 mois, et qu'il se portera mieux si l'on n'ajoute pas précocement des solides à son alimentation. Comme le dit la brochure du ministère de la Santé « Allaitement maternel : les bénéfices pour la santé de l'enfant et de sa mère » (PNNS, 2005), « l'allaitement maternel exclusif permet une croissance normale au moins jusqu'à l'âge de 6 mois. Il n'y a donc pas de raison d'introduire d'autres aliments avant cet âge, comme l'OMS le recommande ».

Il y a au moins deux bonnes raisons d'attendre pour donner des aliments solides à votre bébé.

Premièrement, le maintien de votre sécrétion lactée : plus votre bébé prend de solides, moins il veut de lait, et moins il tète, moins le sein produit. La recherche a confirmé que les bébés qui prennent tôt des solides équilibrent leur apport calorique en prenant moins de lait. Par ailleurs, le bébé reçoit moins d'anticorps quand les aliments solides remplacent le lait maternel dans son alimentation. Donner tôt des solides équivaut à remplacer une alimentation idéale et parfaitement adaptée par quelque chose de moins bonne qualité.

Deuxièmement, plus le bébé est petit, plus les aliments autres que le lait de sa mère risquent de provoquer des allergies. La plupart des aliments solides sont mal digérés par un bébé de 2 ou 3 mois, alors qu'il les supportera parfaitement quand il aura 6 mois ou plus.

Certains bébés à terrain allergique peuvent refuser les solides même à 7 ou 8 mois. C'est sans doute leur façon de se protéger d'aliments qui ne leur conviennent pas. Ces bébés continuent de bien se porter en étant exclusivement allaités, jusqu'à ce que leur organisme soit prêt à accepter d'autres aliments.

Les premières dents apparaissent généralement vers 6 ou 7 mois, et le bébé commence alors à éprouver le besoin de mâcher et de mordre. Sa bouche et sa langue ont acquis les nouvelles compétences dont il va se servir pour manger, et son système digestif peut maintenant accepter de nouveaux aliments.

Le bébé montre généralement très clairement quand il est prêt pour les solides : s'il est présent au moment du repas familial, par exemple sur les genoux de son père ou de sa mère, il va commencer à s'intéresser de plus en plus à la nourriture, suivre des yeux le trajet de la fourchette de l'assiette à la bouche du parent, réclamer sa part par des cris, et carrément mettre la main dans le plat pour se servir !

Compléments de vitamines

Si la mère reçoit suffisamment de vitamines par son alimentation, il y en aura assez dans son lait, dans les proportions adaptées à son bébé. La recherche ne cesse de le confirmer. Votre médecin vous incitera peut-être à continuer de prendre quand vous allaitez les vitamines qu'il vous a prescrites pendant la grossesse. Du moment que votre bébé se développe bien avec votre lait, il n'a pas besoin de vitamines, de fer, de fluor ou d'autres compléments pendant les premiers mois.

Une exception concerne la vitamine D, qu'on trouve seulement en petites quantités dans le lait maternel. C'est l'exposition au soleil qui apporte normalement la vitamine D aux enfants et aux adultes. Mais notre mode de vie sédentaire, où nous sommes la plupart du temps confinés à l'intérieur, limite l'exposition des enfants au soleil, et l'on voit des problèmes de carence dans nos pays. Les médecins préconisent par conséquent de donner aux bébés des compléments de vitamine D. Voyez le chapitre 17 où l'on en parle plus longuement.

Premiers aliments du bébé

Quand le bébé est prêt pour les solides, il est généralement prêt à tenir assis s'il est soutenu, et il porte naturellement à la bouche tout ce qu'il peut. Le plus simple pour commencer les aliments solides est de l'asseoir sur une chaise haute ou sur vos genoux s'il préfère, et de lui laisser prendre un petit morceau de son premier aliment solide.

Madalena, de Niort, évoque son expérience d'introduction des solides :

« Quand il s'agit d'aborder la diversification, chacun y va de son conseil éclairé (avec plus ou moins de fondement scientifique d'ailleurs). Donner telle ou telle quantité de légumes, de fruits ou de protéines à chaque repas. Surtout privilégier les mixés, purées et autres compotes maison. Le jeune parent se trouve enchevêtré dans les rouages d'une aventure qui le dépasse rapidement. Mais qu'en est-il de l'avis du petit gastronome ?

Ma fille Lucia n'avait jamais accepté la moindre tétine dans sa bouche, que ce soit une « tototte » ou celle d'un biberon, et je ne me suis pas non plus étonnée quand elle a refusé en bloc les superbes purées de légumes que je lui avais préparées avec amour, sans parler de celles de mon mari, cuisinier de son état, qui étaient rejetées avec encore plus de virulence ! C'est fou ce que nos bébés allaités savent dire ce qu'ils veulent ou ne veulent pas. Notre solution fut tout simplement de laisser Lucia goûter à sa guise ce qui se trouvait dans nos assiettes. Mon mari eut alors tout le loisir de concocter des petits plats savoureux, en prenant soin de mettre dans nos assiettes des aliments que Lucia pouvait découvrir elle aussi en l'état, sans risquer de s'étouffer. Je me souviens du bonheur de notre petite fille quand elle a compris qu'elle pouvait enfin manger comme nous, et de l'émotion de son papa, si fier de voir sa fille se régaler de ses mets. »

Cette première expérience de nourriture solide se passera sans doute mieux si vous donnez d'abord le sein à l'enfant pour qu'il ait moins faim. Il sera alors plus facilement d'humeur à essayer quelque chose de nouveau. Avec un peu de pratique et de la patience de votre part, il prendra vite le truc. Ces premiers essais n'ont pas pour but de le rassasier, mais simplement de le familiariser avec les aliments solides. Prenez une petite cuillère et mettez-y un peu de nourriture. Si votre bébé est de nature indépendante et refuse la cuillère, donnez-lui des aliments qu'il peut prendre avec les doigts, des petits morceaux de légumes bien cuits ou des tranches de fruits bien mûrs qu'il pourra attraper et mettre en bouche lui-même. À 1 an, il n'aura sans doute pratiquement plus besoin de votre aide pour manger tout seul.

Christèle, de Gex, évoque comment elle a impliqué le papa dans la diversification de son fils Quentin :

« *Sébastien, mon compagnon, rêvait depuis longtemps d'avoir un rôle dans l'alimentation de son fils. Aussi, j'ai proposé qu'il prenne Quentin sur ses genoux lors des repas après qu'il avait tété. Quentin pouvait alors avec bonheur focaliser son attention sur les aliments solides sans être distrait, si l'on peut dire, par mes seins. En effet, quand il fallait remplir son « petit » ventre, Quentin essayait toujours de téter toute la durée du repas, au lieu de manger les aliments solides. Il ne comprenait pas que les aliments solides allaient être disponibles à table pendant un temps déterminé seulement ! Il disait « veut téter, veut téter », mais maman se disait « mange maintenant, tu téteras encore après, mais mange maintenant, pendant qu'on est tous à table ». Et donc, le papa est intervenu pour orienter l'attention de mon petit bonhomme sur les joies des couleurs, des consistances (le goût, il l'avait déjà dans mon lait !). Petit à petit, Quentin a accepté de goûter de petites quantités, qui ne lui étaient pas enfournées de force mais qu'il piochait de lui-même, la cuillère à la main. J'ai investi dans une toile cirée qui a protégé le sol de la cuisine pendant quelques mois, et me permettait de nettoyer les éventuelles projections en un tournemain.* »

Attention : même si les bébés ont presque tous un excellent réflexe laryngé et peuvent la plupart du temps recracher tout ce qui prend une fausse route, ne laissez jamais seul un petit en train de manger, et ne donnez pas au bébé d'aliments à mâcher quand il est allongé : il risquerait de s'étouffer.

Commencer doucement

Proposez les nouveaux aliments l'un après l'autre, c'est-à-dire un seul aliment et non un mélange comme une compote, une soupe ou même des céréales mélangées. Prenez cette précaution parce qu'il est toujours possible que l'enfant supporte mal un de ces aliments. Si vous proposez un nouvel aliment à la fois et qu'il réagit par une éruption de boutons ou des fesses irritées, signes d'une éventuelle allergie, vous saurez quelle en est la cause la plus probable, et vous pourrez éliminer temporairement cet aliment. Attendez que l'enfant ait 1 an avant de lui proposer des aliments qui provoquent des allergies chez d'autres membres de la famille.

Le mieux est de laisser passer quelques jours avant de lui proposer un nouvel aliment. Il n'y a rien à gagner à donner le plus grand nombre d'aliments nouveaux dans le moins de temps possible. Il est même préférable de laisser au bébé le temps de découvrir un nouvel aliment avant de passer à un autre. Une cuillerée à café suffira le premier jour. En augmentant peu à peu la quantité, à la fin de la semaine, il en mangera deux ou trois fois par jour, la quantité qu'il souhaite. S'il en a assez, il vous le montrera en détournant la tête, en gardant la bouche fermée ou en recrachant la nourriture. N'insistez pas. L'amadouer ou le forcer pour qu'il « finisse son assiette » ne sert qu'à créer des problèmes avec la nourriture. Tout comme au sein, il sait de quelle quantité il a besoin.

Tout comme les adultes, les bébés aiment certains aliments et n'en aiment pas d'autres. Ne vous inquiétez pas si votre bébé se détourne d'un aliment donné. S'il a mangé avec plaisir une banane entière tous les jours de la semaine et qu'il n'en veut plus d'un jour à l'autre, ne vous en faites pas. Il n'est pas malade, il en a juste assez des bananes !

Une fois qu'il a goûté à un aliment, continuez à lui en donner un peu une fois par semaine environ ; vous éviterez ainsi une éventuelle allergie qui pourrait se produire lors d'une réintroduction après un laps de temps. Cette précaution peut s'avérer utile jusqu'à ce que l'enfant ait 1 an.

Manger proprement ?

Un bébé qui a faim aura du mal à accepter que ce soit un gant de toilette qui s'approche de sa bouche, et non une autre bouchée de nourriture ! C'est vous qui voulez le voir propre. Votre bébé, lui, apprend à manger, il n'est pas prêt à recevoir des leçons de maintien ! Mettez-lui un grand bavoir, ne placez pas sa chaise au-dessus d'un tapis fragile, ou alors recouvrez-le d'un plastique (et si vous avez un chien, il se fera un plaisir de se charger du nettoyage sous la chaise haute !).

Vous lui faciliterez les choses si vous ne mettez qu'un seul aliment devant lui, un petit morceau à prendre avec les doigts. Plus tard, vous lui donnerez une assiette incassable où vous mettrez une petite portion de nourriture, et (mais pas en même temps) un petit verre à bec incassable. Donnez-lui des petites portions, il en redemandera s'il en veut plus.

Quels aliments choisir ?

Nous sommes nombreuses à ne pas trouver nécessaire d'acheter des aliments tout prêts pour bébé. Ils sont assez chers, et contiennent parfois des conservateurs et autres ingrédients indésirables. Si vous en achetez, lisez bien les étiquettes pour savoir ce qu'ils contiennent exactement. Même s'il y a eu des progrès ces derniers temps, il est souvent plus facile et plus agréable de commencer à donner à votre enfant les aliments que vous servez à votre table.

Si vous connaissez les règles d'une alimentation équilibrée et que vous avez de bonnes habitudes alimentaires, votre bébé pourra lui aussi manger ce que vous servez à la table familiale. Il lui sera ensuite plus facile de partager les repas de toute la famille (voyez le chapitre 13).

Lucie, de Narbonne, raconte comment elle a fait avec sa petite Isaure, alors âgée de 6 mois :

« Je me suis dit que l'important était de lui offrir de la variété. Isaure étant la troisième de la fratrie, ses deux aînés me demandaient encore beaucoup d'attention. Préparer plusieurs menus aurait été une contrainte que je ne souhaitais pas m'imposer. Il m'est donc apparu plus simple de ne rien préparer de spécial pour elle, mais plutôt de la laisser goûter à la nourriture qu'elle pourrait trouver aussi dans l'assiette de ses frères ou de ses parents. Bien entendu, je m'assurais que les morceaux n'étaient pas trop petits, et qu'elle pouvait aisément les mastiquer. J'ai veillé à offrir à mes enfants des légumes bien cuits et des fruits faciles à mastiquer. En fréquentant les réunions LLL, j'avais entendu dire que beaucoup d'enfants ne mangent pas tellement d'aliments solides tant qu'ils conservent le lait maternel comme source première de nourriture. C'était le cas pour Isaure. Adieu donc mes craintes de ne pas apporter suffisamment à ma fille. Son goût serait forcément initié grâce aux différents aliments que je consomme moi-même. Ainsi, jusqu'à ses 18 mois (ou bien était-ce 2 ans?), je ne me suis pas posé de question. J'ai accordé de l'importance à lui offrir de la

variété. De toute façon, pour avoir été moi-même une enfant cataloguée de « difficile » à table, il ne me serait pas venu à l'esprit de forcer ma fille d'une quelconque manière pour finir son assiette. Si elle souhaitait goûter, à la bonne heure, et si elle refusait ce que je lui offrais, elle saurait bien se rattraper grâce à mon lait ou bien à un autre repas. De toute façon, il existe des « gros mangeurs » comme des « petits mangeurs ». J'ignore dans quelle catégorie Isaure se situera, mais il est certain que les repas ne sont pas chez nous une lutte, mais plutôt un jeu de découverte en famille. »

Il n'est pas très compliqué de préparer à manger pour son jeune enfant. Vous pouvez faire cuire ses aliments avec ceux du reste de la famille, en évitant les épices et autres ingrédients pour lesquels il n'est pas prêt. Vous pouvez ensuite utiliser un mixeur, ou tout simplement écraser les aliments à la fourchette. Si l'enfant a 6 mois ou plus quand il commence à prendre des aliments solides, il n'y a nul besoin de les réduire en purée.

Gladys, de Nice, se souvient de ce qui s'est passé quand elle a essayé de donner des purées et des compotes à Julien, alors âgé de 6 mois :

« *Je suis allée au marché, et j'ai préparé avec amour une purée de courgettes et une compote de pommes. Il n'en a jamais voulu, ni à ce moment-là ni plus tard ! Quelques mois après, Julien a commencé à vouloir piocher dans mon assiette et dans celle de son père. Je venais d'entendre aux réunions LLL qu'il était inutile de préparer des repas spéciaux pour le bébé, puisqu'il peut mastiquer des aliments mous, alors nous l'avons laissé faire. J'ai pris soin de suffisamment cuire mes légumes, afin qu'ils soient tendres et découpés en petits morceaux, pour que Julien puisse les attraper facilement. Comme il s'amusait lors des repas, assis à table avec nous, avec son assiette ! Il se régalait de morceaux de carottes, pommes de terre, courgettes bien cuites, il s'amusait à tenir une fine tranche de poire bien mûre et à la croquer. Son dessert préféré, c'est un peu de pomme écrasée à la cuiller. Je n'aurais jamais pensé qu'un si jeune enfant puisse mastiquer aussi bien. Je vais toujours au marché, mais le mixer reste au placard !* »

Quelques idées d'aliments solides

Viande. C'est un aliment qu'on propose tôt parce qu'il contient beaucoup de fer et de protéines. Il n'est pas difficile de lui donner une consistance adaptée au bébé. On peut faire des petits morceaux avec du bœuf haché, de la viande mijotée, du poulet, ou bien les écraser à la fourchette. Vous pouvez aussi sélectionner pour votre bébé les morceaux les plus tendres de votre pièce de viande, et les faire cuire exprès pour lui.

Vous pouvez aussi proposer à votre enfant un os assez gros, sans esquilles ni angles coupants, sur lequel il reste un peu de viande. Le pilon de poulet est un bon choix, il a juste la bonne taille pour que le bébé puisse le tenir (retirez au préalable le péroné pointu et le cartilage). Il se régalera sans doute à grignoter l'os, surtout s'il a besoin de mâcher et de mordre. Et cela lui permettra de développer sa coordination musculaire.

Pour avoir sous la main la viande que le bébé peut consommer, il suffit d'emballer et de congeler de petites portions de bœuf ou de poulet cuit, qui seront faciles et rapides à préparer.

Le poisson est un autre aliment riche en protéines que le bébé peut manger assez facilement, mais il provoque souvent des allergies. S'il n'y a pas d'allergies dans votre famille et que vous en mangez souvent, vous pourrez en donner à votre bébé avec précaution, après en avoir retiré les arêtes et soigneusement vérifié chaque morceau. On attendra plus tard pour donner du poisson fumé ou mariné, ou encore des fruits de mer.

Pain et céréales complets. Le pain complet, en morceaux de la taille d'un doigt, est un excellent aliment à mâcher, que votre bébé pourra facilement tenir ; vous pouvez lui en donner entre les repas ou pendant que vous préparez le repas. Vous pouvez aussi lui donner des céréales complètes cuites, si vous avez l'habitude d'en servir. Évitez les mélanges de céréales tant que l'enfant n'a pas goûté à chacune séparément. Les céréales pour bébé ne sont pas aussi nourrissantes que celles qu'on vient de cuire, parce qu'elles ont subi plus de transformations.

Une tranche de pain complet est idéale pour tartiner par exemple une fine couche de purée d'amandes, dès que le bébé est assez âgé pour ne pas s'étouffer. Veillez à ce que le produit que vous utilisez ne contienne ni édulcorant ni conservateur. Par la suite, vous pourrez aussi tartiner le pain de fromage par exemple.

À savoir : certains professionnels de santé recommandent d'introduire le gluten tardivement, après 1 an. Dans d'autres pays au contraire (Suède), il est associé aux premiers solides recommandés (gruaux de céréales).

Fruits frais. Pour commencer à donner de la pomme ou de la poire épluchée, rien de tel que d'en gratter un peu avec le bord d'une cuillère, et d'en faire un petit tas sur le plateau de la chaise haute, avant d'en proposer des morceaux bien mûrs. Abricots, prunes, melon peuvent être proposés parmi les premiers fruits, puis les autres un peu plus tard, vers 8 ou 9 mois. Certains fruits rouges comme les fraises ont des grains que les jeunes enfants ne peuvent pas bien assimiler et qui peuvent provoquer des allergies.

Les myrtilles congelées sont faciles à prendre avec les doigts ; les enfants aiment leur saveur fraîche et leur consistance craquante, en particulier quand ils font leurs dents. L'enfant tachera ses habits, pensez donc à lui mettre un grand bavoir. La pulpe et les jus d'agrumes peuvent provoquer des allergies, le mieux est d'attendre que l'enfant ait 1 an avant de lui en proposer.

Les fruits en conserve contiennent moins d'éléments nutritifs que les fruits frais, mais mieux vaut des fruits en conserve (sans sucres ajoutés) que pas de fruits du tout. Évitez de donner des fruits secs comme les raisins, les dattes ou les figues avant 1 an, et ensuite seulement en quantité limitée. Bien qu'ils soient nourrissants, ils ont tendance à se mettre entre les dents et, de ce fait, à présenter un risque de carie.

Légumes. Les pommes de terre et les patates douces sont bien adaptées au bébé. N'ajoutez ni beurre ni margarine dans le plat du bébé, il en appréciera d'autant mieux la saveur naturelle.

Vous pouvez mélanger des carottes crues finement râpées à de la pomme grattée ou à un autre aliment que vous donnez au bébé. Les carottes cuites conviennent aussi, ainsi que les autres légumes que vous servez à table. Attendez que votre enfant ait 1 an avant de lui donner du maïs ou des tomates, qui peuvent provoquer des allergies.

Ne vous en faites pas si vous retrouvez des petits morceaux de nourriture non assimilés dans la couche : votre bébé ne va pas tout digérer dès le début de la diversification.

Les légumes crus ont une meilleure valeur nutritive que les cuits, mais la plupart d'entre eux sont plus difficiles à mâcher et à digérer. Certains légumes crus, en particulier la carotte et le céleri, peuvent être dangereux : le bébé peut en détacher de tout petits morceaux en les mâchant, et s'étrangler avec.

Œufs. Les œufs, en particulier le blanc, pouvant provoquer des allergies, mieux vaut attendre que le bébé ait 1 an avant de lui en donner. On commencera par des œufs durs, d'abord juste le jaune écrasé. Un quart de cuillerée à café au début, en augmentant petit à petit les quantités. Ensuite, un mois après, vous pourrez lui donner des œufs brouillés. Les enfants aiment souvent les manger avec les doigts. Vous pouvez aussi ajouter un œuf à une bouillie de céréales.

Lait de vache et produits laitiers. S'il y a des allergies dans votre famille ou si le bébé y a déjà été sujet, mieux vaut éviter le lait de vache. Votre bébé n'a pas besoin de lait s'il a déjà le vôtre ! Dans certaines régions du monde, les gens ne boivent pas du tout de lait, ce qui ne les empêche pas de bien se porter et d'être bien nourris.

Le fromage frais, le yaourt et les fromages peuvent être donnés à l'enfant à partir de 9 ou 10 mois. Ces produits laitiers apportent du calcium et d'autres éléments nutritifs, ils sont mieux tolérés et moins susceptibles de provoquer des allergies que le lait de vache non transformé.

Le gobelet

Vous pourrez commencer à donner à votre bébé de l'eau ou du jus de fruits dans un gobelet au cours de sa première année, soit à table soit entre les repas, comme cela vous arrange. Ne vous pressez pas. Betty Wagner, une des fondatrices de LLL, conseillait de donner à l'enfant une courte paille (de préférence flexible). Les enfants apprennent vite à aspirer avec, et c'est plus propre : pas de gouttes ni d'éclaboussures ! Vous pouvez aussi lui donner une tasse avec un couvercle étanche et un bec.

Les boissons du bébé ? Principalement votre lait, de l'eau, des soupes maison (les soupes en conserve contiennent souvent beaucoup de sel et de conservateurs), des jus de fruits et de légumes non sucrés. Pas de limonades, ni de sodas, ni de colas, qui contiennent des sucres ou des substituts du sucre et parfois de la caféine, et n'ont aucun intérêt nutritionnel. Pour se désaltérer, rien ne vaut l'eau !

La diversification s'étale sur de nombreux mois : vous pouvez vous laisser guider par l'appétit et la soif de découverte de votre petit, qui au début ne fera que goûter les nouvelles saveurs, et prendra au fur et à mesure de plus grandes quantités… Manger autre chose que le lait de maman, c'est un autre versant de l'aventure de grandir !

Chapitre 15

Le sevrage : l'allaitement, quand il dure et quand il se termine

« Quand vais-je sevrer mon bébé ? Comment faire ? Combien de temps cela prend-il ? » Pourquoi donc les mères commencent-elles à se poser des questions sur la fin de l'allaitement alors qu'elles en sont à peine au début ? Il y a bien sûr plusieurs raisons à cela, mais l'une des principales est assurément que, dans notre société, on s'attend à ce que les bébés soient sevrés tôt. Du coup, les mères peuvent se sentir mal à l'aise à l'idée que leur bébé tète encore à un âge où tout le monde s'attend à ce qu'il soit sevré.

Nous ne sommes pas d'accord avec cette idée de sevrage précoce. Nous pensons qu'idéalement, l'allaitement devrait pouvoir se poursuivre jusqu'à ce que l'enfant n'en ait plus besoin.

Une mère qui avait sevré à cause des critiques qu'on lui faisait revient sur sa décision : « J'ai laissé les gens m'influencer et j'ai arrêté une des expériences les plus significatives que j'ai vécues avec mon fils… J'aimerais pouvoir retourner en arrière, maintenant que je suis plus sûre de moi. »

Plus que du lait

Votre lait continue d'apporter ses bienfaits à votre bébé tout le temps de l'allaitement, il ne perd pas ses qualités à mesure que le temps passe. La recherche a notamment montré que les facteurs immunologiques du lait humain qui protègent votre bébé des maladies les premiers mois continuent à le faire quand il grandit.

Bien sûr, si on ne voit dans l'allaitement qu'un moyen de nourrir l'enfant, on comprend qu'on puisse envisager d'y mettre un terme dès que le bébé est capable de digérer toute une gamme d'aliments solides et de boire au gobelet, ce qui peut vouloir dire avant même son premier anniversaire.

Mais quand on voit l'expérience de l'allaitement dans son ensemble, quand on comprend que les besoins émotionnels de l'enfant sont faciles à combler grâce à la proximité que procure l'allaitement, on comprend mal pourquoi mettre un terme précis à cette si importante et intime relation. Si nous ne satisfaisons pas ces besoins quand nos enfants sont petits, ils pourront souffrir de carence émotionnelle, comme ils souffriraient de malnutrition si leur régime alimentaire les privait d'un élément nutritionnel important.

Besoins émotionnels

La maman qui allaite tisse avec son bébé une relation fondée sur leurs besoins réciproques, et cette relation évolue à mesure que ces besoins évoluent. Un des besoins les plus impérieux du tout-petit est la nourriture, et pendant cette période de la toute petite enfance, la mère éprouve un besoin physique d'être soulagée du lait qui remplit ses seins. La mère et le bébé dépendent évidemment l'un de l'autre sous bien d'autres aspects. Le bébé a besoin d'être aimé, et la mère a plaisir à répondre à ce besoin. La mère a un très fort désir que son tout-petit ait besoin d'elle. Arrive un moment où, petit à petit, le bébé en devient moins dépendant. Il commence à élargir son horizon, à voler de ses propres ailes. Mais même alors, l'allaitement reste important, et est un havre sûr dans un monde parfois difficile.

Quand un bébé ne se sevre pas aux alentours de 1 an, la maman peut se demander si cela ne signifie pas qu'il est trop dépendant d'elle. Elle peut craindre que le laisser continuer à téter l'empêche d'avancer vers l'indépendance. Mais le sevrage est une étape et, tout comme pour la marche ou l'acquisition du langage, chaque enfant franchit cette étape à son rythme. Tous les enfants cessent de téter à un moment ou à un autre. Certains en ont besoin plus longtemps que d'autres, mais ils finissent tous par arrêter. Et ils n'en sont pas pour autant trop dépendants. Nous pouvons vous rassurer sur ce point, ayant connu de près des centaines de bambins qu'on pourrait qualifier de « téteurs tardifs ». En grandissant, s'ils avaient un trait caractéristique en commun, c'était bien leur indépendance, et non leur manque d'autonomie !

Le pédiatre William Sears confirme ce fait : « Dans ma pratique, ce sont les enfants qui ont été allaités pendant des années qui comptent parmi ceux qui se portent le mieux, tant sur le plan physique qu'émotionnel. »

N'oubliez pas qu'en grandissant, votre bébé ne tétera plus aussi souvent qu'à 2 semaines ou à 6 mois. Le bambin qui « tète encore » ne prendra peut-être plus qu'un petit snack tétée avant de se coucher, ou une petite tétée câlin quand il s'est cogné ou qu'il a attrapé froid. La tétée le réconforte tellement quand il est malade, et votre lait lui apporte des anticorps qui lui permettent de guérir plus vite.

Il tète encore ?

Vous n'êtes certainement pas là pour battre le record de durée d'allaitement. Allaiter un bambin n'est pas un but en soi, mais c'est un élément d'une relation très particulière entre une mère et son enfant.

Et cette relation si particulière, il est difficile de la comprendre avant d'avoir eu un enfant. Catherine Demay, de Lambersart (Nord), en témoigne :

« Nous devions discuter avec une collègue de choses importantes pendant le temps du midi, je lui ai donc dit d'entrer alors que j'étais en train de tirer mon lait. Elle fut d'abord très surprise, mais j'insistai en lui disant que cela ne me dérangeait pas du tout. Commence alors toute une discussion sur l'allaitement. À bientôt 40 ans, elle n'a toujours pas d'enfant. Elle m'explique que le jour venu, elle ne se voit vraiment pas allaiter. Bien que connaissant parfaitement tous les bienfaits de l'allaitement, elle me dit : « Je ne pourrais pas supporter physiquement que mon enfant se nourrisse à mon sein en le suçant ! Et tirer mon lait comme toi, ça jamais ! C'est trop animal, et c'est mon corps de femme. Dommage, mais impossible ! » Je lui ai dit qu'elle était tout à fait libre de son choix, mais qu'au moment de la grossesse puis de la naissance, on pouvait parfois voir les choses autrement. Que ce jour-là, elle pouvait m'appeler, et que je la soutiendrais… quelle que soit sa décision. Moins d'un an plus tard, elle m'appelait pour m'annoncer sa grossesse. Elle en était à quatre-cinq mois. Et surprise, ses seins produisaient déjà du lait ! Au point qu'elle devait changer de protections plusieurs fois par jour ! J'appelai alors une animatrice pour un conseil, mais il n'y avait rien à faire d'autre qu'attendre… Évidemment, il n'a pas fallu longtemps pour que l'idée de l'allaitement face son chemin ! À sa demande, je l'ai donc accompagnée, partageant mon expérience. Elle en était elle-même stupéfaite. Sa petite fille fut allaitée pendant de nombreux mois, presque un an ! Et elle me disait alors : « Je ne me pose même plus de questions, c'est mon enfant, donc je la nourris. L'avis des autres n'a aucune importance. » »

Bien d'autres mères, d'abord choquées à la vue d'un allaitement long, ont évolué avec leur enfant. Ainsi Gabrielle Guérin (Mayenne) :

« Je me suis rendue à ma première réunion de La Leche League quand ma première fille Élisa avait 5 mois. Je n'avais aucun projet d'allaitement particulier. Je pensais d'abord allaiter jusqu'à la reprise du travail, puis jusqu'à ce qu'elle ait 6 mois… Mais l'idée d'allaiter une bambine qui marche et qui parle ne me serait jamais venue à l'esprit ! Quelle ne fut donc pas ma

surprise de voir à cette réunion une « grande » fille de 2 ans venir demander à téter après avoir fini de jouer. Elle a commencé à téter debout, puis s'est installée sur les genoux de sa maman. Je me rappelle encore mon étonnement d'alors, et m'être dit que je ne pourrais jamais faire la même chose ! Cela paraissait, comment dire, inconvenant ? Presque choquant ? En tout cas inhabituel. Et pourtant, plus les mois passaient, plus je me rendais compte que cela n'était ni inconvenant ni déplacé, mais bel et bien un besoin pour l'enfant. Et un besoin qui devait être comblé plus longtemps que simplement les premiers mois de vie. Mon lait contenait tout ce qu'il fallait pour la faire grandir, la guérir rapidement en cas de maladie, la réconforter en cas de douleur, peur ou chagrin, et pour assouvir son besoin de succion intense (c'était une vraie tétouilleuse). Comme je ne trouvais pas de bonne raison d'arrêter, j'ai finalement allaité Élisa avec bonheur pendant trois ans ! »

Ou encore Isabelle, Angers (Maine-et-Loire) :

« *J'ai rencontré LLL quand mon deuxième enfant n'avait que quelques semaines. J'ai été très étonnée de voir des bambins allaités lors des réunions. Et puis un jour, je me suis retrouvée moi aussi à allaiter un bambin. Je me rappelle ce pique-nique annuel LLL où je disais à l'animatrice : « Je ne me vois pas allaiter un enfant de 3 ans ». Elle m'a répondu en souriant : « C'est parce que tu ne sais pas aujourd'hui comment Valentin sera à 3 ans. » Cette simple phrase m'est restée en mémoire, et effectivement, Valentin était toujours allaité l'année suivante, et l'année d'après aussi. Il s'est sevré lorsqu'il a appris que j'attendais sa petite sœur, à 4 ans et demi. J'ai appris avec lui que l'allaitement se construit au jour le jour, tout comme le chemin vers le sevrage.* »

Le sevrage naturel

Vous vous dites peut-être « mais quand va-t-il se sevrer ? » quand vous voyez votre bambin de 2 ans lever les bras pour que vous le preniez et que lui donniez le sein une fois de plus. En fait, il a commencé à se sevrer le jour où il a pris sa première bouchée d'un aliment solide ! Selon le dictionnaire, « sevrer », c'est « cesser progressivement d'allaiter un enfant pour lui donner une nourriture plus solide ». Bien que pour la plupart des gens, le sevrage soit vu comme la fin de quelque chose, une perte ou une privation, c'est en fait quelque chose de positif, un début, un horizon élargi, un univers agrandi, une façon d'aller de l'avant, un pas à la fois, une nouvelle étape vers la croissance. Avec les côtés passionnants mais aussi effrayants que comporte toute nouvelle expérience.

Dans son ouvrage *Le Bambin et l'allaitement*, Norma Jane Bumgarner parle du cours imprévisible du sevrage naturel : « À un moment ou à un autre, votre enfant ne trouvera plus la tétée aussi absolument essentielle à son bien-être. Il ne demandera plus aussi souvent le sein, ou il sera distrait de la tétée par mille et un détails [...]. Vous répondrez, tout naturellement et sans même y penser, un peu moins rapidement à ses demandes [...]. En son temps (personne ne peut prévoir quand), votre enfant abandonnera toutes les tétées sauf celles auxquelles il tient le plus, généralement celles du coucher et du lever. » Elle continue en disant que certains enfants demandent à bénéficier encore de ces moments particuliers où ils tètent, parfois de moins en moins souvent jusqu'à ce qu'ils soient sevrés. Elle finit en disant : « Chaque cas de sevrage naturel est unique, de sorte qu'il est impossible de garantir quoi que ce soit à ce sujet, excepté qu'il viendra un jour. »

Titia Lebon, du Blanc-Mesnil (Seine-Saint-Denis), relate ainsi l'évolution de son projet d'allaitement et le sevrage de sa fille aînée :

« J'avais prévu d'allaiter jusqu'à l'âge de la marche. Allaiter un enfant qui marche me choquait ; ça me semblait répugnant. Ce moment est arrivé, ma fille tétait encore plus d'une dizaine de fois par jour... La marche n'était pas une raison suffisante pour arrêter. Et puis elle a eu 2 ans, la tétée, ça marchait toujours bien, c'était tantôt un bon mode de communication, tantôt une consolation, une joie pour les retrouvailles, un moment de paix ou un moment tout simple... C'était aussi un mode

d'alimentation certain, vu le peu qu'elle mangeait, même si elle mangeait de tout [...]. À 4 ans et demi, j'ai arrêté la tétée quotidienne. J'ai négocié : je voulais arrêter, elle voulait téter... on est resté sur une tétée par mois. Elle a 5 ans et demi, son attitude a changé ces quatre ou cinq derniers mois : elle essaie quelques secondes, elle s'arrête, déçue de ne rien boire. »

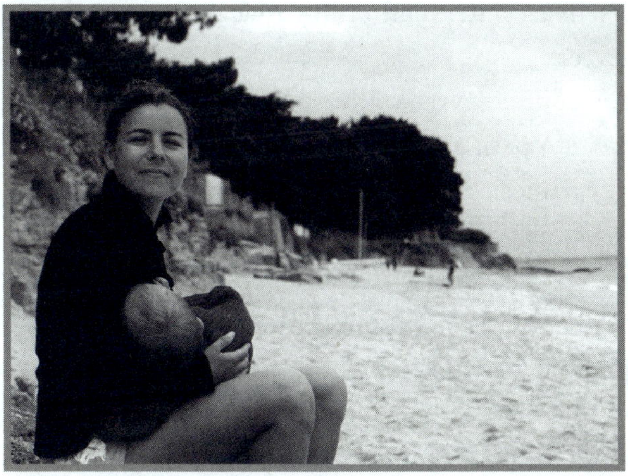

Idéalement, l'allaitement devrait se poursuivre jusqu'à ce que l'enfant n'en ait plus besoin.

Le livre de Diane Bengson *À propos du sevrage* rapporte de nombreuses expériences de mères. Le sevrage qu'elles ont vécu a été soit précoce, soit tardif, soit brutal, soit progressif, soit naturel, soit planifié. Ce livre rassurera les parents : le sevrage est un processus naturel qui n'a à être stressant ni pour la mère ni pour l'enfant. « L'âge du sevrage dépend de plusieurs facteurs. Ainsi, les circonstances de votre vie, les besoins et la personnalité de votre bébé, vos besoins et vos sentiments jouent tous un rôle dans le moment et le déroulement particulier du sevrage de votre bébé. »

Et si je veux sevrer mon bébé ?

Chacune prend ses décisions au sujet de l'allaitement et du sevrage selon sa propre situation, personnelle et familiale. Vous n'êtes peut-être pas d'accord avec le principe du sevrage naturel, ou bien vous pensez que ça ne marchera pas pour vous. Avant de décider que les circonstances rendent le sevrage nécessaire, examinez toutes les solutions possibles.

Peut-être quelques aménagements permettraient que votre bébé tète ne serait-ce qu'une ou deux fois par jour. Prenez le temps de réfléchir : est-ce que sevrer votre enfant améliorerait vraiment la situation ? Comme le dit Norma Jane Bumgarner : « L'allaitement rend la vie de la mère plus facile et non pas plus difficile. » Et n'oubliez pas que ni la maladie, ni la prise de médicaments, ni une intervention chirurgicale, ni la reprise du travail n'obligent à sevrer.

Prenez votre temps pour le sevrage, allez-y lentement, dans toute la mesure du possible petit à petit et avec amour. Il vous faudra trouver d'autres manières d'exprimer à votre bambin l'attention aimante que vous lui donnez actuellement par la tétée.

À la base, sevrer, c'est trouver d'autres aliments et d'autres témoignages d'attention en remplacement de tous les moments où vous auriez donné la tétée. Commencez par éliminer une tétée en proposant à votre enfant, au moment où il tète habituellement, un verre d'eau ou de jus de fruits, une histoire ou un petit tour dehors. Attendez quelques jours avant d'éliminer une autre tétée, pour qu'il se fasse à ce changement et que vous ne soyez pas gênée par des seins engorgés. Cela peut prendre quinze jours ou plus, selon le nombre de tétées que l'enfant prend chaque jour. Il vaut mieux ne pas précipiter les choses. Le sevrage, c'est un changement important pour tous les deux, et il faut du temps pour s'habituer.

Comme sevrer implique de remplacer la nourriture que votre bébé recevait avec votre lait par d'autres aliments, il est important de bien y réfléchir. Si vous décidez de sevrer avant 1 an, discutez avec votre médecin du biberon, et de quoi y mettre. Si le sevrage consiste à passer du sein au biberon, vous aurez à remplacer certaines tétées par un biberon. N'oubliez pas que votre bébé tétait aussi pour se réconforter, et qu'il n'aura sans doute pas besoin d'autant de biberons que ce qu'il avait de tétées. Il lui faudra en revanche plus de câlins, de bercements et de baisers tout au long de la journée pour avoir son quota. Au lieu de prendre votre bébé dans les bras dans la position familière de tétée, prenez-le contre vous à hauteur de votre visage et tenez-le joue contre joue tout en le berçant ou en le réconfortant.

« Le sevrage de notre fils Simon s'est achevé quand il a eu 16 mois. Cela a constitué la fin d'un long processus qui a duré six mois. En supprimant une tétée un mois, puis une autre le mois suivant, cela a permis un sevrage dans la douceur, sans à-coups. Je pense vraiment que Simon n'en a pas souffert, en tout cas, il ne l'a pas montré. Le cap le plus difficile a été l'arrêt des tétées de nuit, à 11 mois. J'avais essayé d'y aller petit à petit, mais Simon se réveillait au contraire de plus en plus, jusqu'à toutes les heures. J'ai été obligée de faire un arrêt net, en lui expliquant bien pourquoi ce n'était plus possible. Cela s'est mieux passé que je le craignais, et maintenant, Simon dort douze heures d'affilée ! Quant à l'arrêt total de l'allaitement, je ne m'étais pas donné de limites dans la durée. J'aurais pu l'allaiter plus longtemps, mais à un moment, j'ai senti que l'occasion se présentait et qu'il fallait la saisir. Je me disais qu'à 16 mois, ce serait plus facile qu'à 2 ans ou plus. Les deux derniers mois, Simon n'avait plus qu'une tétée par jour, le matin. L'heure de cette tétée se rapprochait de plus en plus de son petit-déjeuner. Alors un jour, je lui ai dit qu'il ne téterait plus, mais qu'à la place, on ferait un gros câlin. Et c'est ce que l'on continue à faire aujourd'hui, s'il se réveille un peu trop tôt. Ce moment de tendresse m'a moi aussi aidée à compenser la sensation de vide et de manque que j'ai éprouvée. Car je pense que dans cette aventure, c'est l'enfant ET sa maman qui vivent un sevrage. C'est le sevrage d'un mode de relation et d'intimité avant de passer à quelque chose de nouveau. Je conseille aux mamans qui souhaitent sevrer leur enfant de réfléchir à l'instauration d'un rituel qui compense la perte du moment magique de la tétée. Il faut essayer de garder ces instants suspendus, de pause, où l'on n'est rien qu'à son enfant, et où l'on est si proches physiquement. Simon n'a plus de tétées aujourd'hui… mais il a encore plus de câlins et de bisous ! »

Anne-Lise Le Garff, Sainte-Gemmes-sur-Loire, Maine-et-Loire

Avec un bébé plus grand ou un bambin qui mange bien et boit au verre, laissez à portée de sa main quelque chose de bon à grignoter. En cours de journée, proposez-lui de l'eau ou du jus de fruits, de façon à étancher sa soif avant qu'il se rende compte qu'il a soif et demande à téter. Donnez-lui aussi des morceaux de fruits frais, et veillez à lui proposer des aliments nutritifs et riches en protéines puisqu'il ne reçoit plus ces nutriments avec votre lait.

Faites appel à votre imagination pour faire du moment où vous sautez la tétée un moment gai et chaleureux. Le père peut être ici d'une aide précieuse : en emmenant le bambin se promener, en le mettant au lit ou en se levant s'il se réveille la nuit.

Votre bambin sera sans doute ravi de votre soudain intérêt pour les puzzles, les promenades ou le terrain de jeux. Évitez les situations habituellement associées à la tétée, comme s'asseoir sur le canapé ou le laisser vous rejoindre dans votre lit au réveil.

Soyez souple : si votre bambin n'est pas encore prêt à sauter la tétée d'avant la sieste ou du coucher du soir, et qu'il manifeste une vive réaction, rien ne vous empêche de lui redonner le sein à ce moment-là. Un sevrage, ce n'est pas forcément du « tout ou rien ».

Cette manière de sevrer, petit à petit et avec amour, représente sans doute un gros travail. Mais un sevrage brutal peut être un choc physique ou émotionnel, et ce n'est jamais bon ni pour la maman ni pour son bébé. En le « surmaternant », vous pouvez aider votre petit à passer le cap du sevrage en gardant intacte sa confiance en vous. Il pourra mettre un certain temps à comprendre pourquoi il ne peut plus téter, mais au moins sera-t-il rassuré : sa mère ne l'abandonne pas. Elle est toujours là, avec son amour et sa compréhension.

« Pendant ma grossesse, j'ai commencé à me rendre aux réunions de La Leche League ; je voulais des informations sur l'allaitement, mais je n'avais pas d'idée sur la durée de mon futur allaitement. Antoine est né à l'avance, et les débuts

ont été un peu difficiles. Heureusement que j'avais gardé des congés pour prolonger un peu mon congé de maternité. Cela m'a permis de régler les soucis du début, d'envisager de continuer l'allaitement puisque tout allait bien, et d'écouter des témoignages sur le travail lors des réunions. C'est avec un tire-lait que j'ai repris le chemin du bureau quand Antoine avait 5 mois. Pendant sept mois, mon conjoint me retrouvait le midi avec Antoine, et nous étions étonnés que cet allaitement qui se prolongeait soit si facile. Quand Antoine a eu 1 an, après mes congés de Noël, j'ai abandonné le tire-lait : il pourrait téter quand je serais là. Le reste du temps, il patienterait avec d'autres aliments solides. En couple, on a fixé à deux ans la fin de l'allaitement, ce qu'on n'avait même pas imaginé pendant la grossesse ! Puis Antoine a eu 2 ans, 2 ans et demi, 3 ans. Les tétées se sont espacées, elles sont devenues plus courtes, surtout au coucher puisque le rituel de l'histoire s'est installé, et je me souviens qu'à la fin, je comptais les secondes et Antoine fixait au début le moment de la fin. Tétées de dix secondes ! On riait bien. Nous relisions souvent le livre « Où sont passés mes tétés ? », et nous envisagions doucement d'aller vers autre chose. Et puis un jour, il n'y a plus eu de tétées et pour mon plus grand bonheur, je ne me suis pas dit « celle-là, c'est la dernière ». Je suis même incapable de dater précisément cet arrêt, disons à environ 3 ans et demi. Voilà, ça s'est vraiment fait naturellement, et Antoine reparle beaucoup de ce temps-là, maintenant qu'il voit sa petite sœur téter. Elle a 21 mois et est fan de la tétée... Je ne me pose plus de questions sur le sevrage d'Alice. Nous déciderons ensemble quand nous en aurons envie ! »

Fanny Hallet, Lille, Nord

Il est aussi tout à fait possible de ne faire un sevrage que de nuit, et même sans larmes. Sophie Petit, d'Aix-en-Provence (Bouches-du-Rhône), en témoigne :

« *Quand mon fils Arnaud a eu 18 mois, j'en ai eu assez des tétées de nuit et du cododo. J'en ai donc parlé à une réunion LLL pour écouter les expériences d'autres mamans. J'ai décidé de lui expliquer qu'il allait désormais passer la nuit dans sa chambre où il avait l'habitude de jouer, parce qu'il était grand maintenant. Être enfermé dans un lit à barreaux le faisant pleurer, nous avons démonté le lit pour installer le sommier et le matelas directement sur le sol, dans un coin de la pièce. Je pensais qu'Arnaud en profiterait pour se relever à tout bout de champ, mais non, ça l'a rassuré, et il s'est volontiers couché là. Je lui ai proposé une tétée en le couchant, et lui ai précisé que j'étais fatiguée et que j'avais besoin de dormir, que je ne lui donnerais donc plus de tétée tant qu'il ne ferait pas jour, son papa viendrait s'il avait besoin de quelque chose. Cela s'est bien passé, mon mari s'est levé plusieurs fois les premières nuits, puis cela a été de moins en moins nécessaire. Et tous les matins, parfois dès l'aube, parfois plus tard, Arnaud débarquait à mes côtés dans le lit, pour sa première tétée de la journée, et finissait sa nuit avec moi.* »

Le bambin qui tète

La culture où nous vivons nous incite à penser que les bébés devraient s'arrêter de téter très tôt. À l'échelle de l'humanité, c'est pourtant un fait de société tout à fait nouveau. La littérature mondiale est pleine d'enfants tétant jusqu'à 3 ans ou plus, et aujourd'hui encore, dans bien des pays, les enfants se sevrent d'eux-mêmes à 3, 4, voire 5 ans.

L'anthropologue Katherine Dettwyler a entrepris des recherches sur l'âge du sevrage chez les primates et chez d'autres mammifères pour savoir quel serait l'âge « naturel » du sevrage chez l'homme. Elle a retenu des critères comme la durée de la gestation, l'âge où apparaissent les dents définitives, la relation entre la taille de l'enfant et celle de l'adulte ; elle a aussi comparé l'âge moyen au sevrage chez les différentes espèces. Ces critères lui ont permis de déterminer que l'âge « naturel » du sevrage se situerait chez l'homme entre 2 et 7 ans. Ces résultats ne changeront sans doute rien à votre décision, mais ils pourront vous rassurer si votre entourage se montre critique alors que vous et votre enfant êtes satisfaits de suivre le chemin d'un sevrage naturel.

Le bambin allaité : les avantages

Si votre bambin continue à vouloir téter, vous verrez que l'allaitement qui se poursuit avec un bambin a toujours bien des avantages. C'est si facile de calmer un bambin trop fatigué ou agité qui s'endormira le plus souvent en tétant ! S'il se blesse, pas de meilleur moyen de le consoler. Comme téter apaise la frustration, beaucoup de familles trouvent que l'allaitement aide à passer le « cap terrible des deux ans », et à minimiser les comportements d'opposition normaux à cet âge. Quand un bambin tète encore, il arrive qu'on mette sur le dos de l'allaitement un comportement parfaitement normal à cet âge : être collant et très demandeur est très courant à 2 ans, que l'enfant soit sevré ou pas.

Voyager avec un bambin est nettement plus facile tant qu'il tète encore. Même loin de sa maison, votre petit se tiendra tranquille grâce au réconfort familier du sein.

Et tant qu'il tète, votre lait continue à lui apporter agents immunitaires, vitamines et enzymes. Dans une étude, les mères ont rapporté que leurs bambins de 16 à 30 mois encore allaités avaient moins souvent de maladies nécessitant des soins médicaux. S'il tombe quand même malade, téter sera un réconfort pour votre enfant. S'il a l'estomac dérangé, votre lait est souvent le seul aliment qu'il ne vomira pas.

Il peut s'avérer pratique d'inciter votre enfant à utiliser un mot spécial pour « téter ». Choisissez-le avec soin pour que votre bambin puisse demander à téter discrètement : que ce soit « nini » ou « mama », ce code n'appartiendra qu'à vous, et personne ne se retournera dans le restaurant pour exprimer sa surprise en entendant votre bambin réclamer tout fort à téter ! Claude, de Villemomble (Seine-Saint-Denis), raconte que lorsque son petit-fils Célestin a commencé à réclamer à « téter » en public, sa maman a cherché un mot plus discret. Comme elle avait entendu une maman d'Afrique du Nord proposer « zaza » à son enfant, elle a décidé d'adopter ce mot. Au bout de quelques jours, Célestin l'avait aussi adopté.

Cécile, de Vincennes (Val-de-Marne), a procédé ainsi :

« Lorsque ma fille a eu 14 mois, j'ai senti l'envie d'être plus discrète. Elle commençait à répéter ce que nous disions et « téter » semblait plutôt facile à dire... Je n'avais pas prévu de durée d'allaitement, je fonctionnais au jour le jour. Mais je me disais qu'au supermarché ou dans le train, il serait bientôt pour moi gênant d'entendre mon bambin crier « téter ! ». J'ai donc saisi la première occasion pour trouver un code. Elle disait « mimi » pour jouer, deux syllabes sans réelle signification. J'ai donc dit « mimi » dès qu'elle voulait téter, et en quelques jours, ce mot est devenu notre code. Maintenant, elle demande « mimi », « maman mimi » dès qu'elle veut le sein. C'est mignon, et discret... sauf quand en même temps elle tire franchement sur mon t-shirt ! »

Cela dit, ce « petit mot » peut aussi être source de malentendus amusants. Carmen Vandenabeele (Yvelines) se souvient :

« Cici avait près de 2 ans et parlait encore très peu. Elle tétait surtout pour s'endormir, que ce soit pour la sieste ou pour la nuit. Tout doucement, elle a associé « faire dodo » à « téter », sans même que je m'en aperçoive. Ça me convenait. C'était discret. Un jour, mon beau-père, un homme assuré de 75 ans à l'époque, frappe à la porte juste après la sieste de Cici. Exceptionnellement, Cici a tété à son réveil, ce qui me retarde à ouvrir la porte. J'explique donc à papi que Cici, qui m'accompagnait à la porte, venait de faire dodo, et il répond avec beaucoup de bonne humeur : « Tu as fait dodo ? Moi aussi, je fais dodo après le déjeuner. » Je ne pourrai jamais décrire le regard étonné et incrédule de ma fille : elle avait compris que son papi tétait ! »

Dans certaines situations, il n'est vraiment pas très pratique de donner le sein à un bambin. Si votre bébé de 2 mois se met à hurler dans la file d'attente du supermarché, vous pouvez laisser le chariot et aller quelques minutes dans un coin lui donner le sein. Mais s'il est plus grand et qu'il a déjà montré qu'il était capable d'attendre, vous pouvez lui donner un en-cas et lui demander d'attendre que vous ayez regagné la voiture pour téter. De même, si vous allez chez quelqu'un dont vous savez qu'il serait extrêmement gêné de voir votre enfant téter, vous pouvez proposer à votre bambin de téter avant de partir en espérant qu'il n'en aura pas besoin pendant la visite.

Est-ce qu'il tète trop ?

Bien des bambins ne tètent qu'à l'occasion, au moment de s'endormir ou pour se réconforter quand ils se sont fait mal. Mais certains tètent beaucoup plus. Si vous avez l'impression que votre bout de chou tète « trop » pour son âge, essayez de voir ce qui se passe dans sa vie ou dans la vôtre. Assurez-vous qu'il reçoit votre attention sous d'autres formes, donnez-lui quelque chose à manger ou racontez-lui une histoire avant qu'il ne demande à téter. Vous pouvez lui parler, chanter, lire, faire des jeux ou aller faire un tour. Laissez-le vous aider dans tout ce que vous faites. Il sera content de laver des couvercles pendant que vous lavez les assiettes ; il pourra porter des chaussettes jusqu'au lave-linge et passer l'aspirateur.

Est-il séparé de vous plus qu'il ne peut le supporter ? Vous êtes avec lui mais occupée à autre chose ? Vous passez beaucoup de temps au téléphone ou devant votre ordinateur ? Vous avez eu beaucoup d'émotions fortes ces derniers temps ? Vous déménagez ? Il fait de grands progrès dans d'autres domaines ? Il a une otite, une manifestation allergique ou toute autre maladie ? Il y a sans doute bien d'autres choses qui pourraient expliquer que votre enfant ait besoin de se rassurer en tétant plus souvent.

S'il demande à téter sans que vous soyez sûre qu'il en a vraiment besoin, proposez-lui une pomme ou une histoire. S'il s'en contente, parfait. Mais s'il continue à demander ou qu'il pleure, c'est sûrement qu'il en a réellement besoin. Vous pouvez respecter son développement intime et sa personnalité, et lui donner le sein en étant sûre qu'il se détachera à son rythme de cette grande proximité.

Dans son livre *À propos du sevrage,* Diane Bengson parle des signes montrant qu'un enfant n'est pas prêt à se sevrer ou que les choses vont trop vite pour lui :

> *Un enfant qui n'accepte pas de remplacer la tétée par autre chose vous dit qu'il n'est pas prêt à se sevrer [...]. Il en va de même s'il semble triste et abattu.*
>
> *Un enfant a parfois du mal à se faire au rythme du sevrage. Même si votre enfant semble prêt à se sevrer, il est important de lui laisser le temps de s'habituer au changement [...]. Si vous pensez que le sevrage est trop rapide, vous pouvez permettre à votre enfant de téter plus souvent [...]. Il peut avoir besoin de plus de temps pour s'habituer à remplacer la tétée par de nouveaux rituels au moment du coucher et pour trouver d'autres preuves de votre amour et de votre attention.*

Certains enfants réclament à téter plusieurs fois la nuit. Quand votre enfant se réveille la nuit, prenez-le dans vos bras, amenez-le dans votre lit et donnez-lui le sein s'il en veut. Ensuite, s'il est d'accord, remettez-le dans son lit. Il est cependant possible qu'il dorme mieux et se réveille moins souvent si vous le gardez auprès de vous. Il ne manque pas d'explications à son envie de téter souvent la nuit : des dents qui poussent, la faim ou la soif (a-t-il eu un repas assez copieux avant de se coucher ?), ou bien il a été trop occupé la journée et n'a pas eu sa part de câlins. Il a juste besoin d'être près de vous.

Que faire quand il n'y a rien à faire ?

Allaiter est si simple qu'il arrive que ce soit la réponse quasi automatique de la maman, alors que son enfant réclame une attention différente.

Un bambin peut réclamer à téter par ennui, parce qu'il n'a rien de mieux à faire, ou parce que c'est la seule façon d'attirer l'attention de sa mère. Le besoin qu'a un enfant de sa mère ne diminue pas quand il grandit, mais il change : être mère d'un bambin demande beaucoup plus d'ingéniosité et même d'agilité physique. C'est toute la personne de l'enfant qui grandit. Son esprit aussi bien que son corps ont besoin de stimulations. Il a besoin de conversation et de quelqu'un qui explore et expérimente avec lui toutes les choses nouvelles et passionnantes qui se présentent à lui.

Vous êtes la mieux placée pour partager tout cela avec lui, vous qui êtes à la fois son professeur particulier, son guide, son protecteur... Personne ne connaît son « langage » mieux que vous, personne ne comprend aussi bien ce qui l'intéresse et ce dont il a besoin. Vous savez mieux que quiconque s'il a faim et a besoin d'un casse-croûte pour tenir jusqu'au repas. Vous savez quand il est trop fatigué et a besoin de se blottir dans vos bras.

Voici comment une mère a réussi à faire évoluer la situation :

« Il y a un mois, Céleste a eu 2 ans et demi, et elle m'en demandait toujours plus. Elle semblait insatisfaite, était souvent irritée contre tout, contre elle-même et contre moi. Je sais que ça arrive souvent quand un enfant a depuis cinq mois une petite sœur. J'ai toujours imaginé que Céleste s'arrêterait peut-être de prendre le sein quand elle y serait prête et sans que j'aie rien à faire pour ça.

Un jour, tôt le matin, je me suis dit « mais cette enfant ne fait que téter ! ». Je me suis alors rendu compte que c'était tout à fait ça. Je n'avais pas cessé de penser que les tétées répondaient à tous les besoins de Céleste, et elles y avaient en effet répondu. Je ne m'étais pas aperçue que je ne donnais pas à Céleste l'attention qu'elle méritait quand elle n'était pas en train de téter. Il était devenu si facile pour moi de donner le sein que j'étais tombée dans le piège : je n'approfondissais pas ma relation avec ma fille. Ce qui avait si bien marché jusqu'à présent ne répondait plus à ses besoins maintenant.

J'ai changé d'attitude envers elle. J'ai décidé de passer du temps avec Céleste chaque jour et de lui prêter toute mon attention. On faisait toutes sortes de choses ensemble : préparer de la pâte, assembler des bâtons de glace, lire des histoires. Je prenais le temps de m'asseoir et de la tenir dans les bras, même quand ce n'était pas le moment de la tétée. On parlait ensemble. Quand mon bébé de 5 mois dormait, je passais du temps avec Céleste au lieu de faire une chose de plus dans la maison. Nous avons pris des habitudes qui rythmaient la journée : manger ensemble, lire des histoires au moment du coucher. Je me suis mise à la regarder davantage, j'ai fait l'effort de parler moins et d'écouter plus. À mon grand étonnement, il a suffi de quelques jours pour que ma petite fille, qui semblait ne devoir jamais s'arrêter de téter, ne prenne presque plus le sein. Je faisais mieux attention à ce dont elle avait vraiment besoin et je donnais plus de moi-même pour satisfaire ses besoins. Le changement a été difficile pour moi. Céleste m'a sevrée tout en se sevrant elle-même. Je ne pense plus que la mère « n'a rien à faire » quand elle laisse un enfant se sevrer à son rythme. »

Il continue à se réveiller la nuit

Même si votre bébé a commencé à quelques mois à « faire ses nuits », le parentage nocturne n'est peut-être pas complètement derrière vous. Les bambins se réveillent souvent la nuit, pour de multiples raisons. À 1 an, beaucoup d'enfants ont des habitudes alimentaires fantasques qui font qu'ils se réveillent la nuit parce qu'ils ont faim. Si vous pensez que c'est le cas, faites en sorte que votre enfant mange assez pendant la journée, et donnez-lui quelque chose avant de se coucher. Il a peut-être soif. Proposez-lui souvent de l'eau, en particulier quand il fait chaud.

Ce sont peut-être les dents qui font souffrir le bébé, ou le bambin qui se réveille plusieurs fois la nuit. Même si cela ne semble pas lui poser problème le jour, ses gencives peuvent lui faire plus mal la nuit quand son attention n'est plus sollicitée par tout ce qui se passe pendant la journée. Il vous est sans doute déjà arrivé d'avoir un léger mal de dents qui devient lancinant juste quand vous allez vous coucher. Un bambin n'arrive pas à exprimer ce qu'il ressent par des mots, mais comme les enfants entre 1 et 2 ans se réveillent souvent la nuit, les dents y sont sans doute pour quelque chose.

La fatigue ou des douleurs musculaires peuvent réveiller un bambin très actif. D'autres raisons possibles ? Prend-il assez l'air, fait-il assez d'exercice ? Y a-t-il eu des tensions au cours de la journée : visites, courses dans les magasins ? Une expérience effrayante ? Des scènes pénibles à la télévision ? Pas son compte de câlins ? Beaucoup de frustrations ? Si vous ne trouvez toujours pas de raison et que votre bambin se réveille toujours la nuit, mettez ça sur le compte de ce que vous voulez, et dites-vous que de toute façon, ça passera. Et quoi qu'il en soit, la tétée semble être le moyen le plus facile et le moins fatigant de répondre aux besoins nocturnes.

Caries

> *« Ce que les dentistes ne voient pas, c'est que la majorité des enfants qui sont allaités la nuit n'ont pas de caries. Comme ceux qui ont des caries vont chez le dentiste, on conclut souvent que c'est un problème courant chez les enfants allaités après l'âge de 1 an. Ce n'est pas le cas. Quand on amène l'enfant chez le dentiste pour une visite de routine, le dentiste ne posera pas de question sur les tétées nocturnes, à moins que l'enfant n'ait des caries. La plupart des dentistes n'ont probablement aucune idée que les « patients » de 18 mois qui n'ont aucune carie sont toujours allaités la nuit (quelle horreur !) »*
>
> Docteur Jack Newman, *L'Allaitement, comprendre et réussir*

Quand de nombreuses caries apparaissent dans la bouche d'un bambin qui tète, il est courant que le dentiste dresse aux parents un sombre tableau des risques que représentent les tétées de nuit. Le dentiste demandera peut-être à la mère de sevrer le bambin, au moins la nuit, avant de prendre les mesures nécessaires pour réparer les dents de l'enfant et éviter d'autres caries. Mais que faire si le bambin n'est absolument pas prêt à se passer des tétées d'endormissement et de nuit, sans parler de se sevrer complètement ?

Heureusement, il n'est pas nécessaire de sevrer, que ce soit pour soigner les caries existantes ou pour empêcher que d'autres s'installent. Aucun argument scientifique ne vient étayer la théorie selon laquelle les tétées nocturnes provoquent des caries chez les jeunes enfants. Il y a en fait bien d'autres facteurs que l'allaitement connus pour favoriser leur apparition. Vous devriez trouver moyen de collaborer avec le dentiste pour améliorer l'hygiène dentaire de votre bambin sans arrêter l'allaitement. Et peut-être devrez-vous chercher un dentiste plus au fait de l'allaitement d'un bambin.

Les études menées sur de vastes populations d'enfants allaités ou non allaités ne permettent absolument pas d'établir un lien entre l'allaitement long et un grand nombre de caries dentaires.

> *« Les dents de mon neveu étaient déjà en mauvais état quand elles sont sorties. Ma belle-sœur n'osait pas le dire à sa mère, de crainte qu'elle critique l'allaitement, mais c'était impossible à cacher. Et voilà ma belle-mère qui s'exclame : « Exactement comme Richard ! » (mon mari, nourri au biberon). On était soulagé, les dents d'adulte de mon mari sont solides et il n'a aucun problème. Ce neveu est maintenant lui aussi adulte, et il a des dents normales. Aucun de mes quatre enfants allaités ni la sœur ni le frère, allaités aussi, de ce neveu, n'ont connu ce problème dentaire. »*
>
> Eileen Harrison, Rennes, Ille-et-Vilaine

Les chercheurs soulignent en fait que, comparé au lait artificiel, le lait humain pourrait avoir pour effet de prévenir les caries. Par exemple, le lait humain n'abaisse pas le pH à l'intérieur de la bouche, contrairement à presque tous les laits artificiels. Or, les bactéries qui provoquent les caries se multiplient davantage quand le pH est bas ; et le lait humain contient des facteurs immunologiques empêchant la croissance de ces bactéries. Les laits artificiels attaquent l'émail des dents, ce qui les expose aux caries. Au contraire, le lait humain dépose du calcium et du phosphore dans l'émail, ce qui rend les dents plus solides. Les chercheurs ont mis en évidence que le lait humain en lui-même ne provoque pas de caries s'il n'y a pas d'autres sucres dans la bouche permettant la croissance des bactéries. Tout cela est normal : comme l'a fait remarquer le dentiste Brian Palmer, « ce serait un suicide évolutionniste si le lait humain provoquait des caries ».

Certains dentistes pensent que le lait qui s'accumule dans la bouche du bébé est une cause significative de caries. Ceux qui connaissent mieux les mécanismes de l'allaitement ne sont pas d'accord, car ils savent que le lait qui sort du sein va directement au fond de la bouche du bébé sans passer sur les dents de devant. Et comme la succion stimule la déglutition, le lait quitte rapidement la bouche, contrairement au lait artificiel ou au jus de fruits, qui coule du biberon à l'avant de la bouche du bébé endormi. Les mères à qui on dit qu'allaiter la nuit fait du tort aux dents de leur enfant doivent se rappeler que la plupart des bambins qui tètent pour s'endormir et qui prennent le sein la nuit n'ont pas de caries. Un enfant qui a de nombreuses caries a souvent des frères ou des sœurs qui ont aussi tété la nuit sans pour autant avoir de caries.

Il y a évidemment lieu de s'inquiéter si un bambin a beaucoup de caries, et ses parents voudront en comprendre la raison. Il y a parfois une prédisposition génétique. Le régime alimentaire de la mère et son degré de stress pendant la grossesse peuvent influer sur la formation des dents *in utero,* ainsi que la prise d'antibiotiques. Ce que mange l'enfant en plus du lait de sa mère est sans doute un facteur primordial : les aliments qui déposent du sucre sur les dents provoquent des caries. Raison de plus pour adopter une alimentation saine et éviter les sucreries et les sodas. Même le jus de fruits, en grande quantité, peut provoquer des caries.

Les pédodontistes conseillent de commencer à nettoyer les dents des enfants dès les premières dents, surtout si l'enfant mange déjà d'autres aliments que le lait humain. S'il y a déjà un problème de caries, ils suggèrent de le faire, à l'aide d'un linge propre, après chaque tétée, au moins pendant la journée. Quelques petites gorgées d'eau après la tétée peuvent également aider. Une mère dont le fils avait beaucoup de caries a constaté que si elle l'enlevait doucement du sein à la fin d'une tétée nocturne et l'encourageait à rouler sur le dos, la dernière gorgée de lait était bien avalée et ne stagnait pas dans sa bouche.

Marie-Magdeleine, de Strasbourg, a été confrontée au problème des caries avec son deuxième enfant :

« Dès que les premières dents d'Étienne sont apparues, vers 9 mois, elles nous ont semblé curieuses : elles avaient une apparence granuleuse et non lisse, nos ongles s'accrochaient à leur surface, et très vite au fil des mois, leur aspect s'est détérioré, elles avaient l'air de « s'effriter ». Elles ont pris une étrange couleur marron, et avant qu'Étienne ait 2 ans, j'ai cherché un dentiste qui accepterait de le soigner, parce que je craignais par-dessus tout que ces dents abîmées ne le fassent souffrir. Il m'a fallu chercher longtemps avant de trouver un dentiste qui accepte de le soigner; je l'ai trouvé au département pédodontie du CHU de ma ville lorsqu'il avait tout juste 3 ans. Le premier diagnostic a été celui d'un syndrome polycarieux du biberon dû à l'allaitement, et notamment aux tétées de nuit. Étienne a accepté de se laisser soigner, une fois sa confiance gagnée et à la grande surprise des soignants, qui ne croyaient pas pouvoir traiter un enfant aussi jeune, à raison d'une séance par semaine, une dent à la fois, pas plus de vingt-cinq minutes de soin. C'était tout un rituel : il tenait l'aspirateur dans sa bouche et je lui lisais une histoire; à la fin de la séance, la dentiste lui offrait une surprise... Au bout de plusieurs semaines (il fallait recommencer souvent les réparations, qui ne tenaient pas sur l'émail poreux), la dentiste est revenue sur son diagnostic : il s'agissait d'amélogénèse imparfaite (mauvaise formation de l'émail in utero), et l'allaitement n'était pas en cause. Les caries étaient dues uniquement aux défauts de l'émail qui ne jouait plus son rôle de protection. Nous avons bien sûr été très vigilants sur l'hygiène dentaire d'Étienne, qui se lavait les dents deux fois par jour au moins, mais il a continué à téter la nuit... Toutes les lésions ont pu être réparées sans anesthésie, et Étienne n'a jamais eu mal aux dents... mais il a appris à manipuler le fauteuil de dentiste à la perfection! La dentiste qui s'occupait de lui était admirative de la patience et de la confiance totale qu'on peut obtenir chez un enfant qui n'a pas peur et qu'on fait participer aux soins. Je n'ai pas sevré Étienne plus vite à cause de ses dents. Comme l'avait annoncé la dentiste, ses dents définitives sont *fort heureusement indemnes de tout problème d'amélogénèse imparfaite. Et ses frères et sœur, allaités eux aussi, téteurs de nuit eux aussi, n'ont pas eu de problèmes de dents.* »

Le traitement de nombreuses caries peut nécessiter une anesthésie générale. Ou le médecin peut donner à l'enfant un médicament qui le laisse conscient mais le détend pendant l'opération. L'enfant ne sera peut-être pas autorisé à manger, à boire ni à téter plusieurs heures avant l'intervention, à cause de la médication.

Être enceinte et allaiter ?

La découverte d'une nouvelle grossesse ne rend pas forcément le sevrage de votre bambin nécessaire. L'enfant se sèvrera peut-être de lui-même en raison du changement de goût du lait ou de la baisse de lactation qu'on observe en cours de grossesse. Il peut aussi se sevrer vers la fin, quand le lait se transforme en colostrum, ou après la naissance parce qu'il a été séparé de vous plusieurs jours, ou parce que le lait soudainement en abondance ne lui convient pas.

Dans une étude menée auprès de 503 mères de La Leche League qui avaient continué d'allaiter en étant enceintes, les chercheurs ont constaté que 69 % des enfants s'étaient sevrés au cours de la grossesse. Il n'est évidemment pas possible de savoir quelle proportion d'enfants se serait de toute façon sevrés même sans nouvelle grossesse.

« *Mon aîné s'était sevré pendant la grossesse. À partir du troisième ou quatrième mois, il me disait « a pique est pas bon ». Il a donc espacé les tétées et s'est sevré à six mois, comme apparemment 60 % des bambins dans ce cas. Et puis, quand il a vu son petit frère téter à la maternité, il m'a redemandé. Bien sûr, j'ai accepté, souhaitant que la présence d'un nouveau bébé ne soit pas pour lui source de chagrin, la frustration étant, elle, inévitable, avec, pour la première fois, le partage... Il a pris le sein, et presque immédiatement, l'a lâché, disant, très sûr de lui : « Le reste, c'est pour le bébé. » Ainsi il pouvait, royal, laisser la place au nouveau venu, tout en s'assurant que sa maman ne lui était pas interdite, qu'elle était toujours bien disponible pour lui, et donc qu'il pouvait choisir de grandir, en toute sérénité. J'ai trouvé ce passage de relais («voilà, le sein de maman, c'est pour le bébé maintenant») très beau, et solennel. Mon petit garçon signifiait à sa manière qu'il acceptait de devenir grand frère!* »

Flore, Paris

Si, malgré tout, votre enfant manifeste une envie toujours aussi forte de téter, vous pouvez tout à fait, si vous le souhaitez, poursuivre l'allaitement pendant toute la grossesse.

Vous n'avez pas de souci à vous faire, ni l'enfant allaité ni le fœtus n'en souffrira, si votre alimentation est équilibrée et que vous mangez des aliments variés et nourrissants. Les mères se demandent parfois si allaiter pourrait provoquer une fausse couche. Il y a de bonnes raisons de croire que ce n'est pas le cas, et bien des mères qui avaient fait des fausses couches auparavant ont mené à terme une grossesse ultérieure tout en allaitant un bambin.

Dans son livre *Adventures in Tandem Nursing : Breastfeeding During Pregnacy and Beyond*, Hilary Flower fait le point de la recherche actuelle en matière d'effets de la stimulation du mamelon sur l'utérus gravide, et conclut que pendant une grossesse normale, des garde-fous bloquent ces effets jusqu'au terme. Que faire en revanche en cas de grossesse à risque et si la mère sent des contractions ? Doit-elle sevrer le bambin ? Pour Hilary Flower, « le sevrage n'est pas l'assurance que la grossesse se poursuive, et l'allaitement ne provoquera pas forcément la perte du fœtus. C'est à la mère qu'il revient de décider ce qui est le mieux dans son cas ».

Si allaiter enceinte vous déplaît, que les tétées deviennent douloureuses et désagréables, vous souhaiterez peut-être sevrer. Dans ce cas, inspirez-vous des informations données pour sevrer « petit à petit avec amour ». C'est à vous de décider ce qui est le mieux pour vous et pour votre famille. Tout comme l'expérience d'allaiter un bambin se vit au jour le jour, l'expérience d'allaiter pendant la grossesse se vit tétée après tétée.

« *Enceinte de mon deuxième enfant, j'ai continué à allaiter Guéric (2 ans), car je sentais qu'il avait toujours besoin de ce contact. Et moi, je n'y voyais pas d'inconvénient. Au début de la grossesse, je me suis aperçue qu'il sentait une différence de goût : il grimaçait et s'écartait du sein. J'ai pensé alors qu'il allait arrêter. Mais non, il s'est accoutumé au goût et a tété comme avant. Sauf la nuit : il n'a plus demandé et ne s'est plus réveillé (à 23 mois). Vers six mois de grossesse, les tétées sont devenues désagréables et parfois douloureuses (picotements). Je les ai alors espacées et écourtées, à tel point que mon fils, frustré, réclamait plus souvent. Je lui ai parlé de ce que je ressentais, et je l'ai encouragé à se sevrer. J'ai compensé par beaucoup de câlins, je lui tenais la main quelques minutes avant qu'il s'endorme. Avant le sevrage, nous avons fait la « dernière tétée ». Pour l'occasion, je lui ai offert une peluche qu'il a choisie. Elle nous a accompagnés le jour J, et le sevrage s'est passé en douceur pour nous deux.* »

Aline Jouët, Rezé, Loire-Atlantique

Certaines mères poursuivent l'allaitement, malgré parfois un vécu pas facile :

« *Nous avions le projet d'avoir des enfants rapprochés, et quand Élisa a eu 1 an, j'attendais mon deuxième bébé. Je m'étais déjà renseignée, et je savais que je pouvais continuer d'allaiter tout en étant enceinte, sans préjudice pour le fœtus. Je savais aussi que je risquais de ne plus avoir beaucoup de lait et qu'Élisa se sèvrerait peut-être, mais de mon côté, je ne voulais pas la priver de tétées. Heureusement que mes idées étaient claires ! En effet, les tétées étaient parfois douloureuses, surtout les premières minutes jusqu'au réflexe d'éjection. Parfois, je me sentais envahie, entre mon gros ventre et ma bambine très demandeuse des bras et du sein. Parfois, je ressentais une envie de me recentrer sur moi et sur mon bébé, sans aucune envie d'accéder aux demandes d'Élisa. Une sorte d'impatience me prenait alors, je soufflais de mécontentement tout en lui donnant le sein ! Et pour finir, le plus difficile était de la faire téter à vide alors que ma lactation s'était tarie en fin de grossesse. Mais chaque fois, je repensais au feuillet LLL « Coallaitement, allaitement pendant la grossesse ». Je me remémorais pourquoi je continuais à allaiter : parce que j'étais persuadée que c'était ce qu'il y avait de mieux pour Élisa.*

Que ces quelques mois n'étaient qu'une courte période dans ma vie de maman. Et puis, il y avait tous les bons moments. Élisa a appris à téter moins longtemps (le temps d'écouter la boîte à musique deux fois), cela me permettait de rester proche d'elle et de ne pas me renfermer sur ma grossesse. Et surtout, quel bonheur de la voir caresser mon ventre pendant la tétée et lui faire un gros bisou à la fin pour le bébé ! Après la naissance de son petit frère, ils ont tout naturellement partagé mes seins, et lors de la montée de lait, Élisa m'a regardée toute surprise et toute contente et m'a dit : « Il coule, le lait, maman ! » Un vrai bonheur ! »

Gabrielle Guérin, Mayenne

Coallaitement

Si vous continuez d'allaiter alors que vous êtes enceinte, vous vous retrouverez peut-être parmi celles qui « allaitent deux enfants non jumeaux », ou plus simplement qui pratiquent le coallaitement. Les mères trouvent à la fois des avantages et des inconvénients à cette situation. Par exemple dans les jours qui suivent la naissance du deuxième enfant, le grand peut aider en cas d'engorgement !

« *À la naissance de mon deuxième enfant, j'ai eu un engorgement spectaculaire : j'avais vraiment les seins comme deux petites pastèques. Pourtant, j'allaitais mon bébé à la demande et il tétait très souvent. De plus, j'allaitais toujours mon aîné, qui lui aussi appréciait les tétées à nouveau abondantes en lait. On parle souvent de quelques gouttes de colostrum les premiers jours, mais dans mon cas (était-ce dû au coallaitement ?) je me souviens que la montée de lait s'est faite très vite après la naissance (le lendemain ou le deuxième jour) et que j'avais beaucoup de ce lait jaune citron qui jaillissait de mes seins. Cela a été plutôt douloureux pendant trois jours, mais heureusement, grâce à l'expérience de nombreuses mères, j'ai appliqué des compresses glacées sur mes seins entre les tétées pour réduire l'œdème. Et pour que mon bébé puisse attraper ces mamelons trop tendus, je demandais à mon aîné de téter très régulièrement pour assouplir un peu mes seins, pour son plus grand plaisir ! En moins de trois jours, mes seins ont retrouvé un volume plus normal et ils ont cessé d'être brûlants et douloureux. Je suis vraiment heureuse d'avoir eu la chance que mon bambin ait pu m'aider à commencer l'allaitement de mon bébé.* »

Roxane Collet, Chassigny-sous-Dun, Saône-et-Loire

L'aîné trouvera rassurant de continuer à téter. Cela peut lui éviter d'éprouver de la jalousie envers le nouvel enfant dans la mesure où il partage avec lui ces moments particuliers.

« *Lorsque j'ai rencontré LLL, je n'imaginais pas que j'allaiterais ma fille jusqu'au sevrage naturel, en étant enceinte puis en coallaitant Mélissa et son petit frère. Je garde de cette période un souvenir émerveillé. Tout s'est fait si simplement ! Et je pense que la relation très forte qu'avaient entre eux mes deux derniers est liée à ce coallaitement. Frère et sœur de lait, disait-on autrefois en parlant de l'enfant qu'une nourrice allaitait avec le sien, pour souligner le lien qui unissait ces enfants. Frère et sœur biologiques, Mélissa et Matthieu m'ont fait découvrir ce rapport particulier dû au coallaitement de deux enfants. Pas de jalousie, pas de compétition, pas de fusion, mais une complicité, un souci de l'autre, un soutien mutuel qui s'est poursuivi dans leurs années d'adolescence et à l'entrée dans la vie adulte.* »

Martine Chazelle, L'Étang-la-Ville, Yvelines.

Mais vous vous inquiétez peut-être : le nouveau-né ne risque-t-il pas de manquer de lait ou de ne pas avoir avec vous de relation d'exclusivité ? Certaines mères sont surprises par l'intensité de leur besoin de protéger le nouveau-né, et le ressentiment qu'elles éprouvent quand le bambin veut téter. Si c'est votre cas, vous pouvez limiter les tétées du grand à certains moments de la journée ou établir une règle : il tétera seulement quand le bébé a fini. Mais le plus souvent, il n'y a pas de problème, et le nouveau-né reçoit du lait en quantité. N'hésitez pas à parler à des mères ayant vécu cette expérience.

Il arrive qu'un bambin qui semblait entièrement sevré redemande à téter à la naissance du bébé. Accéder ou non à sa demande ? La réponse vous appartient. Souvent, cela traduit un besoin de se rassurer, de s'assurer que sa maman est toujours disponible pour lui. Quelquefois, il va téter juste quelques minutes, ou simplement poser la bouche sur le sein et déclarer fièrement que « le tété, c'est pour le bébé », en laissant la place au tout-petit.

« Auriane avait 1 an et demi à la naissance de Quentin. Elle avait tété pendant le premier trimestre de grossesse et s'était sevrée tranquillement avec la baisse de lait. À la naissance de Quentin, elle a redemandé à téter, mais elle n'a fait qu'esquisser le geste. Je produisais du lait plus que suffisamment pour Quentin, et je récupérais les fuites à chaque tétée, ce qui remplissait une moitié de biberon ou un biberon entier chaque jour. Auriane en a été la bénéficiaire quand elle prenait du lait (de vache) chaque jour. Et elle aimait beaucoup. Quand elle a eu 2 ans, elle nous a clairement montré qu'elle ne voulait plus du lait de maman dans le lait de vache ! »

Myriam Loreau, Saint-Michel-sur-Orge, Essonne

Une mère qui permet à l'enfant de reprendre le sein devra se demander au préalable si elle est prête à coallaiter. Certaines femmes savent par avance que le coallaitement, ce n'est pas pour elles. Si c'est votre cas, cherchez à comprendre pourquoi votre enfant souhaite recommencer à téter et répondez à son besoin du mieux que vous le pouvez par d'autres moyens. Et si vous décidez de vous lancer dans l'aventure du coallaitement, ne vous étonnez pas des sentiments ambivalents que vous pouvez avoir à certains moments envers votre grand. La plupart des mères qui coallaitent en éprouvent à un moment ou un autre. Cela ne les empêche d'être globalement contentes de l'avoir fait.

Voici ce qu'en dit Cristina Vertiz, Urrugne (Pays basque) :

« Aujourd'hui, Gabriel a presque 2 ans et demi, et est toujours coallaité. Je ne sais si allaiter tout en étant enceinte est quelque *chose de naturel, ou propre à notre espèce, mais pour moi, c'était bien LA chose à faire, et je ne regrette rien!* »

Et Raquel :

« *Au septième mois de grossesse, j'ai constaté une forte diminution de ma production lactée, et mon lait se changeait en colostrum. Ce phénomène, bien que douloureux (car mon enfant tétait maintenant « à vide »), m'a aidée à réaliser que j'allais bientôt accueillir un autre petit être. Les tétées sont devenues de plus en plus difficiles, d'autant que pendant toute la grossesse, mon enfant n'a changé ni la durée ni la fréquence de ses tétées. C'est alors que j'ai constaté que les tétées nocturnes étaient les plus difficiles pour moi. J'ai décidé de le sevrer la nuit. Je lui ai bien expliqué qu'il pouvait téter autant qu'il voulait dans la journée, mais que dans la nuit, mes « milkies » faisaient dodo. La transition s'est très bien passée, il n'a jamais rien dit et n'a plus jamais demandé à téter la nuit. J'en ai conclu que quelque part, il était prêt aussi. C'est grâce à ce sevrage nocturne que j'ai pu continuer avec joie dans la journée. Même si les tétées étaient parfois douloureuses, je pouvais maintenant supporter, car je savais que j'aurais du repos la nuit. Et voilà, un beau jour de printemps, notre deuxième est née. Que du bonheur à les mettre pour la première fois tous les deux au sein! Tout ce que j'avais lu des débuts d'un coallaitement était vrai. L'aîné soulageait avec bonheur le trop-plein, il m'aidait à régler mon réflexe d'éjection fort. La douleur avait disparu comme par magie. Le fait de les allaiter tous les deux a beaucoup facilité la transition pour l'aîné. Il était rassuré d'avoir toujours sa place dans la famille et surtout au « sein » de maman.*

Après un an de coallaitement, je me demande parfois comment j'en suis arrivée là… Et je sais que cela s'est fait une seule tétée à la fois. Je coallaite malgré les difficultés et l'engagement que cela représente, tout simplement parce que mes enfants existent et qu'ils en ont réellement besoin. Le coallaitement est bien une belle aventure. »

Chapitre 16

Guider avec amour

En tant que parents, notre objectif est de savoir accompagner notre enfant afin qu'il devienne une personne indépendante, mature et affectueuse, et qu'il développe au mieux ses capacités et ses dons.

Notre tâche première est de satisfaire ses besoins physiques et émotionnels du mieux que nous pouvons : il aura ainsi une base solide pour progresser vers la maturité. À ce titre, l'allaitement permet de lui donner un bon départ. En effet, la relation qu'il suppose permet de mieux comprendre les besoins de l'enfant, et de trouver plus vite et plus sûrement le moyen de les satisfaire. Les besoins d'un enfant changent à mesure qu'il grandit. Il faut peu à peu lui laisser plus de latitude à mesure qu'il choisit sa voie. Ce processus commence dès le plus jeune âge, et se poursuit jusqu'à ce qu'il soit adulte. Ce livre serait donc incomplet s'il n'abordait pas les débuts de l'indépendance de votre enfant.

Préparer le terrain

Les choix éducatifs interviennent dans tout ce que nous faisons pour et avec nos enfants. Dans la ligne du maternage à travers l'allaitement, vous êtes maintenant prête à développer d'autres aspects du maternage du jeune enfant « Si vous avez fait du bon boulot côté maternage, vous avez déjà commencé à faire du bon boulot question éducation », disait le docteur Hugh Riordan, psychiatre et père LLL.

Le besoin d'être guidé

À mesure que l'enfant grandit, il a besoin d'être guidé, instruit et parfois repris, afin d'apprendre la façon dont fonctionnent les choses. Si on lui a donné des bases solides dès son plus jeune âge et qu'il voit dans ses parents des personnes bienveillantes, polies et attentionnées, il cherchera à les imiter parce qu'il veut se comporter de manière à leur faire plaisir (la plupart du temps !). Il faut aussi respecter son rythme de développement, et ne pas lui en demander plus qu'il ne peut au stade où il en est, mais on peut et on doit donner une direction à son inexpérience. Ce n'est pas si facile. Avant de vouloir discipliner nos enfants, il est important de nous interroger sur le pourquoi de ce que nous faisons et comment nous pouvons nous y prendre pour y arriver. Quand nous guidons nos enfants dans leur développement, il est également important de respecter leur besoin de stabilité : tâchons d'éviter les brusques revirements.

« Même si l'on pense que les enfants apprennent les compétences sociales comme l'attention, la compassion, l'estime, en suivant notre exemple, la plupart des enfants ont besoin d'un peu plus que de cela. Il faut bien définir ce que nous considérons comme acceptable, leur montrer qu'ils sont capables de respecter ces règles, et les aider de temps en temps quand ils n'y arrivent pas. Nous devons parfois imposer des frustrations à nos rejetons, et les empêcher de blesser autrui ou de porter atteinte à ses biens. Il faut faire la différence entre le comportement normal d'un bambin ou d'un jeune enfant et une conduite inacceptable. Il n'est pas facile de guider un enfant qui veut de toute évidence aller dans l'autre direction, mais il a d'autant plus besoin de notre aide.

Il n'y a pas grande différence avec ce que nous faisions quand ils étaient plus petits. Quand on voyait qu'ils avaient besoin de quelque chose, on agissait en conséquence, sans écouter les gens qui disaient qu'on gâtait l'enfant, qu'on le cajolait trop ou qu'on ne tenait pas assez compte de nos propres besoins. Nous pensions être les mieux placés pour nous connaître nous-mêmes et pour connaître notre bébé – et c'était vrai, la plupart du temps. Cela n'a pas changé. C'est toujours nous qui connaissons le mieux notre enfant. Et nous sommes mieux placés que quiconque pour l'aider à traverser les étapes complexes de la croissance, à apprendre les règles et à développer sa personnalité.

L'éducation que nous donnons à nos enfants, c'est pour une grande partie les guider avec amour et les aider à aimer les autres et se faire aimer d'eux, que ce soit dans la famille ou à l'extérieur. Après l'allaitement, c'est le plus beau cadeau que nous puissions faire à un petit enfant, et comme pour l'allaitement, ces bienfaits durent toute la vie. »

Elisabeth Hormann, animatrice de La Leche League, Allemagne

Discipline et punitions

Discipline est un mot qu'on associe souvent à la punition et à la privation. Mais la discipline désigne en fait la façon dont les parents guident leurs enfants avec amour pour les aider à bien faire les choses pour les bonnes raisons, et à devenir des personnes assurées, heureuses et aimantes, qui abordent le monde en ayant confiance dans leurs capacités à réussir ce qu'elles décident de faire.

Le docteur William G. White, médecin et père, présentait ainsi les choses :

Le but des parents n'est pas d'obtenir de bons enfants, mais de bons adultes. Le « bon enfant » se caractérise par la docilité, le « bon adulte », par sa personnalité. Le mot « discipline » vient de « disciple ». La discipline ne consiste donc pas à punir. Les enfants ne sont pas des chiens de Pavlov destinés à recevoir des récompenses et des punitions. Ce sont des êtres humains, des personnes dont la valeur et la dignité sont infinies. Ils ne méritent pas seulement qu'on les traite comme des personnes, mais de savoir qu'on les considère comme des personnes dont nous apprécions la valeur,

> *l'intelligence, les désirs, les sentiments, les besoins, les jugements, de la même manière que nous aimerions qu'ils apprécient les nôtres.*

Au XVIIe siècle déjà, Fénelon écrivait dans son *Traité de l'éducation des filles* : « Il ne faut pas avoir peur de l'amour-propre et de l'émulation : les éloges ne sont pas défendus. Les Anciens élevaient les enfants mieux que ne font les Modernes, parce qu'ils leur laissaient plus de liberté. » Fénelon considère aussi que la première éducation est celle de l'exemple : « Dans tous les âges, l'exemple a un pouvoir étonnant ; dans l'enfance, l'exemple peut tout. »

La fessée

Un bambin déterminé représente souvent un défi pour ses parents. Ses explorations et ses attitudes sont pour lui des amusements innocents, mais ils peuvent être dangereux ou destructeurs. C'est à nous de le lui faire comprendre, et de poser des limites. Mais la fessée n'est pas la solution. À long terme, donner la fessée à un bambin qui nous tient tête ne mène qu'à des pleurs, du ressentiment et un besoin incontrôlé (et compréhensible) de frapper le petit frère ou la petite sœur. Nos enfants apprennent par les exemples qu'ils ont sous les yeux, et les parents sont ceux qu'ils veulent le plus imiter. En donnant une fessée ou une gifle, les parents ne font qu'exprimer leur exaspération et leur frustration. Ce n'est pas le genre de comportement que nous voulons voir nos enfants imiter. Une fessée n'aide pas un enfant à apprendre l'autodiscipline.

Dans leur ouvrage *Ce dont chaque enfant a besoin : ses sept besoins incontournables pour grandir, apprendre et s'épanouir,* T. Berry Brazelton et Stanley I. Greenspan écrivent :

> *Une punition physique, comme frapper ou donner une fessée, n'est pas une façon acceptable de discipliner un enfant. La discipline consiste à enseigner et non à punir. La punition physique ne respecte pas l'enfant, et elle détruit son image de soi.*

Bien d'autres choses que font les parents peuvent faire souffrir l'enfant. Les punitions corporelles n'en sont qu'un aspect. Les parents peuvent empêcher de bien d'autres façons l'enfant d'avoir une bonne estime de soi.

> *Les enfants prennent à cœur les critiques de leurs parents. Ils se sentent mis en cause par quelqu'un qu'ils admirent [...]. Les enfants ont besoin d'estime et de félicitations, non d'indifférence et de réprimandes.*
>
> *Les enfants n'ont jamais trop d'estime de soi. Si vous profitez de toutes les occasions de montrer à un enfant ce qu'il fait bien, que vous le félicitez et que vous lui dites comment vous l'appréciez, il sera plus enclin à coopérer, il se montrera plus compétent et plus assuré.*
>
> Nancy Samalin, dans *Il ne suffit pas d'aimer son enfant*

Ce qui est normal chez un bambin

Les parents ont parfois des difficultés à passer de la disponibilité totale qu'exige un bébé au rôle plus actif consistant à répondre aux besoins d'un bambin. Au fil des années, nombre d'entre nous ont désappris un certain nombre d'idées qu'on nous avait inculquées sur la discipline. Nous avons appris à nous détendre un peu, à rire beaucoup et à réagir au quart de tour.

Materner un bambin, c'est surtout l'aider à passer du stade de bébé, où tout désir est un réel besoin, au stade de jeune enfant, qui découvre le monde extérieur et prend conscience des besoins des autres. Pour cela, il a besoin qu'on l'aide à comprendre que tous ses désirs ne sont pas des besoins, et que certains d'entre eux, s'ils étaient satisfaits, ne lui apporteraient pas forcément que du bon !

Alors qu'il paraît normal à la plupart des gens de respecter le rythme de développement d'un bébé, c'est loin d'être la même chose en ce qui concerne un bambin de 18 mois ou 2 ans. Quand celui-ci met les doigts dans les prises électriques, porte les pièces de monnaie à la bouche ou renverse les lampes, c'est un nouveau défi à relever pour ses parents. Il va de soi qu'on ne peut pas accepter que la maison devienne un chaos, ni laisser une liberté totale à l'enfant. Le bambin a atteint une nouvelle étape de sa croissance, il est temps d'en prendre conscience. Il est en pleine phase de découverte du monde qui l'entoure, il veut toucher, sentir et mettre en pièces tout ce qu'il voit. Il a la curiosité inextinguible d'un enfant de 2 ans qui veut tout explorer. Son comportement est parfaitement normal pour un enfant de cet âge ; il serait absurde de le punir pour cela, cela ne ferait que le frustrer. Mais cela ne veut pas dire pour autant que vous ne devez rien faire. La meilleure attitude consiste à créer une diversion et à attirer fermement mais doucement son attention ailleurs.

Tous les enfants ne se ressemblent pas ; à certains, il suffit de dire une ou deux fois que tel objet est interdit. Votre méthode est la bonne si l'enfant apprend à respecter quelques interdits sans se sentir frustré et sans que vous ayez à crier ni à le gronder. Quant aux objets dangereux ou fragiles, le plus sage est encore de les mettre hors de sa vue.

Si votre petit explorateur découvre un objet « interdit », vous pouvez satisfaire sa curiosité en vous asseyant à côté de lui : il pourra toucher l'objet sous votre surveillance, le sentir et même le tenir. Montrez-lui comment marche le lecteur de CD, expliquez-lui avec des mots simples et à grand renfort de gestes qu'il faut faire attention parce qu'il est fragile et peut se casser. Prenez le temps qu'il faut pour le guider dans ses explorations. Passez ensuite à autre chose, attirez son attention ailleurs, et rangez l'objet interdit hors de sa portée ou hors de sa vue, et les deux si possible (n'oubliez jamais que les bambins sont des grimpeurs émérites !).

Un peu de prévention

En appliquant le traditionnel dicton « mieux vaut prévenir que guérir », vous éviterez bien des ennuis. Une maman, animatrice LLL depuis de longues années, nous fait profiter de son expérience :

« Vous avez tout intérêt à organiser votre maison en fonction de l'enfant pour éviter de vous battre toute la journée avec lui. Il est déjà assez difficile de protéger l'enfant de tout ce qui échappe à notre contrôle, comme les voitures dans la rue, pour ne pas en rajouter chez soi, surtout si vous avez plusieurs enfants en bas âge.

Quand on a affaire à des bambins très actifs, il faut parfois prendre des mesures extrêmes pour garder son calme. Un jour, vous pourrez remettre les boutons à votre buffet de cuisine. Plus probablement, vous avez abandonné à votre bambin le bas de votre buffet : mettez-y de vrais ustensiles comme des casseroles et des poêles, des bols en plastique, des cuillers et des spatules en bois. »

Situations dangereuses

En cas de véritable danger – le bambin qui mâchonne un fil électrique ou qui traverse la route en courant —, la maman peut à juste titre exprimer ses émotions et dire à quel point elle a eu peur ; petit à petit, l'enfant tiendra compte de ces peurs justifiées et évitera les dangers réels. Vous entendre pousser un cri et vous voir vous diriger soudain vers lui pour intervenir constituera un message très clair pour lui.

La sécurité exige de ne jamais laisser un bambin sans surveillance. Les experts qui ont étudié les circonstances des accidents chez le jeune enfant disent que c'est seulement à partir de 3 ans que vous pouvez commencer à lui apprendre comment se protéger lui-même. Jusque-là, il ne peut pas se passer de la vigilance de l'adulte : c'est de votre responsabilité de vous assurer qu'il y a toujours quelqu'un pour le surveiller.

Rechercher les causes

Pourquoi votre jeune enfant est-il grognon et se montre peu coopératif ? Est-ce la fatigue ? L'ennui ? La faim ? Des stimulations excessives ? Comprendre pourquoi il se comporte ainsi est un bon moyen d'éviter les problèmes à l'avenir.

Tout comme les adultes, les jeunes enfants se montrent sous leur plus mauvais jour quand ils sont très fatigués ou qu'ils ont faim. Les bambins ont souvent besoin de dormir au cours de la journée, mais ils ne veulent rien manquer de ce qui se passe, et luttent contre le sommeil. Si votre enfant est vraiment fatigué, arrêtez tout : fermez les rideaux, éteignez la télé, ne faites plus rien, mettez des coussins par terre, et couchez-vous à côté de lui.

Ce comportement peut aussi être un moyen pour l'enfant de dire à sa mère qu'il est temps d'arrêter de téléphoner, de prendre congé des voisins, de laisser l'ordinateur, ou toute autre activité qui la coupe de lui mentalement, si ce n'est physiquement. C'est le moment de se remettre à son niveau, et de lui donner de l'attention.

Dites ce que vous pensez

C'est la cinquième fois que vous dites « Manon, rentre tout de suite à la maison ». Manon ne tient toujours pas compte de votre demande et continue à jouer. Mais voulez-vous vraiment qu'elle rentre « tout de suite », ou cela vous est-il égal ? Si cela vous est égal, ne l'appelez pas avant que ce ne soit réellement nécessaire, et à ce moment-là, ne l'appelez qu'une seule fois. Une ou deux minutes après, appelez de nouveau. Si elle ne vient pas, sortez, prenez-la et ramenez-la joyeusement mais fermement dans la maison. Elle apprendra vite que vous pensez ce que vous dites.

« C'est trop demander à un jeune enfant que de s'arrêter immédiatement de jouer pour venir manger quand on l'appelle », disait Edwina Froehlich, l'une des fondatrices de La Leche League. « Sortez donc dix minutes avant l'heure en lui donnant à manger quelque chose qu'il aime, attendez qu'il ait fini et aidez-le à rassembler ses jouets avant de rentrer. »

Limitez le temps passé devant la télévision

Les émissions télévisées peuvent avoir une grande influence sur le comportement des enfants. C'est à vous de surveiller les émissions que regardent vos enfants et le temps qu'ils passent devant la télévision. L'apprentissage d'un jeune enfant doit passer par toutes sortes d'activités et d'échanges. La télévision ne propose pas ce genre d'apprentissages. Ce que les enfants apprennent devant la télévision ne correspond pas toujours non plus aux valeurs qui sont les vôtres. Les enfants d'âge préscolaire ont parfois du mal à faire la différence entre l'imaginaire et la réalité ; ils peuvent être perturbés et effrayés par des émissions montrant de la violence.

Mais le plus souvent, ce n'est pas ce qui se passe sur l'écran qui pose problème, c'est plutôt que, pendant qu'on la regarde, il ne se passe rien d'autre : beaucoup de télévision, c'est moins de communication entre les membres de la famille.

Certaines émissions pédagogiques destinées aux jeunes enfants peuvent être intéressantes : c'est à vous, parents, d'en juger. Mais même ainsi, vous n'éviterez pas la publicité. L'enfant pourra avoir envie de jouets chers et d'aliments sans intérêt nutritionnel, simplement à cause des publicités vues à la télévision.

Certaines mères préfèrent que leurs enfants regardent de temps en temps des vidéos plutôt que des chaînes télé pour enfants dont le programme ne s'arrête jamais. Autre avantage des vidéos : elles ne comportent pas de publicités.

Il est à noter que certains spécialistes de l'enfance sont très critiques des chaînes de télévision destinées aux tout-petits. Pierre Delion, pédopsychiatre au CHU de Lille, Bernard Golse, chef de service de pédopsychiatrie à l'hôpital Necker, et Serge Tisseron, psychanalyste, ont peur que la télévision « éloigne (le bambin) des activités motrices et exploratoires plus propres à son développement à cet âge ».

Les colères

Edwina Froehlich a eu cette expérience des colères :

« Une colère, ça peut être éprouvant, à la fois pour la mère et pour l'enfant. J'ai eu deux enfants qui faisaient des colères, et j'ai fini par apprendre quelque chose. Avec mon fils aîné, j'ai suivi les conseils habituels : quand je lui donnais la fessée, il se mettait évidemment à crier de plus belle. Le mener fermement jusqu'à sa chambre était éprouvant pour mes tibias, lui dire quelque

chose ne servait à rien parce qu'il criait trop fort. La meilleure solution était encore de l'ignorer. Mais ça n'arrangeait rien, et ça n'empêchait pas qu'il fasse de nouvelles colères. Quand j'ai commencé à faire plus attention à nos habitudes alimentaires, je me suis rendu compte que ses colères coïncidaient avec les moments où il avait faim. Il n'y en avait pratiquement jamais juste après un repas. Même s'il n'est pas possible d'arrêter une colère en donnant à manger à l'enfant une fois la colère déclenchée, vous pourrez mieux y remédier si vous en comprenez la cause. Cela vous permettra même peut-être de les prévenir ou au moins de les atténuer.

À 2 ans et demi environ, notre cadet, Peter, a fait sa première colère au moment où un ami était là pour déjeuner. Je suis allée vers lui, je me suis assise par terre à côté de lui, j'ai étendu le bras pour le tapoter doucement. Il a commencé par rejeter violemment ma main. Je suis donc simplement restée à côté de lui, j'ai attendu en lui murmurant «Je t'aime, mon petit Peter». Il a fini par se rapprocher de moi, et a blotti son visage contre moi en sanglotant. Une fois la tempête passée, il avait oublié comment tout avait commencé, et nous sommes allés à la cuisine. J'étais soulagée de savoir que j'avais pu le calmer et j'étais prête à refaire ce qui avait été si efficace. À ma grande surprise, il n'a fait qu'une ou deux autres colères, et encore, elles étaient moins fortes et ont vite passé. ”

Si votre enfant se met souvent en colère, essayez de comprendre dans quelles circonstances cela se produit. Est-ce que c'est toujours au même moment de la journée ? Seulement en présence de certaines personnes ? Quel est l'élément déclencheur apparent ? Peut-on agir dessus ? Faites ce que vous pouvez pour lui éviter la frustration qui le fait exploser.

L'enfant en colère se calmera plus vite si vous-même restez calme et que vous ne le menacez pas. Dès que l'enfant vous le permet, touchez-le doucement et aidez-le à retrouver son calme. Quand il a fini de sangloter, vous pouvez lui proposer quelque chose de nourrissant si vous pensez qu'il a faim ; veillez à ce que ça ne soit pas trop sucré, parce que cela pourrait déclencher une nouvelle colère peu de temps après.

Quand la colère se produit dans un lieu public, c'est pareil pour l'enfant que s'il était à la maison, mais c'est beaucoup plus embarrassant pour le parent. Les spectateurs montrent vite leur désapprobation devant un enfant « mal élevé ». L'attitude à adopter pour calmer la colère reste la même : ne pas s'emporter, rester calme et parler sur un ton calme et apaisant. Dans une telle situation, la mère et l'enfant sont tous deux en détresse, mais c'est l'enfant qui est le plus impuissant. Il est incapable de faire cesser son accès de rage sur commande. Dans la mesure du possible, prenez l'enfant et emmenez-le dans un endroit isolé où il gênera moins les autres. Vous perdrez votre temps à essayer de le raisonner alors qu'il est sous l'empire de ses émotions. Peut-être que la seule chose à faire est de rester calmement auprès de lui et d'attendre que ça s'arrête.

L'enfant qui mord

Et quand l'enfant mord ou qu'il frappe ? C'est un problème plutôt courant et épineux, en particulier en présence d'autres enfants. Sophie Chevalier l'a vécu :

> *« À 17 mois, Étienne est soudainement devenu un « dévoreur » d'enfants, alors que jusque-là, c'était un petit garçon tranquille. Je n'avais jamais vécu cela avec les trois aînés. J'étais la maman la plus démunie qui soit! Lors d'une réunion LLL, il avait mordu ou griffé plus de 12 enfants, même porté dans mes bras. Je me sentais très mal. Les regards des autres mères étaient terribles… Heureusement, j'ai reçu beaucoup de soutien de mes amies. J'ai alors choisi de faire une pause dans mes activités, pour porter beaucoup d'attention à mon petit. Cela l'a beaucoup rassuré, et petit à petit, tout est rentré dans l'ordre. Depuis, je porte toujours une attention particulière aux mamans qui vivent ce genre d'expérience : un regard compréhensif et chaleureux, pour dire que je sais combien la situation est difficile, mais aussi combien leur enfant est à aimer encore plus. »*

Si vous vous rendez compte que votre jeune enfant risque de mordre, soyez vigilante et intervenez en l'éloignant rapidement et fermement.

Tout est dans la rapidité. Élever la voix, donner la fessée ou mordre l'enfant à son tour ne résout pas le problème.

« *Les jeunes enfants utilisent souvent leur bouche, que ce soit pour sentir, aimer, tester ou argumenter. Il leur faut du temps et de la maturité pour se rendre compte que ce n'est pas toujours acceptable. En attendant, n'arrêtez pas de les aimer, de les câliner et de les aider dans leurs frustrations, et n'oubliez pas que cela aussi passera.* »

Diane Kramer, Nouveau-Mexique

Si vous voyez que votre enfant se met à mordre quand il est dans un groupe, évitez ce genre de situations un certain temps. Apprenez-lui à être bien avec un seul enfant à la fois, et restez vigilante.

Le marchand de sable ne passe pas

Dans certaines familles, le moment du coucher est particulièrement stressant ; chacun finit épuisé et énervé avant de finalement s'endormir. En prévoyant les choses à l'avance, on peut généralement éviter un tel désastre. Il peut être bon d'aller au lit à une heure régulière, même si l'heure où l'enfant se couche n'est pas très importante s'il n'a pas à se lever tôt le lendemain pour aller à l'école.

Ne demandez pas à l'enfant d'aller se coucher trop tôt : il ne dormira pas. Les enfants ne peuvent pas dormir plus d'un certain nombre d'heures, et s'ils vont au lit à 7 heures du soir, il y a des chances qu'ils se réveillent à 5 heures du matin. Vous ne pouvez pas gagner sur les deux tableaux !

Faites que l'heure du coucher soit un moment agréable et calme, sans agitation ni précipitation. Un bain chaud passé à jouer dans l'eau, un casse-croûte nourrissant, une pomme par exemple, avant de se brosser les dents, une histoire calme que vous racontez blottie contre lui sous les couvertures : autant de choses qui détendent votre bout de chou et lui donnent envie de dormir. Il pourra vous demander de rester auprès de lui un moment, faites-le, évidemment. C'est s'endormir tout seul qui l'effraie.

Un regard vers l'avenir

La discipline devient de plus en plus un défi à mesure que votre enfant grandit. L'enfant ne relâchera pas la pression, il testera les limites jusqu'à l'adolescence. Tout sera plus facile s'il sait qu'il peut compter sur votre fermeté, votre cohérence et votre amour, et que vous avez confiance en lui.

Il se peut que votre enfant qui grandit s'emporte contre vous quand vous lui posez des limites, mais cela passera lorsqu'il s'apercevra que vous l'aimez vraiment. Montrez-lui par vos actes que vous l'aimez, même quand vous lui dites « non ». Comme le rappelle le docteur Ross Campbell : « La première chose à comprendre pour avoir un enfant discipliné, c'est que la discipline consiste avant tout à lui témoigner de l'amour. »

Quoi qu'il arrive, rappelez-vous que l'enfant est une personne, et qu'il n'y a pas de règles strictes qui s'appliquent à tous les enfants. Quand il s'agit de discipline, ce qui marche avec un enfant pourra ne pas marcher avec un autre. Voyez ce qui convient à votre famille. Si vous avez la connaissance intime de votre enfant, connaissance que l'allaitement a favorisée, et que vous avez une idée claire de l'éducation que vous voulez lui donner, vous pouvez suivre votre instinct de parent.

Au départ, vous répondez à tous les besoins du bébé : vous l'allaitez quand il a faim, vous le portez contre vous tant qu'il en a besoin et qu'il en est content. À mesure qu'il grandit, il demande moins de câlins et plus de sociabilité. Il gagne en indépendance à mesure que les jours, les semaines et les mois passent. Il commence à manger des aliments solides et ne tète plus aussi souvent. Bientôt, il se met à prendre lui-même des morceaux de nourriture et à les porter à la bouche. Un beau jour, il mange tout seul, tient sa cuiller avec assurance et fierté, même si c'est souvent un beau gâchis. Il commence à boire au verre, et au bout de quelques mois, il ne prend plus le sein qu'au moment de s'endormir. Vous êtes toujours là quand il en a besoin. Rassuré de savoir qu'il peut revenir au temps où il était bébé s'il le veut, il avance de plus en plus dans l'enfance et bientôt, ce n'est plus un bébé — rétrospectivement, ça semble si rapide…

Avant que vous ne vous en rendiez compte, il va à l'école en vous disant joyeusement au revoir en partant.

Les années passent. Être parent est une expérience qui garde toute son exigence et tout son intérêt, même si elle est moins intense. Nos enfants ne cessent pas d'avoir besoin de nous d'une manière ou d'une autre, bien heureusement ! Il faut cependant apprendre qu'il y a des moments où on doit rester en retrait et d'autres où on doit proposer son aide. Et un beau jour, celui qui était votre petit garçon se penchera sur sa propre femme en train d'allaiter leur bébé avec bonheur, votre fille allaitera son enfant comme sa mère au même âge. Vous saurez alors que tout votre travail, vos inquiétudes, vos efforts ont porté leurs fruits. Que ça en valait la peine.

Soutenu par votre compréhension et votre amour, votre enfant grandira et passera petit à petit de la totale dépendance à l'indépendance complète, et toujours avec l'amour auquel il a droit en naissant. L'amour, ce dont notre monde a le plus besoin.

Chapitre 17

Du lait humain pour les enfants de l'homme

Au cours des cinquante dernières années, c'est-à-dire peu ou prou depuis la création de La Leche League (1956), la science a beaucoup progressé dans la connaissance du lait humain et de son rôle dans la croissance et le développement de l'enfant. La recherche a montré que le lait humain est bien plus qu'un bon aliment. C'est un liquide vivant qui protège l'enfant de la maladie et joue un rôle actif dans le bon développement de tout son corps, notamment de son système immunitaire. Les petits humains sont relativement immatures à la naissance ; l'allaitement est la solution naturelle pour passer de la croissance dans le milieu protégé qu'est le ventre de la mère à la survie dans le monde extérieur.

Quand le bébé prend le sein de sa mère, il se nourrit et reçoit les matières premières dont il a besoin pour se développer. À mesure que la science approfondit ses connaissances sur les composants complexes du lait humain et la manière dont le corps de la mère répond aux besoins de l'enfant qu'elle allaite, il devient évident que l'alimentation au lait artificiel s'écarte considérablement de ce qu'a prévu la nature. Même si les enfants nourris au lait industriel grossissent et se développent bien, il ne s'agit pas de la croissance ni du développement optimaux, que seul assure le lait humain.

L'allaitement n'est pas seulement un « plus » que vous pouvez choisir ou non de donner à votre enfant. C'est bien plus que quelques vitamines supplémentaires ou quelques anticorps pour une meilleure santé. Le lait humain est absolument déterminant pour la bonne santé et le développement des petits de l'homme. L'allaitement est un droit de tout enfant à la naissance.

Comment votre enfant grandit

« Dis donc, comme il a grandi ! » Ce commentaire admiratif est une douce musique aux oreilles de la mère qui allaite. Les enfants grossissent plus vite les premiers mois de leur vie qu'ils ne le feront jamais par la suite. À la naissance, le cerveau humain fait un tiers de sa taille adulte, et les deux tiers à 1 an. Le périmètre crânien de votre bébé prend plus de 11 centimètres au cours de sa première année afin de permettre la croissance extraordinaire de son cerveau. Ses progrès se manifestent aussi par d'autres signes : non seulement il prend du poids, mais ses muscles se développent et sa taille augmente.

Les progrès de l'enfant ne se mesurent pas tous avec un mètre ruban ou une balance. Au cours de la première année, la maturation du système nerveux et du système endocrinien se poursuit, l'enfant arrive à mieux contrôler ses muscles, et son système immunitaire devient plus capable de le protéger des virus et des bactéries. En douze mois, il apprend à s'asseoir, à ramper et se tenir debout, à se concentrer sur les visages, les objets et les tâches qu'il entreprend. À 1 an, l'enfant a encore bien besoin qu'on s'occupe de lui, mais il est déjà sur la voie de l'indépendance.

Pour grandir, il ne lui suffit pas de recevoir de la nourriture, encore faut-il que cette nourriture lui apporte les bonnes protéines, les bonnes graisses et les bons glucides qui lui permettront de se construire un cerveau et des muscles de qualité. Le corps de l'adulte est capable de scinder les protéines ou de transformer un lipide en un autre, mais les bébés n'y arrivent pas toujours aussi bien. Pendant les six premiers mois, le lait humain apporte à l'enfant tous les nutriments dont il a besoin pour grandir, que ce soit en taille ou en maturité. Même après qu'il a commencé les solides, et jusque vers la fin de sa première année, le lait maternel reste sa principale source de nourriture. L'enfant ne trouve pas seulement dans le lait maternel les nutriments de base, mais aussi ce qu'il lui faut d'hormones, d'enzymes et de facteurs immunitaires qui le protègent des maladies et aident son corps à se développer comme la nature l'a prévu.

Votre lait est fait pour répondre aux besoins nutritionnels de votre bébé. Il n'y a pas deux mères qui produisent le même lait — bien que toutes les mères, mis à part celles souffrant de grave malnutrition, produisent un lait dont la haute qualité est remarquablement constante. La composition de votre lait change d'un jour à l'autre et d'un moment de la journée à l'autre, comme celle des autres fluides corporels. Le colostrum que reçoit votre enfant le premier jour n'est pas le même que le colostrum à 2 ou 3 jours. Même le lait des mamans qui accouchent avant terme est particulièrement adapté aux besoins spécifiques de leur bébé prématuré, qui a besoin en plus grande quantité de certains éléments nutritifs.

Le goût du lait change selon ce que mange la mère. Une étude a montré que le lait d'une mère qui a absorbé des capsules d'ail a une odeur d'ail, et que l'enfant tète avec plus de vigueur en prenant plus de lait. On peut dire sans se tromper que votre lait programme les goûts alimentaires futurs de votre enfant.

Au cours de la tétée, le lait d'abord léger devient crémeux, ce qui permet à l'enfant de profiter de saveurs différentes, comme au cours d'un repas composé de plusieurs plats.

Un lait spécial pour une espèce très spéciale

Tous les mammifères produisent du lait, mais sa composition diffère d'une espèce à l'autre. Dans tous les cas, le lait est principalement composé d'eau, de protides, de lipides et de lactose (le sucre du lait), plus des vitamines, des minéraux et de petites quantités d'enzymes et d'hormones.

Mais ces composants se retrouvent dans des proportions différentes selon les espèces, afin de correspondre à leur rythme de croissance, leur comportement et leurs besoins spécifiques.

Le lait de vache contient par exemple plus de protéines que le lait humain parce que les veaux doivent grossir vite pour arriver à suivre leur mère dans les prés. Le lait de baleine est très riche en graisses parce que les baleineaux ont besoin d'une épaisse couche de graisse qui leur tient chaud dans les mers froides. Le lait humain quant à lui est très riche en lactose et en acides gras à longue chaîne, déterminants pour le bon développement du principal outil de l'homme : son cerveau. Le lait humain ne contient pas beaucoup de protéines, ce qui fait que le petit de l'homme doit se nourrir souvent, et que les mères gardent leurs bébés près d'elles. Tout cela fonctionne très bien dans la mesure où le bébé humain a aussi besoin du contact pour être protégé des dangers et pour développer les compétences sociales si nécessaires à sa survie.

Les laits artificiels ne sont qu'une imitation grossière du lait humain. La plupart d'entre eux sont fabriqués à partir de lait de vache, dilué avec de l'eau pour en diminuer la proportion de protéines. On y ajoute ensuite du sucre pour augmenter le taux de glucides et de calories. Les publicités vantent souvent les graisses ajoutées censées favoriser le développement cérébral, ou d'autres modifications dont le but est de faire croire que telle ou telle marque est « ce qui se fait de mieux pour les bébés ». Mais il ne suffit pas de bricoler en enlevant quelques protéines par-ci et en ajoutant quelques acides gras par-là pour rapprocher le lait artificiel de l'impressionnante somme de nutriments que constitue le lait humain. Les laits infantiles ne contiennent aucune des cellules vivantes aidant à protéger l'enfant des maladies ; ils ne contiennent pas les enzymes ni les hormones qui contribuent au développement de l'enfant. Le lait artificiel est incapable de reproduire les mécanismes subtils qui font que le lait humain permet à l'enfant de grandir et d'être en bonne santé.

Des protéines déterminantes pour la croissance

Parmi les substances qui constituent les êtres vivants, les protéines ou protides sont les plus caractéristiques d'une espèce. Les protéines de votre lait sont aussi différentes de celles du lait de vache (ou du lait d'autres animaux) que vous êtes différente d'une vache. La différence la plus remarquable est la proportion de caséine et de protéine lactosérique (petit-lait). La caséine, qu'on trouve en grande quantité dans le lait de vache, forme de gros caillots caoutchouteux que le bébé a du mal à digérer. C'est pourquoi l'estomac de l'enfant nourri au lait artificiel reste « plein » plus longtemps que celui du bébé allaité. Le petit-lait, qu'on trouve en plus grande quantité dans le lait de femme, est parfaitement adapté au système digestif du bébé. Sa valeur nutritive est plus importante que celle de la caséine, et il donne des selles plus molles à l'odeur plus agréable. Il a également un rôle anti-infectieux.

Acides aminés et taurine

Les protéines se scindent en acides aminés, qui sont les éléments de base des tissus. Votre lait contient les acides aminés essentiels dans des proportions adaptées aux besoins de votre bébé.

La taurine, par exemple, est un acide aminé important qu'on trouve en grande quantité dans le lait humain. Il est pratiquement absent du lait de vache. La recherche a montré que la taurine a un rôle biologique important dans le développement du tissu cérébral et de la rétine de l'œil. Le bébé ne peut pas synthétiser la taurine à partir d'autres nutriments, il faut donc qu'il reçoive cet acide aminé dans son alimentation. C'est un des exemples montrant que les nutriments du lait humain sont adaptés aux besoins spécifiques du bébé humain. En raison de son importance dans le développement cérébral, certains fabricants ajoutent de la taurine dans leurs laits, mais cela n'en fait pas pour autant des équivalents nutritionnels du lait humain.

Les graisses fournissent l'énergie et plus encore

Les graisses du lait fournissent l'énergie nécessaire à la croissance. Les bébés stockent une partie de cette énergie sous forme d'une couche de graisse sous la peau. Cette couche les empêche de perdre de la chaleur, et les rend particulièrement agréables à câliner. Un enfant allaité a la peau plus ferme et plus soyeuse qu'un enfant nourri au lait artificiel, sans doute à cause du type de graisses que contient le lait humain.

Les graisses spécifiques du lait humain sont importantes pour le développement du cerveau et du système nerveux. Le lait humain contient par exemple de l'acide docohexaénoïque (DHA) et de l'acide arachidonique (ARA), deux acides gras polyinsaturés à longue chaîne, en grande quantité. Ces lipides constituent une grande partie des structures cérébrales, et la recherche a montré que les enfants allaités ont une concentration plus élevée en DHA dans le sang et dans le cerveau que les enfants nourris au lait artificiel. D'autres études ont établi que les bébés avaient un meilleur développement visuel et cognitif si leurs taux sanguins de DHA et ARA étaient plus élevés. Il est particulièrement important que les bébés trouvent ces acides gras dans le lait humain dans la mesure où ils ont une capacité limitée à les fabriquer à partir des graisses venues de leur alimentation. Bien que la recherche n'ait pas encore prouvé qu'ajouter ces composants au lait artificiel fasse une quelconque différence pour le développement du bébé, les fabricants de lait artificiel se sont mis à ajouter du DHA et de l'ARA dans leurs produits. La science ne fait que commencer à étudier les effets de la nutrition sur le développement cérébral de l'enfant, et le DHA et l'ARA ne sont peut-être qu'une partie de l'histoire. Par ailleurs, certains bébés semblent souffrir de troubles digestifs quand on leur donne un lait artificiel auquel on a ajouté du DHA. Votre enfant trouvera ces éléments nutritifs importants dans le lait humain sans avoir à souffrir d'effets indésirables.

Le cholestérol est un autre lipide utilisé dans la construction du tissu cérébral et du système nerveux. Le lait humain en contient d'importantes quantités, dont le bébé a besoin au cours des deux premières années. Les résultats de la recherche suggèrent qu'une personne qui a été exposée au cholestérol par l'intermédiaire du lait humain sera mieux à même de gérer le cholestérol de son alimentation à l'âge adulte. À première vue, le lait artificiel pauvre en cholestérol semble une bonne chose étant donné le battage fait sur les dangers du cholestérol, mais les besoins nutritifs sont différents chez les enfants en pleine croissance et chez les adultes.

Le lait humain contient en moyenne 2 à 3 % de lipides, qui comptent pour 30 à 55 % des calories qu'il apporte. Les mères qui souffrent de malnutrition grave et n'ont pas de réserves de graisse sur lesquelles tirer ont tendance à produire un lait légèrement plus pauvre en lipides que les mères bien nourries, bien que les taux de protéines et de lactose restent eux dans les limites de la normale. Les types de lipides et leurs proportions dans le lait humain peuvent aussi varier selon l'alimentation de la mère.

La proportion de graisses dans le lait maternel varie d'une tétée à l'autre, et aussi au cours de la tétée. Plus le bébé tète longtemps, plus la concentration en lipides augmente. C'est pourquoi il est important de laisser l'enfant finir le premier sein avant de lui offrir le second. Il a besoin de ce lait riche en gras qui vient à la fin de la tétée quand le premier sein est vidé. La proportion de graisses dans le lait dépend aussi de l'intervalle entre deux tétées : elle diminue à mesure qu'il augmente. En d'autres termes, un bébé qui revient au sein juste pour un peu plus de lait vingt ou trente minutes après une bonne tétée prend un dessert riche en graisses.

Le bébé absorbe et utilise de façon particulièrement efficace les graisses (ou lipides) du lait humain. Celui-ci contient en effet de la lipase, l'enzyme nécessaire pour digérer les graisses, qui est active dans les intestins du bébé, ce qui contribue à améliorer la digestion des lipides du lait. Cette sorte d'« autodigestion » du lait humain est particulièrement importante chez les nouveau-nés et les prématurés, dont le système digestif est encore immature.

Le lactose : un composant essentiel

Le lactose, un sucre qu'on ne trouve que dans le lait, occupe avec les protéines et les lipides le premier rang parmi les éléments nutritionnels. Le lactose a des propriétés remarquables dont le nouveau-né tire profit. Comme tous les sucres, c'est une source rapide d'énergie, mais ce n'est là qu'une de ses fonctions parmi bien d'autres. Le lactose contribue au bon développement du cerveau et du système nerveux central. En général, plus le cerveau d'une espèce est gros, plus le lait de cette espèce contient de lactose. Le lait humain contient une fois et demie plus de lactose que le lait de vache, ce qu'on peut facilement constater à sa saveur sucrée.

Les laits artificiels fabriqués à partir de lait de vache contiennent du lactose, mais on doit augmenter leur proportion de sucres en y ajoutant du saccharose ou d'autres succédanés du sucre qui sont loin d'être équivalents au lactose. En se divisant, le lactose libère en effet son énergie à un rythme lent et régulier, qui évite les hauts et les bas de la glycémie qu'on observe après ingestion de saccharose.

Le lactose a un effet bénéfique dans les intestins du bébé. Il favorise l'absorption de certains minéraux, en particulier le calcium nécessaire pour assurer le développement des os et des dents. Il favorise en outre la croissance des bactéries utiles dans les intestins, et empêche le développement des bactéries indésirables qui peuvent provoquer la diarrhée chez le jeune enfant. Toute personne qui a un jour changé les couches d'un enfant allaité a pu constater par elle-même le travail des bonnes bactéries dans les intestins de l'enfant : les selles d'un enfant exclusivement allaité ont une odeur particulière pas du tout désagréable, qui rappelle le babeurre. C'est la preuve que le petit monde des intestins est surtout habité par des bactéries utiles. Les selles des enfants nourris au lait artificiel ont une odeur plus forte et peu agréable.

Vitamines et minéraux : un parfait équilibre

Le lait maternel est pour les bébés la meilleure et la plus équilibrée des sources de vitamines et de minéraux. Les experts en nutrition se réfèrent d'ailleurs toujours à lui pour déterminer la quantité d'un nutriment donné dont a besoin un bébé. C'est pourquoi on dispose aujourd'hui d'un nombre toujours croissant d'études sur les différents composants du lait maternel, et la façon dont ils interagissent pour assurer la croissance et la bonne santé de l'enfant.

Même s'il est maintenant reconnu que le lait maternel est la norme de l'alimentation infantile, on a l'impression qu'on n'en finira jamais avec les publicités cherchant à persuader les mères que leur lait pourrait manquer de « quelque chose ». Et que ce « quelque chose », c'est évidemment leur produit qui peut l'apporter ! De belles publicités sur papier glacé vous félicitent chaudement d'allaiter votre bébé avant de glisser une phrase sur l'importance de telle vitamine ou de tout autre composant, qui se trouve être en quantité « limite » dans le lait maternel. Ou bien on montrera, graphique à l'appui, que le lait humain comporte bien l'élément nutritif donné en proportion correcte, mais avec des fluctuations inquiétantes entre des valeurs basses et des valeurs hautes, alors qu'en revanche, le lait artificiel apporte cet élément en quantité constante, mesurée scientifiquement. Les mères qui allaitent doivent savoir que ce qui est franchement « limite » dans ces publicités, c'est leur fondement scientifique ! Ces publicités manipulatrices égarent les mères en ne leur présentant qu'un aspect des choses, et elles leur donnent d'inutiles inquiétudes sur les éléments nutritifs de leur lait.

Fer

Concernant les vitamines et les minéraux, il faut toujours se rappeler que « plus » ne veut pas forcément dire mieux. Pour fonctionner de manière optimale, notre corps a besoin d'apports équilibrés en éléments nutritionnels. Ce n'est pas une bonne chose que de faire ingurgiter à votre bébé une dose supplémentaire de vitamines ou de minéraux juste « au cas où ». Ce n'est pas non plus une bonne idée que de précipiter l'introduction des solides ou de donner des compléments de lait artificiel. Ces aliments superflus peuvent interférer dans l'alimentation équilibrée fournie par le lait maternel. Les compléments de fer en sont un bon exemple.

Le fer du lait humain, même si on l'y trouve en faible quantité, est très bien assimilé. Les fabricants de lait artificiel doivent ajouter beaucoup de fer dans leurs produits précisément parce ce fer-là est très mal assimilé.

Les études ont montré que les bébés allaités ne souffrent pas d'anémie au cours des six premiers mois. Une étude a constaté que des bébés exclusivement allaités (sans lait artificiel ni aliments solides) pendant sept mois ou plus ne présentaient pas d'anémie à leur premier anniversaire, et que leur taux d'hémoglobine à 1 an et 2 ans était plus élevé que celui d'enfants allaités auxquels on avait donné des solides avant 7 mois. Il est clair que les bébés allaités n'ont pas besoin de compléments de fer en routine.

En outre, ces compléments peuvent interférer avec les composants du lait humain qui protègent l'enfant des maladies et l'aident à grandir.

Calcium et vitamine D

Il n'y a pas autant de calcium dans le lait humain que dans le lait de vache, mais le taux élevé de lactose dans le lait humain permet que ce calcium soit bien assimilé.

La vitamine D est nécessaire pour transformer le calcium en os solides. C'est en fait une hormone que le corps produit quand la peau est exposée au soleil.

La vitamine D est présente dans le lait humain seulement en petite quantité, sans doute parce que le bébé en a en stock à la naissance (à condition que sa mère ne soit pas elle-même carencée) et qu'il peut en produire facilement si sa peau est exposée au soleil.

Les nourrissons et les enfants qui ne reçoivent pas assez de calcium et/ou de vitamine D peuvent souffrir de rachitisme, une pathologie qui fragilise et déforme les os. De très récentes études montrent par ailleurs que la carence en vitamine D est très répandue et peut induire de nombreux problèmes de santé.

Les enfants allaités dont la mère est bien nourrie et qui sont régulièrement exposés au soleil ne devraient pas souffrir de carence. Mais notre mode de vie sédentaire, où nous sommes la plupart du temps confinés à l'intérieur, ainsi que la peur du cancer de la peau qui nous fait couvrir la peau de vêtements ou d'écran total limitent l'exposition des enfants au soleil, et l'on voit à nouveau des problèmes de carence dans nos pays, et parfois des cas de rachitisme chez des enfants exclusivement allaités. Les médecins préconisent par conséquent de donner aux bébés des compléments de vitamine D.

Zinc

Le zinc du lait maternel est mieux assimilé que celui des laits artificiels. En fait, le lait humain peut traiter une maladie métabolique rare appelée *acrodermatite entéropathique*. Les enfants qui en sont atteints sont carencés en zinc parce qu'ils arrivent très mal à l'assimiler. Leur état s'améliore considérablement quand on leur donne du lait humain à la place de lait artificiel. Les laits artificiels à base de lait de vache contiennent plus de zinc que le lait humain, mais le zinc du lait humain est mieux assimilé. La littérature médicale cite de rares cas de mères présentant une carence en zinc et dont le lait était carencé. On peut facilement y remédier en donnant des compléments de zinc à la mère.

Ce qui est vrai pour le zinc l'est aussi pour d'autres minéraux : il est prouvé que le cuivre et le manganèse ont une meilleure biodisponibilité dans le lait humain que dans le lait de vache.

Fluor

Des études ont montré que donner des suppléments de fluor pouvait protéger les dents du risque de caries. Mais cela reste un sujet controversé : le lait maternel contient du fluor, et même si ce n'est qu'en petite quantité, il semble parfaitement adapté aux besoins du nourrisson.

Dans ses nouvelles recommandations parues en novembre 2008, l'Afssaps (Agence française de sécurité sanitaire des produits de santé) dit que la prescription systématique de fluor est « inutile avant l'âge de 6 mois », et qu'après 6 mois, l'apport de fluor doit être « modulé en fonction du risque de carie chez l'enfant, en complément du brossage quotidien des dents ».

L'excès de fluor peut être à l'origine de problèmes chez certains enfants, en premier lieu la fluorose. Des mères ont remarqué que leur enfant était agité quand elles donnaient des compléments de fluor.

Enzymes et hormones

Le lait humain contient un grand nombre de substances dont on ne connaît pas encore le rôle exact. Parmi les enzymes qu'on trouve dans le lait humain, on peut citer la lipase qui digère les graisses, l'amylase qui transforme les glucides, et la protéase qui agit sur les protéines ; toutes contribuent à améliorer la disponibilité des éléments nutritifs et des facteurs immunologiques du lait humain. Les hormones du lait maternel agiraient sur la manière dont l'enfant assimile la nourriture, et seraient responsables d'autres aspects du développement précoce. Le lait humain contient en grande quantité une hormone appelée « facteur de croissance épidermique », qui agit sur la croissance et le développement du tractus intestinal. Il contient encore d'autres facteurs de croissance permettant la maturation de différents tissus.

Le lait humain : un arsenal contre les maladies

Les mères qui allaitent leur enfant remarquent souvent que le bébé n'attrape pas le rhume ou la grippe, ou alors sous une forme atténuée, quand tout le reste de la famille est bien malade. À plus grande échelle, les spécialistes en santé publique ont depuis longtemps remarqué que les enfants non allaités sont plus sujets aux infections. Les taux de mortalité infantile sont plus élevés chez les bébés nourris au lait artificiel, même dans les régions où chacun a accès à l'eau potable et à des soins médicaux de qualité. Les taux de morbidité (incidence et prévalence des maladies) sont eux aussi plus élevés quand l'enfant reçoit une nourriture artificielle, tant dans le monde occidental que dans les pays en développement. Dans les pays en développement, l'allaitement est déterminant pour la survie de l'enfant, mais il a toujours un impact important sur sa santé même dans les familles qui ont la chance de profiter d'un bon niveau de vie.

En raison notamment de ses « avantages reconnus en termes par exemple de réduction de la fréquence des infections chez les nourrissons ou de son rôle probable pour la prévention de l'obésité », le Plan national nutrition santé (PNNS) 2006-2010 recommande de promouvoir l'allaitement maternel pour en augmenter la durée et la fréquence — avec pour objectif 70 % d'allaitement à la naissance en 2010, objectif qui devrait être facilement atteint puisque, depuis 2000, année où le taux d'allaitement a dépassé les 50 %, ce taux augmente régulièrement de 2 % par an…

Une perspective mondiale

Les études menées auprès de mères et d'enfants vivant dans la pauvreté dans les pays en développement confirment l'importance de l'allaitement pour la survie de l'enfant. Une étude menée en 1996 aux Philippines montre que les décès dus aux infections respiratoires et aux diarrhées étaient huit à dix fois plus nombreux chez les bébés nourris au lait artificiel que chez ceux qui étaient même partiellement allaités pendant six mois. Une étude sur la mortalité infantile dans des zones urbaines du Brésil a établi que le risque de mourir de diarrhée était 14,2 fois plus élevé pour les bébés sevrés que pour ceux qui étaient toujours exclusivement allaités ; quant au risque de mourir d'une infection respiratoire, il était 3,6 fois plus élevé. Le risque était plus élevé pour les bébés partiellement allaités que pour ceux qui étaient allaités exclusivement, mais moins élevé que pour ceux qui étaient entièrement nourris au lait artificiel. Il a été calculé qu'au Bangladesh, l'allaitement diminuait de 24 à 27 % la mortalité par diarrhée au cours des six premiers mois de la vie ; les enfants non allaités risquaient 4,2 fois plus de mourir de diarrhée avant 5 ans que les enfants allaités.

Ce ne sont là que quelques exemples de l'effet considérable de l'allaitement sur la santé des enfants dans les parties du monde où un système sanitaire défaillant, le manque d'eau potable, la pauvreté et l'absence de soins médicaux s'ajoutent à d'énormes problèmes de santé publique. Le lait maternel est la première protection des plus jeunes et des plus vulnérables. Malheureusement, les changements sociaux, l'urbanisation et la promotion de l'alimentation artificielle ont fait baisser les taux d'allaitement dans le monde en développement. À mesure que les familles s'établissent dans les villes où elles espèrent améliorer leurs conditions de vie, les mères se mettent à occuper des emplois qui les séparent de leur enfant, ce qui rend l'allaitement plus difficile. Et en voulant donner le meilleur à leur enfant, elles imitent les habitudes occidentales, c'est-à-dire l'alimentation au lait artificiel. Mais les conséquences de ce choix sont désastreuses parce qu'elles n'ont souvent pas les moyens d'acheter le lait en quantité suffisante, sans parler du coût de l'énergie nécessaire à faire bouillir l'eau pour le préparer en toute sécurité. Et comme elles donnent le biberon, leur production lactée diminue, de sorte que même si elles veulent reprendre l'allaitement, elles n'ont plus assez de lait pour satisfaire l'appétit de leur bébé. Il en résulte que les bébés sont mal nourris, malades, et que beaucoup meurent. L'Organisation mondiale de la santé, l'Unicef et d'autres organismes internationaux de santé publique œuvrent pour aider les mères du monde entier à allaiter leur enfant quelles que soient leurs conditions de vie, mais c'est là un combat difficile.

Les bienfaits de l'allaitement dans les pays développés

Personne ne s'étonne quand la recherche montre que les bébés allaités ont de meilleures chances de survie que les bébés nourris au lait artificiel dans les pays sans eau potable où le lait artificiel est trop cher pour la plupart des familles. Mais même dans les régions où il est rare que les enfants meurent de maladies infectieuses, les enfants allaités se portent significativement mieux que ceux nourris au lait artificiel. Même si, dans les régions favorisées d'Europe occidentale, d'Amérique du Nord, d'Australie ou de Nouvelle-Zélande, il y a moins de différences que dans les pays en développement entre les enfants allaités et ceux nourris au lait artificiel, on dispose de plus en plus d'études montrant que, même dans ces populations, les enfants allaités se portent significativement mieux.

Avant d'aborder les nombreux avantages liés à l'allaitement, nous voudrions dire un mot sur comment changer de perspective en matière d'alimentation infantile. Les défenseurs de l'allaitement ont longtemps eu l'habitude de décrire les différences entre enfants allaités et enfants nourris au lait artificiel comme des « avantages » de l'allaitement. C'est largement minimiser le problème. L'allaitement, c'est bien autre chose qu'un « petit plus » comme les cours de musique ou les stages d'été que les parents attentionnés offrent à leurs enfants s'ils peuvent se le permettre.

Les raisons d'allaiter sont plus que de simples « avantages », si vous regardez autrement les comparaisons entre enfants allaités et enfants nourris au lait artificiel. Tout ce qu'on appelle avantages de l'allaitement peut aussi être décrit comme un risque lié à l'alimentation artificielle. La recherche a par exemple montré que les enfants allaités sont moins sujets aux otites, ce qui signifie que l'alimentation artificielle expose l'enfant à un plus grand risque d'otite. Nous avons tendance à considérer que rhume et otite sont des affections banales chez le nourrisson et chez le jeune enfant, mais ces maladies sont en fait un risque lié à l'alimentation artificielle. Les enfants nourris au lait maternel sont loin d'être aussi souvent malades.

La décision d'allaiter ou non est certes une décision très personnelle, et nous savons qu'il y a des cas où les substituts sont indispensables. Mais les parents ne peuvent prendre une décision éclairée en ce qui concerne leur bébé que s'ils disposent de toutes les informations nécessaires, et qu'on ne minimise pas les réelles différences entre sein et biberon.

Protection contre les infections

Dans les pays industrialisés, la recherche a montré que le taux de maladies infectieuses est plus élevé chez les enfants nourris au lait artificiel que chez les enfants allaités, notamment pour les infections respiratoires, les otites, les infections urinaires, les méningites à *Hæmophilus influenzæ* B et les pneumonies.

L'effet protecteur de l'allaitement est particulièrement marqué pour les maladies gastro-intestinales. Une étude menée en Israël sur des bébés de moins de 12 mois a montré qu'au cours des mois où ils étaient allaités, les enfants avaient moins de diarrhées aiguës que les bébés nourris au lait artificiel. Une autre étude, menée aux États-Unis en 1995, a établi que l'incidence de la diarrhée était deux fois plus élevée chez les bébés nourris au lait artificiel que chez les bébés allaités. Une simulation réalisée en France en 2005 estimait que si la proportion d'enfants allaités y était la même qu'en Norvège (99 % à la naissance, 42 % à 9 mois), on éviterait chaque année 1 000 hospitalisations et 8 000 cas de diarrhées à rotavirus (le germe le plus fréquent dans les diarrhées aiguës). La diarrhée peut être dangereuse, même dans les pays développés ; dans le monde, elle est une des principales causes de mortalité des moins de 3 ans.

Étudier l'effet de l'alimentation sur les infections respiratoires est plus difficile. Outre l'allaitement, de nombreux facteurs peuvent agir sur les symptômes respiratoires (allergies ou tabagisme des parents par exemple). Les études ont néanmoins montré que l'allaitement protège les enfants des rhumes et d'autres infections respiratoires, ou en diminue la gravité.

Les otites à répétition peuvent endommager l'oreille, affecter l'audition de l'enfant et avoir des répercussions sur l'apprentissage du langage. C'est la raison pour laquelle une otite ne doit jamais être négligée, et est systématiquement recherchée lors des examens médicaux. En outre, les mamans savent combien une otite peut être douloureuse, et faire passer des nuits extrêmement pénibles… De nombreuses études ont montré que les enfants nourris au lait artificiel ont un risque significativement plus élevé d'avoir une otite moyenne (tympanite) que les enfants allaités. Une étude menée en 1998 en Arizona (États-Unis d'Amérique) sur des enfants suivis en dispensaire a établi que les enfants allaités quatre mois avaient moins de risques d'avoir une otite moyenne, et que l'incidence des otites à répétition était moindre en cas d'allaitement exclusif pendant six mois. Dans une autre étude, l'incidence des épisodes d'otite moyenne récidivante était réduite de 80 % dans le groupe d'enfants allaités, et l'effet protecteur de l'allaitement se prolongeait tout au long de la deuxième année.

Les infections urinaires sont un autre exemple de maladie plus fréquente chez les enfants nourris au lait artificiel. Ce sont souvent les selles de l'enfant qui propagent les germes responsables des infections urinaires, or les selles des enfants allaités contiennent moins de germes responsables des infections parce que le lait humain favorise la croissance des bactéries utiles dans l'intestin de l'enfant. Les facteurs immunologiques que contient le lait humain et qui finissent par se retrouver dans les urines pourraient aussi expliquer que les voies urinaires sont protégées des infections.

Les maladies chroniques

On a trouvé des corrélations entre le fait d'avoir été allaité et un moindre taux de diabète de type 1, de diabète de type 2, de maladie cœliaque (sensibilité au gluten), de cancers chez l'enfant, de polyarthrite rhumatoïde, de sclérose en plaques, de caries dentaires, de maladies graves du foie et même d'appendicite aiguë.

Les scientifiques s'intéressent tout particulièrement aux relations entre l'allaitement et les maladies auto-immunes comme le diabète de type 1. Le système immunitaire est censé défendre l'organisme contre les agressions extérieures, mais il lui arrive de se retourner contre le corps lui-même, détruire des tissus normaux et provoquer ce qu'on appelle une malade auto-immune. Dans le diabète de type 1 par exemple, le système immunitaire attaque les cellules qui produisent l'insuline dans le pancréas : le corps devient donc incapable de fabriquer assez d'insuline pour traiter le sucre ingéré. Les immunologistes avancent deux explications pour expliquer la moindre incidence du diabète de type 1 chez les enfants allaités. D'abord, il se pourrait, dans la mesure où les études mettent en évidence une corrélation entre le diabète de type 1 et l'introduction précoce du lait de vache, que les enfants allaités soient protégés du seul fait qu'ils ne sont pas exposés aux protéines étrangères aussi tôt que les enfants qui reçoivent une alimentation artificielle. La seconde explication possible, c'est que le lait humain contribue à rendre le système immunitaire plus efficace, et que les enfants qui ne sont pas allaités ont donc un système immunitaire moins performant.

Plus étonnant, les facteurs immunitaires présents dans le lait humain font plus que protéger le bébé des infections durant le temps de l'allaitement : ils stimulent également le développement du système immunitaire de l'enfant. Plusieurs études avaient noté que les enfants allaités réagissent mieux aux vaccins que les enfants nourris au lait artificiel, ce qui là aussi indique que l'allaitement est un des moyens prévus par la nature pour développer le système immunitaire de l'enfant. Priver les bébés des facteurs immunitaires du lait humain peut avoir des conséquences allant bien au-delà de la toute petite enfance.

Syndrome de la mort subite du nourrisson

Ces dernières années, les chercheurs ont souvent constaté une corrélation entre allaitement et moindre risque de mort subite du nourrisson (MSN). De vastes études menées aux États-Unis, en Nouvelle-Zélande et en Angleterre ont montré que chez les bébés non allaités, le risque de MSN est deux à trois fois plus important que chez les bébés allaités. C'est peut-être grâce à la protection anti-infectieuse qu'apporte le lait maternel, à moins que d'autres facteurs n'interviennent. Les taux de MSN ont énormément baissé depuis que des campagnes d'information ont prescrit aux parents de faire dormir l'enfant sur le dos. Les mères qui allaitent au lit la nuit savent que lorsqu'il lâche le mamelon, le bébé retombe pratiquement toujours allongé sur le dos !

La recherche continue

Il y a encore beaucoup à apprendre sur les effets protecteurs de l'allaitement, et les médecins, les épidémiologistes, les immunologistes et d'autres scientifiques continuent leurs recherches. Ceux qui s'intéressent aux avantages de l'allaitement savent à quel point il est important de mettre en place un cadre rigoureux pour étudier les relations entre l'alimentation de l'enfant et le risque de maladie, et déterminer par exemple si les bébés qui font partie du groupe étudié sont allaités exclusivement ou s'ils reçoivent des compléments. Si les enfants reçoivent autre chose que du lait humain, il est important de savoir quelle quantité d'aliments ils reçoivent et à quel moment on a commencé à les leur donner. Est-ce que les enfants de l'étude nourris au lait artificiel sont au biberon depuis leur naissance ou ont-ils reçu du lait maternel dans les premières semaines ? On peut penser à juste titre que les bébés allaités exclusivement tireront plus profit de l'allaitement que ceux qui reçoivent à la fois du lait humain et du lait artificiel (c'est ce qu'on appelle l'effet dose-dépendant : plus la dose reçue est importante, plus l'efficacité du produit est élevée). Mais dans certains domaines, même un allaitement très bref dans les premiers jours peut faire la différence, ce qui peut avoir une influence sur les résultats de l'étude.

D'autres raisons encore rendent compliquées les recherches sur l'allaitement. Il est par exemple impossible de faire des études randomisées : pour des raisons d'éthique évidentes, on ne peut au hasard demander à certaines mères d'allaiter et à d'autres de donner le biberon. Or, il est possible qu'il y ait des différences entre les mères qui choisissent d'allaiter et celles qui choisissent de donner le biberon, et que ces différences influent sur la manière dont leur bébé grandit et se développe, et ce indépendamment de l'alimentation.

Les scientifiques, les médecins, les journalistes et le grand public qui recherchent des informations sur l'allaitement doivent lire avec soin les comptes rendus d'études que publie la presse grand public. Quand les résultats ne correspondent pas à ce qu'on sait de l'écrasante supériorité du lait humain par rapport au lait artificiel, cela s'explique souvent par une mauvaise conception de l'étude. La recherche scientifique est en constant progrès, elle avance vers la compréhension des choses, mais son cheminement n'est pas toujours en ligne droite.

L'épidémiologie est l'étude de tous les éléments qui interviennent pour qu'une maladie se déclare ou non dans un groupe de personnes. La recherche épidémiologique démontre sans conteste que les enfants qui reçoivent une alimentation artificielle se portent moins bien que les enfants allaités. Mais qu'y a-t-il dans le lait humain pour qu'il ait de tels effets ?

Le vaccin que la nature offre au nouveau-né

À la naissance, le système immunitaire est immature et incapable de bien combattre tous les agents pathogènes de l'environnement. Certains anticorps protecteurs passent de la mère au bébé par le placenta. Les anticorps, qu'on appelle aussi immunoglobulines, ont été fabriqués par votre système immunitaire en réponse aux infections auxquelles vous avez été exposée. Parmi elles, certaines maladies infantiles qui sont contagieuses et courantes et les germes qui se trouvent dans votre environnement de tous les jours. Comme l'immunité que vous avez développée contre ces maladies dure la vie entière, elle a été transmise à votre bébé avant sa naissance sous forme d'immunoglobulines, appelées IgG, et elle le protège temporairement, jusqu'à ce que son propre système immunitaire commence à se développer.

D'autres types de facteurs immunitaires passent de la mère à l'enfant par l'intermédiaire du lait maternel. Il y a des années de cela, le docteur Herbert Ratner, qui fut longtemps conseiller médical de La Leche League, a écrit une phrase qui rend parfaitement compte des exceptionnelles qualités anti-infectieuses du lait humain en l'appelant « le vaccin que la nature offre au nouveau-né ». Depuis, des dizaines d'années de recherche de plus en plus sophistiquée en immunologie ont montré que le lait humain protège les bébés des infections de beaucoup de façons :

- Les bébés exclusivement allaités sont moins exposés aux germes transmis par l'eau et par les aliments.
- Le lait maternel détruit les bactéries et virus pathogènes, et il augmente la capacité du bébé à les combattre.
- Le lait maternel favorise la croissance des bonnes bactéries dans la flore intestinale de l'enfant, ce qui empêche les bactéries nuisibles de proliférer.
- Le lait maternel contient des éléments qui contribuent à réguler les réponses immunitaires de l'enfant face à des allergènes potentiels, ce qui fait que les enfants allaités ont moins de risques de développer des allergies.
- Le lait maternel pourrait « mettre au courant » le système immunitaire du bébé pour qu'il fonctionne au mieux par la suite.

Ces effets du lait humain sont dus à l'interaction complexe de nombreuses substances biologiques. Dans la protection immunologique qu'apporte l'allaitement entrent en jeu des hormones, des enzymes, des facteurs de croissance, des cellules vivantes, des protéines, des lipides, des immunoglobulines et d'autres éléments spécialisés. À mesure que les immunologistes en apprennent davantage sur ces processus, il devient de plus en plus évident que les substituts du lait maternel ne peuvent en aucun cas se comparer au produit authentique, le lait maternel.

Le lait humain combat les germes

L'anticorps le plus important du lait humain est l'immunoglobuline A sécrétoire. Son travail consiste à protéger les muqueuses contre les germes, les protéines étrangères et autres agents pathogènes. Les muqueuses tapissent l'estomac et les intestins de l'enfant, ainsi que ses voies respiratoires et ses poumons. Germes et allergènes peuvent traverser les muqueuses immatures et passer dans le sang. Les immunoglobulines A sécrétoires protègent ces tissus et retiennent les germes avant qu'ils ne fassent des dégâts. Les immunoglobulines A sécrétoires sont comme des sentinelles à la frontière que représente la paroi interne des voies gastro-intestinales, et elles empêchent les germes ou les protéines étrangères de pénétrer dans les membranes et d'y provoquer inflammations, infections ou réactions allergiques.

Le colostrum contient beaucoup d'immunoglobulines A sécrétoires. Bien que la concentration en IgA diminue à mesure que le volume de lait augmente les premières semaines après l'accouchement, le nourrisson en reçoit en quantité. Une femme adulte produit chaque jour environ 2,5 g d'IgA pour son propre usage ; son bébé, qui fait moins du dixième de son poids à elle, reçoit entre 0,5 g et 1 gramme d'IgA par jour pendant l'allaitement. Même après son premier anniversaire, il y a toujours dans votre lait des quantités significatives d'IgA et d'autres agents protecteurs, et leur concentration augmente à mesure que vous produisez moins de lait au cours du sevrage.

Les premières tétées de colostrum préparent le système digestif aux tétées ultérieures. Les chercheurs ont constaté que la présence d'IgA dans le lait stimule la production gastro-intestinale d'IgA chez l'enfant. C'est une des nombreuses raisons pour demander à ce que votre enfant ne reçoive que votre colostrum et votre lait les premiers jours de vie. Ces premières doses de colostrum servent à habituer progressivement le système immunitaire du bébé au monde extérieur. Dans les services de néonatalogie qui soutiennent l'allaitement, on conserve le colostrum que la mère a tiré pour le donner au prématuré dès qu'il peut se nourrir par voie orale, même s'il a déjà plusieurs semaines.

Les IgA sécrétoires qu'on trouve dans le lait sont produites dans le sein, mais ce sont les réactions immunitaires dans les intestins et les voies respiratoires de la mère qui déterminent le type d'anticorps produit. Quand le corps de la mère entre en contact avec des germes, son système immunitaire réagit en produisant des anticorps. L'information sur la réaction appropriée voyage ensuite jusqu'aux muqueuses dans la glande mammaire, et c'est alors que le sein fabrique les anticorps qui vont lutter contre les germes auxquels la mère a été exposée. Ces anticorps sont ensuite transmis au bébé par le lait, et l'aident à combattre les bactéries et les virus présents dans l'environnement qu'il partage avec sa mère. En d'autres termes, quand le bébé entre en contact avec un nouveau germe, il lui suffit de le transmettre à sa mère, peut-être en tétant son sein, et le corps de celle-ci va fabriquer les anticorps adaptés à ce germe et les lui redonner dans son lait. C'est ce qu'on appelle le cycle entéro-mammaire.

Les anticorps que contient le lait de la mère sont aussi adaptés aux germes auxquels elle a déjà été exposée par le passé. Ils protégeront son enfant en particulier pendant les premiers mois de sa vie, jusqu'à ce qu'il soit capable de combattre par lui-même les infections et les maladies.

Le colostrum contient aussi beaucoup de cellules vivantes de toute sorte. Ces cellules, qu'on trouve aussi dans le sang, sont capables de détruire ou tout au moins de contrer les bactéries et virus responsables de maladies graves. Ces cellules vivantes survivent dans le tractus gastro-intestinal et sécrètent des hormones, des facteurs de croissance, et d'autres substances qui régulent les réponses immunitaires du corps. Elles fabriquent aussi des IgA, traversent les membranes et entrent dans le sang, où elles peuvent agir sur le développement d'autres tissus du bébé. La présence de cellules vivantes dans le lait montre que celui-ci est une substance vivante, très semblable au sang. En fait, les premières semaines, il y a à peu près autant de globules blancs dans le lait que dans le sang. Avant même que l'on sache qu'il contenait ces cellules vivantes, certains médecins appelaient le lait « sang blanc », précisément en raison de ses propriétés vitales.

Les lymphocytes font partie des cellules vivantes qu'on trouve dans le lait humain. Les lymphocytes T (cellules T) commandent la réponse immunitaire. D'autres types de lymphocytes produisent des anticorps et détruisent les cellules des germes. Les macrophages quant à eux peuvent phagocyter les germes, et avec l'aide de l'enzyme lysozyme, les détruire.

On pourrait donner beaucoup d'autres exemples de substances spéciales qu'on trouve dans le lait humain et qui interagissent pour combattre les agents pathogènes. Certaines enzymes aident d'autres éléments du lait à résister à la digestion, de manière à pouvoir combattre les germes. Dans d'autres cas, les enzymes divisent les protéines ou les lipides en composants qui peuvent ensuite remplir leur rôle immunitaire. Certains lymphocytes disent au corps d'attaquer les germes, d'autres demandent au système immunitaire de ne pas agir et de tolérer des substances comme les protéines alimentaires, qui, bien qu'étrangères au corps, ne sont pas dangereuses. La principale protéine du lait humain, la lactoferrine, tue certaines sortes de bactéries, virus, champignons et cellules malignes. Elle a également des propriétés anti-inflammatoires. Les oligosaccharides, des sucres simples qu'on trouve dans le lait humain, empêchent les bactéries de se fixer sur les parois des voies respiratoires.

La protection directe et dynamique que le lait de leur mère apporte aux bébés explique que tant qu'ils sont allaités, ils peuvent survivre même dans un environnement très contaminé, avant que leur propre système immunitaire puisse les protéger. Le système immunitaire de l'homme, vu du côté des interactions mère-bébé pendant l'allaitement, est vraiment fascinant, et connaître les détails de son fonctionnement ajoute une raison très convaincante pour allaiter votre enfant.

Éviter les allergies

Votre bébé ne peut pas être allergique à votre lait, de ça au moins vous pouvez être sûre. Mais si l'allaitement protège le bébé des allergies, ce n'est pas seulement parce que cela lui évite d'être très tôt en contact avec des aliments allergènes comme le lait de vache, mais aussi parce que les agents immunitaires du lait humain l'aident à ne pas développer de réponses allergiques.

Il y a allergie quand une substance par ailleurs inoffensive comme un aliment, un pollen ou une moisissure entre dans le corps et que celui-ci l'identifie comme une substance étrangère. Quand il la rencontre de nouveau, le système immunitaire se rappelle que cette substance, appelée allergène, est étrangère. Il l'attaque alors en produisant des substances chimiques, qui provoquent des symptômes d'allergie comme les yeux qui piquent ou le nez qui coule. Ce n'est pas le pollen ou les aliments qui provoquent les symptômes allergiques, mais la réaction du corps.

Le système immunitaire en développement du bébé doit apprendre à reconnaître non seulement les bactéries et les virus à détruire, mais aussi les substances étrangères à tolérer. Le lait maternel et ses nombreux composants immunitaires l'aident dans cet apprentissage. Il l'aide aussi à éviter que les allergènes n'arrivent dans la circulation sanguine à un moment où le système immunitaire de l'enfant est encore immature et susceptible de réagir avec excès. Cela fait partie du travail de sentinelle des IgA sur la paroi intestinale.

Nombre d'études ont montré que les enfants exclusivement allaités pendant au moins plusieurs mois présentent moins de symptômes d'allergie plus tard dans l'enfance. En 1995, une étude qui avait suivi des enfants de leur petite enfance jusqu'à la fin de l'adolescence (soit pendant dix-sept ans) a montré que l'allaitement protégeait à long terme de l'eczéma et des allergies respiratoires ainsi que des allergies alimentaires. Toutes les études portant sur les relations entre alimentation de l'enfant et allergies n'ont pas des résultats aussi probants. D'autres facteurs, comme le terrain familial ou l'alimentation de la mère pendant la grossesse, jouent aussi sur le développement des allergies.

Il est connu que les protéines du lait de vache et celles des laits artificiels à base de lait de vache et de soja peuvent provoquer des allergies. Les enfants exposés très jeunes à ces protéines étrangères peuvent s'y sensibiliser. Quand ils les rencontrent de nouveau, leur système immunitaire réagit par divers symptômes : estomac dérangé, vomissements, diarrhée, nez encombré, éruptions, malaise général. Il peut suffire d'un biberon de lait artificiel donné la nuit à la nursery pendant que la mère « se repose » pour sensibiliser certains enfants aux protéines du lait de vache ou du soja, et que des symptômes d'allergie apparaissent des mois plus tard.

La meilleure manière d'éviter les allergies, surtout s'il y a un terrain allergique dans la famille, est d'allaiter exclusivement pendant les six premiers mois de l'enfant et d'introduire les aliments solides très progressivement. Les éléments immunitaires du lait humain aident probablement l'enfant à tolérer de nouveaux aliments, aussi est-il important de continuer à allaiter pendant la diversification. Une étude récente a montré que les enfants qui continuent à téter pendant plusieurs mois après qu'on a commencé à leur donner du blé ont moins de risques de développer la maladie cœliaque que ceux qu'on a sevrés peu après cette introduction.

Un enfant allaité peut quand même être allergique

Un bébé peut réagir à d'autres aliments que le lait artificiel. Il peut par exemple faire une réaction à des aliments solides donnés trop tôt, ou encore à des vitamines ou des médicaments. Vous rendez service à votre enfant en veillant à ne lui donner que ce que son jeune système digestif peut tolérer. Le mieux est de ne lui donner que votre lait pendant les six premiers mois. Tant qu'il ne reçoit que le lait de sa mère, son tractus intestinal est protégé et peut maturer tranquillement. Des aliments potentiellement allergènes, qui pourraient induire une réaction même à 6 mois, sont souvent mieux tolérés par la suite, en particulier si l'enfant est toujours allaité. Attention quand vous donnez des aliments qui risquent de provoquer des allergies, par exemple le lait de vache, le blanc d'œuf, les agrumes, le soja, le poisson, les tomates, le chocolat, le chou, les fruits rouges, les fruits à coque. Si votre enfant semble réagir à un nouvel aliment ou s'il y a des antécédents d'allergie dans votre famille, vous pourrez réfléchir avec votre médecin à retarder l'introduction des solides jusqu'à 8 ou 9 mois.

L'enfant peut-il réagir à quelque chose que mange sa mère ?

Il arrive qu'un aliment que mange la mère provoque une réaction chez le bébé. Les protéines du lait de vache, des œufs et de certains autres aliments que mange sa mère peuvent pénétrer dans son tractus gastro-intestinal. Ces protéines « égarées » dans son sang peuvent se retrouver dans son lait.

On pense que la présence de protéines étrangères dans le lait de la mère peut être une façon naturelle d'exposer l'enfant à ces substances à petites doses, afin que son système immunitaire apprenne à les tolérer. Mais certains bébés, notamment ceux qui sont prédisposés aux allergies, peuvent réagir à ces protéines étrangères. Éliminer du régime de la mère l'aliment responsable permet de supprimer les symptômes chez l'enfant. Souvenez-vous que le lait de la mère est bon en soi : c'est la protéine égarée qui est à l'origine du problème. Passer le bébé au lait artificiel ne ferait que l'inonder d'allergènes potentiels en grande quantité, et plus que probablement aggraverait le problème. Sans compter qu'il serait alors exposé à tous les autres risques de l'alimentation artificielle

Examinez toutes les possibilités avant de vous demander si quelque chose dans votre lait est responsable de l'agitation du bébé, de la diarrhée, d'une éruption ou de tout autre symptôme. La cause du problème est parfois très simple. A-t-on donné à l'enfant un complément de lait artificiel ou de jus de fruits ? Des vitamines ou un médicament ? Il pleure peut-être parce qu'il couve une maladie ? Un enfant qui tète très souvent peut être en pleine « poussée de croissance ». Et vous, comment vous sentez-vous ? Si vous êtes continuellement fatiguée ou débordée, simplifiez votre vie et celle de votre bébé, ralentissez votre rythme. Prenez-vous des médicaments ou des compléments alimentaires ? Est-ce que vous prenez beaucoup de caféine, est-ce que vous fumez ? Votre enfant a peut-être été en contact avec quelque chose qui a provoqué l'éruption, comme un détergent, un savon, de l'assouplissant, une teinture, de la laine, des plumes, une lotion, un déodorant en spray, etc.

Si l'éruption, l'agitation ou tout autre problème perdure, votre enfant réagit peut-être à quelque chose que vous mangez. Il y a heureusement une technique très simple et peu coûteuse de savoir si ce que vous mangez est à l'origine du problème. Essayez de supprimer un aliment donné pendant une semaine ou deux, et regardez si cela a un effet sur l'enfant. Commencez par un aliment que vous avez consommé en grande quantité peu de temps auparavant ou que vous ne mangez pas d'habitude. Le lait de vache est souvent en cause. Si vous pensez que c'est le cas, supprimez non seulement le lait, mais aussi les produits laitiers comme le fromage, le yaourt et les crèmes glacées, et tous les aliments contenant du lait de vache (vérifiez bien les étiquettes des produits que vous achetez). Dix à quinze jours peuvent être nécessaires pour que votre organisme ne présente plus de trace de ces aliments : ne vous attendez donc pas à ce que l'effet soit immédiat sur l'enfant.

Si cela ne fait pas d'effet, essayez d'éliminer d'autres aliments pendant environ une semaine, et voyez si les symptômes disparaissent. Parmi les allergènes courants, on trouve les œufs, le blé, les agrumes, le maïs, les oignons, le poisson, les arachides, le chou, le chocolat et les fruits à coque en général. Si l'enfant semble aller mieux quand vous supprimez plusieurs aliments en même temps, réintroduisez-les un par un pour identifier celui qui est en cause.

Il peut arriver que l'enfant ne réagisse pas si la mère mange une petite quantité d'un aliment dans un repas, mais qu'il ait une réaction si la mère prend le même aliment seul et en grande quantité. Si votre enfant a une forte tendance allergique, vous tâtonnerez sans doute, mais en allaitant, vous êtes déjà dans la bonne direction. Si vous trouvez que votre alimentation n'est plus assez variée à cause des allergies de votre enfant, prenez conseil auprès d'un nutritionniste pour élaborer des repas sains et variés. N'oubliez pas que ça n'aura qu'un temps. Les mères constatent souvent qu'elles peuvent recommencer à manger l'aliment (ou les aliments) qui pose problème quand le bébé a grandi. Réintroduisez-le avec prudence, en petites quantités, pas à tous les repas ni tous les jours !

Si votre enfant est très sensible aux aliments que vous mangez, remettez à plus tard l'introduction des solides, et soyez prudente dans le choix des aliments que vous lui proposez.

Myriam, animatrice du VaLLL d'Orge (91), se souvient :

« Quentin, notre troisième enfant, a eu dès la naissance une digestion perturbée.

À 5 jours, sous l'effet des selles et des gaz, il a eu un érythème fessier installé sur tout le siège et qui saignait par endroits. Comme pour ses sœurs, j'évitais certains légumes qui, dans notre famille, nous indisposent. Néanmoins, il avait toujours des coliques, des rots qui ne passaient pas, et l'érythème fessier lui non plus ne passait toujours pas. À 3 semaines, je ne le connaissais que pleurant ou hurlant. Le médecin nous a donné un remède qui a permis de calmer la situation, il est devenu plus souriant, mais il était toujours perturbé. J'ai cherché des pistes vers un réflexe d'éjection fort, ce qui a amélioré son transit et son humeur.

Vient le temps de la diversification. Quentin pioche un peu dans nos assiettes, et ça ne passe pas très bien. Je tempère, jusqu'au jour où il mange un petit cube de fromage : nous avons alors quarante-huit heures de régurgitations et de pleurs. Je tente alors l'éviction des protéines de lait de vache, et son état s'améliore grandement... il a 1 an. Par la suite, les différents médecins que nous avons croisés semblaient dubitatifs. Ils prescrivaient des tests (tous négatifs) et nous encourageaient à réintroduire... Et à chaque fois, douleurs digestives, selles liquides ; mon bambin joyeux, intrépide et sociable se transforme en un bambin accroché à sa maman.

À cette époque, les légumes évités depuis la naissance sont réintroduits avec succès. Vient le temps de l'entrée à l'école, Quentin n'a pas tout à fait 3 ans, nous faisons une réintroduction : en dix jours, il perd 300 grammes, ne contrôle plus ses selles (quatre par jour, liquides), se plaint de douleurs dans les jambes et ne veut pas décoller de moi. Nous arrêtons alors les produits laitiers et, en quarante-huit heures, il redevient souriant, « indépendant », et retrouve un transit plus apaisé. Quentin a alors enfin été diagnostiqué allergique aux protéines de lait de vache. »

Encore plus de raisons d'allaiter

Développement cognitif

De même qu'il joue un rôle important dans le développement du système immunologique du bébé, le lait maternel contribue également au développement de son cerveau et de son système nerveux. Les études qui comparent les enfants allaités et ceux nourris au lait artificiel à différents âges et différents stades de développement montrent que ceux qui reçoivent du lait maternel ont de meilleurs résultats lors des tests cognitifs. Certaines études ont montré que ces différences perduraient à l'enfance et l'adolescence.

De nombreux facteurs dans le capital génétique de l'enfant et dans son environnement social peuvent affecter le développement intellectuel. Or, en Europe occidentale et en Amérique du Nord, les mères qui allaitent sont souvent des femmes ayant fait des études et appartenant aux couches favorisées ; les avantages sociaux et économiques dont jouissent leurs enfants ont sans doute pour effet d'améliorer leurs résultats aux tests de QI. La relation de proximité et les interactions fréquentes avec la mère qui vont nécessairement de pair avec l'allaitement peuvent aussi expliquer le meilleur développement des enfants allaités. Mais même une fois ces biais pris en compte et éliminés, les enfants allaités continuent à avoir de meilleurs résultats aux tests. Les chercheurs ont donc été amenés à penser que quelque chose dans le lait humain fait la différence.

Une étude passionnante a comparé des enfants prématurés ayant reçu du lait humain dans un service de néonatalogie à d'autres qui n'en avaient pas reçu. À 7 ans et demi et à 8 ans, les premiers avaient un QI significativement plus élevé que les seconds. Ceux qui avaient reçu à la fois du lait artificiel et du lait humain avaient des résultats cognitifs directement liés à la quantité de lait humain reçue (effet dose-dépendant). Quand on comparait les enfants dont la mère avait donné son propre lait à ceux dont la mère avait eu l'intention de le donner mais n'y était pas arrivée, les résultats au QI étaient toujours meilleurs. Ce qui semble indiquer que le meilleur développement intellectuel dans le groupe nourri au lait humain ne peut pas être attribué au fait d'avoir une mère prête à faire l'effort de tirer son lait. Les chercheurs en ont conclu que c'est bien quelque chose dans le lait maternel qui favorise le développement optimal du cerveau chez les enfants prématurés.

Bien d'autres études ont comparé le développement intellectuel des enfants qui étaient majoritairement allaités à ceux qui étaient majoritairement nourris au lait artificiel. On a rassemblé les données issues de vingt de ces études dans une méta-analyse. Elle a confirmé que les enfants qui recevaient du lait maternel avaient des résultats significativement plus élevés aux tests cognitifs. Les résultats étaient d'autant meilleurs que l'allaitement avait été plus long. Les différences étaient moindres après ajustement des facteurs influant également sur le développement intellectuel (statut socioéconomique, niveau d'instruction de la mère ou poids de naissance), mais restaient significatives.

L'allaitement semble particulièrement important pour le développement cognitif des enfants prématurés. Les nourrissons privés pendant plusieurs semaines des éléments nutritifs normalement transmis par le placenta semblent particulièrement vulnérables aux insuffisances du lait artificiel. Le lait humain leur donne ce qu'il leur faut pour remplacer le temps qu'ils n'ont pas passé dans le ventre de leur mère.

Cela veut-il dire pour autant que votre enfant sera plus intelligent que l'enfant des voisins qui reçoit du lait artificiel ? Bien sûr que non. Outre l'allaitement, bien d'autres facteurs agissent sur l'apprentissage de la marche, du langage, de la lecture… Les différences de développement que les chercheurs ont mis en évidence entre les enfants allaités et les enfants non allaités ne sont pas énormes, et il faut se souvenir que les chiffres portent sur des populations et non des individus. Il n'en reste pas moins qu'il y a bien des différences, qui semblent indiquer que certains composants du lait maternel jouent un rôle dans le développement cérébral.

Mâchoires, dents et développement facial

Le tout-petit à votre sein (les poings serrés, les gouttes de sueur sur les sourcils et les mâchoires qui travaillent avec vigueur) et le gymnaste qui pratique avec enthousiasme sa discipline s'appliquent tous deux à modeler leur corps. Comme les exercices de culturisme qui développent les muscles, l'exercice que fait votre bébé en tétant modèle son visage, ses dents, et son sourire.

La structure du visage dépend bien entendu de l'hérédité. Les mâchoires carrées ou le menton étroit sont autant de traits familiaux. Mais quelles que soient les potentialités de votre enfant, elles sont favorisées par les mouvements répétés de succion au sein. L'allaitement favorise un bon développement facial, et pourra éviter que votre enfant ait plus tard des problèmes de dents ou de langage.

La succion de l'enfant n'est pas la même au biberon qu'au sein. Quand votre enfant tète, il prend votre mamelon bien en bouche et se sert de sa langue pour le pousser contre la voûte de son palais. Les muscles de ses mâchoires travaillent beaucoup. Ce n'est pas le cas avec la succion au biberon, qui ne fait pas appel à autant de muscles. Comme le flux de lait est plus rapide avec la tétine, le bébé a tendance à avancer la langue pour le bloquer et se met à déglutir de façon inadaptée. S'il garde cette habitude après l'âge du biberon, ses dents définitives pourront être mal alignées. Une tétine, une sucette ou le pouce du bébé peut aussi, en appuyant sur son palais, rétrécir l'arcade dentaire supérieure et restreindre l'espace disponible pour les dents.

Dans une étude portant sur 1 000 enfants âgés de 3 à 5 ans, des chercheurs italiens ont trouvé que ceux qui avaient été allaités exclusivement plus de trois mois avaient beaucoup moins de risques de souffrir de malocclusion. Plus précisément, on observait une occlusion croisée postérieure chez 11 % des enfants qui avaient été nourris au biberon contre 4 % de ceux qui avaient été allaités.

En mai 2009, la Fédération française d'orthodontie déclarait dans un communiqué : « L'allaitement maternel favorise le développement harmonieux du visage de l'enfant. [...] L'allaitement prolongé, de six à douze mois, sans éliminer tous les risques de voir apparaître des malpositions dentaires, peut constituer un moyen de prévention simple et agréable de ces malpositions si répandues de nos jours. »

Autres aspects du développement

L'allaitement a bien d'autres effets sur la croissance et le développement de l'enfant. Des études ont montré que les enfants allaités sont moins exposés au risque d'obésité tout au long de leur enfance et de leur adolescence. Les premiers jours qui suivent la naissance, le lait maternel contient en grande quantité des endomorphines, des substances qui réduisent le stress et aident l'enfant à s'adapter au monde extérieur. La tétée semble influer sur la manière dont le bébé ressent la douleur : une étude a montré que les nouveau-nés qui tétaient pendant une prise de sang manifestaient moins de douleur que ceux qui étaient dans les bras de leur mère mais ne tétaient pas.

À mesure que la science en apprend plus sur le développement du corps et du cerveau chez l'enfant, elle apprend aussi le rôle déterminant du lait humain sur ces processus. Il est très étonnant de constater tout ce que l'allaitement met en œuvre pour que l'enfant puisse survivre et grandir. Et il est encore plus étonnant d'apprendre que tous les composants exceptionnels du lait humain protègent les enfants des maladies et les aident à grandir depuis des milliers et des milliers d'années. Les mères qui ont allaité leur enfant dans les siècles passés, voire il y a seulement quelques dizaines d'années ne savaient sans doute pas pourquoi leur lait était si important pour leur enfant. Mais la proximité liée à l'allaitement et la joie de constater que leur tout petit grandissait bien sont venues confirmer ce qu'elles savaient déjà au fond de leur cœur : ce dont l'enfant a le plus besoin, c'est du lait de sa mère, du sein de sa mère et de sa mère elle-même.

Pour en savoir plus

On trouve des résumés d'études et des commentaires dans les publications de La Leche League France, notamment dans *Les Dossiers de l'allaitement*, ainsi que sur le site de LLL France à l'adresse www.lllfrance.org

Chapitre 18

La femme et l'allaitement

La lactation est une phase naturelle du cycle reproducteur de la femme, qui fait logiquement suite à la grossesse et l'accouchement. Le corps de la mère, qu'elle choisisse ou non d'allaiter, fabrique du lait pour son bébé, et la lactation est un phénomène physiologique qui n'affecte pas seulement les seins. En fait, la mère tire avantage de beaucoup des changements associés à la lactation. D'un autre côté, elle doit se souvenir que pendant l'allaitement, tout ce qui affecte son corps peut aussi affecter son bébé.

Comment le sein produit le lait

La façon dont le corps fabrique et fournit le lait est tout aussi remarquable que le lait lui-même. Le sang de la mère apporte les matières premières, et le sein les transforme en un fluide qui est l'aliment parfait pour son petit. Il fait cela pendant des mois, voire des années, tout en faisant évoluer la composition du lait pour l'adapter exactement aux besoins nutritionnels de l'enfant.

Les mères connaissent bien les principes fondamentaux de la lactation (que le lait humain est idéal pour les petits d'homme et que la quantité de lait fabriquée la mère correspond à la demande de l'enfant), mais ses détails font toujours l'objet de recherches scientifiques.

Les seins abritent une glande sécrétoire, la glande mammaire, dans laquelle des grappes de cellules, les alvéoles, fabriquent le lait, qui parcourt ensuite les canaux lactifères jusqu'aux pores du mamelon. Chaque ensemble de canaux et cellules qui produisent le lait constitue un lobe, et chaque sein contient de sept à dix lobes de tissu glandulaire. Outre le tissu glandulaire qui produit le lait, les seins contiennent aussi de la graisse, des nerfs et des vaisseaux sanguins, le tout maintenu par un tissu conjonctif. Le volume des seins tient essentiellement à la quantité de graisse qu'ils contiennent, mais celle-ci ne joue pas du tout sur leur fonctionnement.

Les modifications du sein sont un des premiers signes de grossesse. Nul doute que vous avez eu des difficultés à boutonner votre chemisier préféré bien avant d'avoir du mal à fermer vos pantalons ! Cette augmentation de volume est due aux œstrogènes et à la progestérone, qui stimulent les alvéoles afin qu'elles se développent et se préparent à fournir le lait au bébé. Dès les derniers mois de grossesse, les seins se mettent à fabriquer du colostrum en petite quantité, mais ce sont les changements hormonaux qui font suite à l'accouchement qui déclenchent véritablement la lactation.

Après la délivrance (expulsion du placenta), les taux d'œstrogènes et de progestérone, qui étaient élevés pendant la grossesse, chutent rapidement, et la prolactine — l'hormone qui commande aux alvéoles de produire le lait — prend la place. Dans les premiers jours qui suivent l'accouchement, la production de lait augmente rapidement, et la mère commence à sentir ses seins se remplir lors de ce qu'on appelle la « montée de lait ».

Au moment où le bébé prend le sein, sa succion stimule les nerfs de l'aréole, qui envoie des messages au cerveau de la mère. Celui-ci réagit en libérant une autre hormone, l'ocytocine, qui fait se contracter les cellules entourant les alvéoles, ce qui en fait sortir le lait et le dirige vers le mamelon par un système de canaux. C'est le réflexe d'éjection, qui met à disposition du bébé le lait de sa mère.

La production de lait se poursuit si le bébé vide régulièrement les seins de leur lait. Les mères qui allaitent et les personnes qui les conseillent savent depuis longtemps que des tétées fréquentes et efficaces, en particulier les premières semaines, sont une des clés de la réussite de l'allaitement. Mais des études récentes ont examiné de plus près comment le comportement du bébé au sein influe sur la production de lait chez sa mère, et comment les capacités de production et de stockage du lait, particulières à chaque femme, peuvent avoir un effet sur la fréquence des tétées.

La loi de l'offre et de la demande

Les chercheurs ont observé que la production du lait n'est pas constante, mais varie d'une tétée à l'autre. Un sein vide fabrique plus vite du lait qu'un sein relativement plein. En d'autres termes, si le bébé prend beaucoup de lait du sein, le corps de la mère réagit immédiatement en fabriquant rapidement plus de lait. Un bébé qui grossit vite peut donc très bien dépendre des seins de sa mère pour lui fournir les éléments nutritifs dont il a besoin au moment où il en a besoin. Au contraire, quand le bébé se contente d'un « en-cas », le lait est remplacé moins vite.

Combien de lait contient un sein « plein » ? Cela peut varier énormément d'une femme à une autre (et même d'un sein à l'autre chez la même femme) : on a pu calculer que certaines mères stockent 80 millilitres, tandis que d'autres stockent jusqu'à 600 millilitres ! Les bébés des mères dont les seins peuvent stocker beaucoup de lait entre les tétées auront besoin de téter moins souvent que ceux des mères dont les seins peuvent en stocker moins. Les différences dans les capacités de stockage du lait peuvent expliquer pourquoi certains enfants doivent téter toutes les deux heures pour grossir correctement, alors que d'autres peuvent attendre plus longtemps entre les tétées tout en obtenant assez de lait. Et inversement, comme la quantité de lait que prend le bébé en une tétée détermine la quantité de lait que produit la mère, ses préférences en matière de tétées ont un impact important sur la quantité de lait que produit et stocke la mère.

Les scientifiques vont continuer à étudier la manière dont les seins produisent le lait, mais les mères qui allaitent n'ont pas à s'inquiéter de savoir si elles peuvent produire suffisamment de lait pour leur bébé. Les études sur la loi de l'offre et de la demande vue du côté des bébés ont montré que ceux-ci ont une remarquable capacité à réguler leur consommation et donc la quantité de lait que produit la mère. Chaque bébé régule à sa façon ses prises alimentaires, et ses habitudes peuvent évoluer à mesure qu'il grandit, mais la façon dont la production de lait de sa mère s'ajuste à sa demande lui assure de toujours obtenir ce dont il a besoin au sein. Le bébé d'une mère attentive à sa demande et qui y répond grandira et se développera de façon tout à fait satisfaisante avec son seul lait

Il peut arriver que l'équilibre entre l'offre et la demande se dérègle. Cela se produit par exemple quand un enfant n'a pas une bonne succion : il ne prendra pas beaucoup de lait au sein, et le lait sera produit en moins grande quantité. Même si l'enfant tète souvent parce qu'il a faim, la lactation baissera parce que le sein n'est pas bien drainé. Dans un tel cas, la mère devra tirer son lait pour augmenter sa sécrétion lactée, en attendant que le bébé apprenne à mieux téter.

Des tétées précoces

On a constaté que si les seins sont fréquemment vidés au cours des premières semaines, la mère est assurée d'avoir du lait en quantité quand l'enfant a 3 ou 4 mois. Les chercheurs pensent que les tétées fréquentes font que les récepteurs de la prolactine dans le sein se développent en plus grand nombre. Ces récepteurs servent à capturer les molécules de prolactine dans la circulation sanguine afin qu'elles puissent accomplir leur mission dans le sein. Plus il y a de récepteurs, plus la production de lait est abondante.

Le niveau de prolactine diminue au cours des mois, même si le corps de la mère continue à produire du lait. Le taux de prolactine chez une femme qui allaite reste plus élevé que chez une femme qui n'allaite pas, et augmente après chaque tétée, mais les chercheurs pensent qu'une fois la lactation bien installée, la production de lait dépend moins du taux de prolactine dans la circulation de la mère que de ce qui se passe dans le sein lui-même.

Du lait riche en graisses en fin de tétée

Les graisses qu'on trouve dans le lait humain fournissent les calories nécessaires à la croissance de l'enfant. Leur proportion varie au cours de la tétée. Quand l'enfant commence à téter, il reçoit du lait pauvre en graisses, mais une fois le réflexe d'éjection déclenché, la proportion de graisses augmente à mesure que les alvéoles libèrent les globules de lipides dans les canaux lactifères. Le lait de fin de tétée, riche en graisses, donne au bébé un sentiment de satiété, et il est important de laisser l'enfant téter assez longtemps à chaque sein pour qu'il reçoive ce lait riche en calories. Un bébé qui tète efficacement est le meilleur juge du moment où il a fini le premier sein (en revanche, un nouveau-né somnolent peut avoir besoin que sa mère l'incite à téter encore, jusqu'à ce que son estomac soit rempli par le lait riche en graisses).

Grâce à l'échographie, les chercheurs ont pu étudier ce qui se passe dans le sein au moment où la succion de l'enfant déclenche le réflexe d'éjection. Ils ont observé que les canaux lactifères se dilatent alors pour s'adapter au flux plus important de lait. Ils ont aussi constaté que la plupart des mères étudiées avaient plus d'un réflexe d'éjection à chaque sein lors d'une tétée, et que plus une mère avait de réflexes d'éjection, plus l'enfant prenait de lait. Cela vient conforter l'idée selon laquelle on doit laisser le bébé « finir le premier sein » avant de passer à l'autre. Si on passe trop vite à l'autre sein, le bébé risque de ne pas avoir le lait riche en graisses qui arrive lors du deuxième ou du troisième réflexe d'éjection.

Environ un tiers des mères ne sentent pas le premier réflexe d'éjection, et la plupart ne sentent pas les réflexes d'éjection qui suivent le premier.

Les échographies portant sur le sein non tété, les chercheurs ont pu voir également ce qu'il advenait du lait arrivé dans les canaux mais non extrait par le bébé. Ils ont remarqué que les globules de lait gras que le réflexe d'éjection avait poussés vers le mamelon retournaient alors dans les canaux lactifères et étaient stockés dans les alvéoles et les canaux plus petits à l'intérieur du sein. D'autres chercheurs ont noté que la teneur en graisses du lait diminuait quand l'intervalle entre les tétées augmentait. Des tétées plus fréquentes peuvent donc faire en sorte que ces globules de graisse restent dans le lait plutôt que d'être réabsorbés par la glande mammaire.

Les habitudes de tétée du bébé influent non seulement sur la vitesse de production du lait, mais aussi sur sa teneur en graisses. Un bébé qui tète longtemps et efficacement fera venir plus de lait riche en graisses. Un bébé qui reprend le sein juste pour boire un peu de lait vingt ou trente minutes après sa dernière tétée recevra lui aussi du lait riche en graisses, même si la quantité de lait disponible est peu importante.

Les seins ne sont pas des récipients comme les biberons. Ils ne sont jamais vraiment vides, même si certains chercheurs parlent de l'importance de « vider le sein ». Il n'est pas nécessaire d'attendre que vos seins « se remplissent » pour redonner le sein à votre enfant. Il y a toujours un peu de lait, et en tétant, le bébé obtiendra toujours du lait. Plus qu'un simple réservoir de lait, vos seins sont les usines de production !

Les hormones de l'allaitement

La psychologue Niles Newton, amie et conseillère de longue date de La Leche League, disait de l'ocytocine, l'hormone responsable du réflexe d'éjection, qu'elle est l'« hormone de l'amour ». Pour reprendre ses mots, elle déclenche chez la mère un comportement qui est « un élément essentiel pour le succès de la reproduction ». La prolactine et l'ocytocine contribuent toutes deux à la sensation de détente que la mère finit par associer aux tétées. Beaucoup de femmes remarquent qu'elles se sentent plus détendues tout au long des mois où elles allaitent leur enfant, et mieux à même de réagir aux événements. Une récente étude a montré que les mères qui allaitent produisent moins d'hormones de stress que celles qui n'allaitent pas. Le but de la nature est bien que la mère prenne plaisir à allaiter son enfant, et les sensations agréables qui accompagnent l'allaitement l'aident à mieux s'attacher à son enfant.

Les recherches menées il y a des années par Niles Newton avaient montré que la libération d'ocytocine est un réflexe conditionné. Le corps de la mère peut en produire non seulement en cas de stimulation directe par la succion de l'enfant, mais aussi en réaction à des images, des sons et des activités associés à l'allaitement (ou au tirage du lait). Des recherches plus récentes ont montré que le niveau d'ocytocine augmente chez 30 % des mères dont l'enfant commence à s'agiter, et chez 20 % de celles qui se préparent à donner le sein, tandis que le niveau de prolactine, lui, n'augmente que lorsque l'enfant tète effectivement le sein.

Niles Newton a aussi montré que le stress pouvait inhiber le réflexe d'éjection. Lors de sa recherche, où elle s'était prise elle-même comme sujet d'expérience, elle s'est posé mentalement des problèmes mathématiques complexes pendant qu'elle allaitait, et a constaté qu'il y avait alors moins de lait disponible pour l'enfant. Les scientifiques pensent que c'est là un phénomène intéressant datant des débuts de l'humanité : quand un animal sauvage ou tout autre danger menaçait une mère et son enfant, il fallait que celle-ci s'enfuie avec son bébé, et non pas qu'elle reste tranquillement assise à l'allaiter.

Les animaux sauvages ne rôdent plus à nos portes, mais il y a toujours beaucoup de situations où la mère se sent anxieuse ou stressée. Si votre réflexe d'éjection ne semble pas fonctionner, votre bébé vous regardera comme pour dire : « Mais où est passé le lait, maman ? » Si cela arrive, faites volontairement l'effort de vous détendre. Inspirez plusieurs fois profondément, concentrez-vous sur votre beau bébé, et imaginez que votre lait coule vers lui avec toute la profusion de la glorieuse Voie lactée. Un artiste du XVIe siècle, Le Tintoret, a peint un tableau intitulé *L'Origine de la Voie lactée.* On y voit Hercule qui lâche le sein de Junon, dont le lait gicle alors comme une gerbe d'étoiles. Une véritable photographie du réflexe d'éjection !

La chercheuse suédoise Uvnas Moberg poursuit les recherches de Niles Newton et d'autres sur l'ocytocine, et les a synthétisées dans son ouvrage *L'Ocytocine : l'hormone de l'amour.*

Lait garanti haute qualité

Votre corps s'adapte à la production du lait de bien des façons invisibles. Comme pendant votre grossesse, vous pouvez à juste titre être fascinée par sa capacité à savoir exactement ce qu'il doit faire pour nourrir votre enfant. C'est aussi une période où vous devez prendre particulièrement soin de vous, non parce que la lactation vous fatigue ou qu'elle épuise votre corps, mais parce qu'avoir un nouveau bébé demande de l'énergie. Vous ferez mieux face aux événements si vous vous nourrissez bien, si vous vous reposez correctement et si vous vous détendez assez pour vous concentrer sur ce qui est réellement important.

S'il y a quelque chose qui ne doit pas vous inquiéter, c'est bien votre lait. La quantité que vous produisez dépend de la fréquence à laquelle le bébé tète, et les études montrent que les bébés allaités ont l'extraordinaire capacité de réguler eux-mêmes leurs prises alimentaires. Ils consomment moins de lait que les enfants nourris au lait artificiel. Entre 4 et 12 mois, ils grossissent plus lentement et sont plus minces que ces derniers. Ils n'en sont pas moins en bonne santé et se développent bien, ils ne sont pas sous-alimentés. En fait, si l'on considère que le lait humain est la norme pour les petits de l'homme, on peut dire que les bébés nourris au lait artificiel grossissent trop vite.

Vous pouvez être également sûre de la qualité nutritionnelle de votre lait. Il faudrait que vous souffriez de malnutrition grave pour avoir une raison de vous inquiéter. La survie des petits d'une espèce est si importante que la nature a prévu des provisions spéciales pour que vous produisiez un lait de qualité.

La graisse supplémentaire que vous avez accumulée pendant la grossesse est prévue pour alimenter le processus de la lactation après la naissance du bébé. Le métabolisme de votre corps devient plus efficace pendant l'allaitement. Les seins sont mieux irrigués par le sang qui transporte les éléments nutritifs nécessaires. Et les hormones de l'allaitement qui ont un effet relaxant agissent aussi dans l'intérêt de votre bébé.

D'où viennent tous les nutriments ?

Il n'y a pas de réponse simple à la question de savoir d'où viennent toutes les bonnes choses qu'on trouve dans le lait humain, mais il est maintenant prouvé que s'inquiéter d'une carence possible chez la mère qui allaite est sans fondement.

Les craintes portent essentiellement sur le calcium. Il faut en effet du calcium pour avoir des os solides, et une carence peut favoriser l'ostéoporose chez la femme âgée. Le fait que le corps de la femme qui allaite tire sur ses réserves osseuses pour produire le lait a engendré quelques inquiétudes. Risque-t-elle d'avoir plus tard des problèmes osseux, notamment si elle allaite longtemps ? La réponse est non, parce que, là aussi, le métabolisme est différent pendant la lactation. Le calcium est en effet mieux absorbé au niveau des intestins pendant la lactation, et encore un certain temps après le sevrage. Les chercheurs ont constaté que, même si les os de la mère perdent effectivement un peu de calcium au début de la lactation, la densité osseuse revient à la normale quand l'enfant commence à prendre d'autres aliments et dans les mois qui suivent immédiatement le sevrage.

Les études menées sur des femmes ménopausées montrent en fait que celles qui ont allaité longtemps ont une densité osseuse comparable, voire plus élevée que celles qui n'ont jamais allaité, et qu'elles risquent moins d'avoir une fracture de la hanche. Non seulement il n'y a pas lieu de s'inquiéter de l'ostéoporose, mais l'allaitement semble apporter une certaine protection contre cette affection.

Il est certain que les mères ont besoin d'importants apports de calcium dans leur alimentation. On peut en trouver dans le lait et les produits laitiers comme le fromage ou les yaourts. Si vous devez éviter les produits laitiers parce que vous y êtes allergique ou qu'ils posent problème à votre bébé, vous pouvez trouver du calcium dans d'autres aliments : un bol de chou chinois (pak-choï) apporte presque autant de calcium qu'un bol de lait, un demi-bol de graines de sésame broyées, deux fois plus (voir d'autres aliments riches en calcium au chapitre 13).

Allaitement et cycle menstruel

Si votre bébé tète fréquemment jour et nuit, vous n'aurez sans doute ni ovulation ni règles pendant plusieurs mois, ce qui retarde le moment où vous pouvez être de nouveau enceinte. Même s'il est possible d'être à nouveau enceinte tout en allaitant, c'est improbable juste après l'accouchement (alors que c'est possible si l'on n'allaite pas). Outre la production de lait, c'est là l'effet le plus notable de l'allaitement sur le corps de la femme.

Les mères constatent souvent que leur retour de couches n'intervient pas avant que leur bébé ait 1 an ou plus, c'est-à-dire quand il tète moins souvent et mange d'autres aliments. Comme le disait le docteur Herbert Ratner : « C'est la succion de l'enfant qui contrôle l'ovulation de la mère. Plus un bébé a besoin de téter, moins il est susceptible d'être remplacé par un autre. Moins il en a besoin, plus il est prêt à accepter un petit frère ou une petite sœur. »

La quasi-totalité des mères qui allaitent exclusivement leur enfant n'ont pas de retour de couches au cours des six premiers mois : c'est ce qu'on appelle l'aménorrhée lactationnelle. Par allaitement exclusif, on entend que l'enfant dépend entièrement de sa mère pour se nourrir et satisfaire ses besoins de succion. Quand votre enfant tète souvent, il empêche la libération des hormones qui préparent chaque mois votre corps à une nouvelle grossesse. L'ovulation n'a pas lieu, et vous n'avez pas de règles.

L'aménorrhée lactationnelle fait partie du cycle reproductif normal de la femme. Les femmes qui n'ont qu'un ou deux enfants dans leur vie et ne les allaitent pas ont dans l'idée qu'avoir ses règles chaque mois est la situation normale. Mais il est sans doute plus dans l'ordre naturel des choses qu'une femme n'ait pas de règles des années durant. Dans les sociétés traditionnelles de chasseurs-cueilleurs, la mère allaitait son enfant deux ou trois ans, et avait de longues périodes d'aménorrhée. Elle était sans doute de nouveau enceinte dès qu'elle avait de nouveau ses règles, et il fallait à nouveau attendre deux ou trois années avant que les règles réapparaissent. Les périodes avec règles étaient donc beaucoup moins nombreuses que dans nos sociétés occidentales modernes. Les scientifiques pensent aujourd'hui que de longues périodes d'aménorrhée peuvent expliquer que les femmes qui ont allaité ont un moindre risque de cancer des ovaires, de l'endomètre et du sein. Les seins et les organes de la reproduction seraient moins vulnérables au cancer s'ils ont été moins exposés aux changements hormonaux incessants des cycles menstruels, et notamment aux œstrogènes.

Par ailleurs, si vous n'avez pas vos règles, vous êtes moins exposée à l'anémie et à la fatigue qui l'accompagne, dans la mesure où vous ne perdez pas de sang chaque mois. Vous échappez aussi aux sautes d'humeur et autres symptômes prémenstruels, si gênants pour tant de femmes.

L'effet contraceptif de l'allaitement

De nombreuses études ont depuis longtemps confirmé que l'allaitement diminuait la fertilité. Nous le savons nous aussi, de par notre propre expérience et celle de milliers de mères qui ont été en contact avec La Leche League.

Plus récemment, des scientifiques spécialisés dans l'étude de l'infertilité lactationnelle ont mis au point, à partir de recherches menées dans différentes cultures, la méthode de l'allaitement maternel et de l'aménorrhée (ou MAMA). C'est une méthode que l'OMS classe parmi les méthodes de contraception efficaces dans leur emploi courant et très efficaces lorsque l'allaitement est exclusif. Dans son emploi courant, le taux serait d'environ deux grossesses pour cent femmes à un an, et dans son emploi optimal, d'une demi-grossesse pour cent femmes (consensus de Bellagio, 1998).

La contraception par la MAMA est simple, efficace et peu coûteuse. Pour que cela fonctionne, il faut que vous puissiez répondre « non » aux trois questions suivantes :

- Avez-vous eu votre retour de couches ?
- Donnez-vous régulièrement des compléments ou avez-vous de longues périodes où vous n'allaitez pas la journée (plus de quatre heures) ou la nuit (plus de six heures) ?
- Votre enfant a-t-il plus de 6 mois ?

Le risque de grossesse augmente si vous répondez « oui » à l'une de ces questions. Toutefois, si vous êtes régulièrement séparée de votre bébé, tirer votre lait fréquemment peut fournir assez de stimulation des seins pour maintenir l'infertilité. Une étude menée au Chili sur des mères qui travaillent semble prouver que l'expression manuelle régulière sur le lieu du travail est également efficace pour retarder le retour de la fertilité.

Le retour des règles

L'allaitement exclusif retarde toujours l'ovulation, mais le retour de couches indique généralement qu'une ovulation a eu lieu. Il arrive cependant que, chez certaines femmes, il n'y ait pas d'ovulation préalable aux premières ou deuxièmes règles, en particulier chez celles qui allaitent exclusivement. Une mère qui a des règles régulières doit cependant se considérer comme à nouveau fertile. Il n'y a aucune raison d'arrêter l'allaitement lors du retour de couches.

Quand le bébé grandit, tète moins et mange de nombreux autres aliments, une mère qui n'a pas encore eu son retour de couches a plus de risques d'avoir une nouvelle ovulation sans règles préalables. L'ovulation peut aussi reprendre si la mère retourne au travail et qu'elle est séparée de son enfant plusieurs heures par jour sans tirer son lait, ou encore si l'enfant qui tétait souvent se met brusquement à dormir toute la nuit.

Une mère doit savoir que son taux d'hormones peut changer et ses cycles reprendre, si le bébé prend moins le sein. Plus important encore : si les habitudes de tétée changent brusquement, il y a plus de risques que l'ovulation ait lieu sans être précédée de règles.

Les premières règles pourront être moins régulières qu'avant votre grossesse ; il faut en effet un certain temps après l'accouchement pour que le cycle menstruel retrouve un rythme prévisible, que la mère allaite ou pas. Vous pouvez trouver plus d'informations sur le sujet sur le site Internet de LLL France : www.lllfrance.org/Allaiter-Aujourd-hui/AA-60-Allaitement-et-fertilite.html

Si vous observez les trois conditions de la MAMA, vous n'avez pas forcément besoin d'utiliser une autre méthode contraceptive au cours des premiers mois après la naissance. C'est à la fin de votre période naturelle d'infertilité que vous rechercherez une méthode de contrôle des naissances. Vos propres valeurs et vos préférences guideront votre choix, ainsi que le fait que vous allaitez.

Les méthodes barrières non hormonales sont sans doute le moyen de contraception le plus sûr pour une mère qui allaite. Les professionnels de santé s'accordent à dire que les spermicides ne présentent pas de problèmes pour l'enfant allaité. Le dispositif intra-utérin (DIU) ou stérilet est lui aussi sûr chez les mères qui allaitent. Il existe deux sortes de DIU : les DIU au cuivre, et les DIU hormonaux contenant une hormone progestative (lévonorgestrel) libérée en petite quantité pendant cinq ans.

On sait que les contraceptifs hormonaux contenant des œstrogènes diminuent la production de lait chez certaines mères. Les spécialistes en allaitement conseillent donc d'éviter de les utiliser pendant la lactation. Une femme qui souhaite utiliser un contraceptif hormonal pendant qu'elle allaite pourra utiliser un contraceptif à la progestérone, moins susceptible d'affecter sa lactation. À noter néanmoins que des mères et des professionnels de santé ont constaté que dans certains cas, même les contraceptifs uniquement progestatifs peuvent réduire la production de lait, notamment si on commence à les prendre dans les six premières semaines post-partum.

En France, voici ce que déclare la Haute autorité de santé :

En cas d'allaitement, exclusif ou non, il est fortement recommandé de ne pas prescrire de méthodes œstroprogestatives jusqu'à 6 mois [...]. Bien que limitées, les données concernant les microprogestatifs ne permettent pas de présager d'un effet majeur sur la lactation ni d'un effet sur la croissance et le développement neurologique des enfants allaités (à un an de suivi). La prescription de méthodes par progestatif seul est inutile dans les premières semaines qui suivent l'accouchement et en cas d'allaitement maternel exclusif ou quasi exclusif. Elle peut devenir utile lorsque l'allaitement devient mixte ou lorsqu'il est arrêté (à partir de la quatrième semaine au minimum).

Prévention du cancer du sein

De plus en plus d'études montrent que l'allaitement protège les mères du risque de cancer du sein. Cette protection est liée à la durée de l'allaitement : le risque est d'autant plus faible que la durée cumulée de l'allaitement, pour un ou plusieurs enfants, atteint plusieurs années.

Une étude sur l'allaitement et le cancer du sein, menée en 2002, a combiné et analysé les données issues de 47 études menées dans 30 pays. Les données combinées issues des différentes études fournissaient des informations sur 50 000 femmes qui avaient eu un cancer du sein et 97 000 femmes pour le groupe témoin. L'analyse a montré que, parmi les femmes qui avaient eu des enfants, le risque d'avoir un cancer du sein diminuait de 4,3 % pour chaque tranche de douze mois d'allaitement. Cela se vérifiait quel que soit l'âge de la femme, qu'elle soit ou non ménopausée et qu'elle vive ou non dans un pays développé. Les chercheurs concluaient que l'incidence plus élevée des cancers du sein dans les pays développés (Europe de l'Ouest, États-Unis) est largement due au fait que l'allaitement y est très court ou inexistant. Il semble que les seins soient mieux protégés de la maladie quand ils sont utilisés pour leur fonction naturelle.

Une étude de 1994 fait état d'une autre découverte intéressante : les femmes qui avaient été allaitées avaient significativement moins de risques de développer un cancer du sein. L'incidence du cancer du sein, tant pré- que post-ménopausique, diminuait de 26 à 31 % chez les femmes qui avaient été allaitées. Cette étude a aussi constaté que les femmes qui avaient été allaitées étaient plus susceptibles d'allaiter leurs propres enfants, mais cela n'entrait pas dans la diminution du risque mis en évidence dans l'étude.

Cela dit, il arrive tout de même qu'une femme qui allaite ait un cancer du sein, et l'on ne doit donc jamais négliger une grosseur au sein. La plupart des grosseurs dans le sein lactant sont des kystes remplis de lait (galactocèles), des inflammations (mastite ou canaux bouchés) ou des tumeurs bénignes (fibromes). Montrez à un médecin toute grosseur qui ne diminue pas de taille, ou pire, grossit. Si vous devez subir des examens complémentaires, adressez-vous à un médecin qui connaît bien l'allaitement et qui évaluera la situation sans exiger le sevrage.

Économique, écologique, pratique et agréable

L'allaitement permet des économies substantielles, que ce soit pour la société ou pour les familles.

D'après une étude américaine parue dans la revue *Pediatrics* en 1999, au cours de sa première année, un enfant non allaité coûte au système de santé entre 331 et 475 dollars supplémentaires.

Selon P. Bitoun (1994) et A.-M. Leclerq (1996), les dépenses supplémentaires pour la famille se monteraient à 653 euros (achat des laits, biberons, tétines, etc.) par enfant, et 1 800 euros si l'on y ajoute les frais médicaux supplémentaires et les jours où les parents ne vont pas à leur travail.

Les implications au niveau mondial

Dans les pays en développement, le non-allaitement peut avoir un effet dévastateur sur l'économie. Comme l'écrit Gabrielle Palmer, nutritionniste et conseillère en allaitement en Grande-Bretagne, dans son ouvrage *The Politics of Breastfeeding* :

> *Le lait humain n'apparaît ni dans le produit national brut ni dans les enquêtes alimentaires, alors qu'il permet à un pays de faire des économies de plusieurs millions de dollars sur les dépenses de santé et les importations. Le ministère de la Santé du Mozambique a calculé en 1982 que si l'alimentation au biberon n'augmentait ne serait-ce que de 20 %, il en coûterait en deux ans au pays l'équivalent de dix millions de dollars, sans même compter l'énergie, les coûts de distribution ni les dépenses de santé. Il a aussi calculé que l'énergie nécessaire pour faire bouillir l'eau absorberait toutes les ressources d'un des principaux projets de reboisement. On récompense bien les inventeurs de voitures économes en énergie, pourquoi ne ferait-on pas de même des femmes qui permettent de telles économies d'énergie ?*

Quand vous serez devenue une mère allaitante expérimentée, vous passerez sans doute deux ou trois heures par jour à vous détendre dans votre fauteuil préféré tout en offrant à votre bébé tous les bienfaits émotionnels, nutritionnels et immunologiques de l'allaitement. Pour vous, cela ira de soi. Vous penserez peut-être au fait que vous êtes en train de donner à votre tout-petit le meilleur départ qui soit dans la vie, mais vous risquez de passer à côté des conséquences à plus grande échelle de votre geste. Soyez consciente que le choix d'allaiter a des implications économiques, écologiques et politiques.

Les femmes qui choisissent d'allaiter font la différence. Elles contribuent à préserver l'environnement, elles permettent à leur enfant d'atteindre une santé optimale et elles préservent des ressources précieuses.

L'exemple de générosité et d'amour qu'elles donnent est un modèle, que ce soit pour leur famille ou leur communauté.

Toujours disponible

Quand vous allaitez, vous pouvez d'un moment à l'autre décider de faire une excursion en famille, un long voyage ou une sortie toute une journée. Vous pouvez faire vos bagages sans avoir à penser au lait artificiel, qui n'est pas toujours facile à trouver partout. Vous n'avez pas à vous préoccuper de la qualité de l'eau qui pourrait rendre votre bébé malade, puisqu'un bébé allaité n'a pas besoin de suppléments d'eau.

Où que vous soyez, votre lait est disponible. C'est une pensée rassurante, en particulier dans les situations rares mais éprouvantes où l'on ne peut pas s'approvisionner en nourriture.

Situations d'urgence

La situation d'urgence avec un bébé, ce peut être rester coincé des heures dans un TGV surchauffé immobilisé sur les voies en plein été, ou l'attente interminable dans un aéroport, la coupure d'électricité après un orage ou une tempête. Et l'on bénit le ciel d'avoir de quoi nourrir et réconforter son petit, son lait tout prêt, tout chaud… Flore (Paris) se souvient de témoignages terribles de familles coincées en voiture pendant une tempête de neige dans l'hiver québécois : le sein maternel avait été, pour le bébé si vulnérable, la condition de survie, il avait pu manger chaud et se rassurer, et sa maman et le reste de la famille, profiter du réconfort de la tétée pour ne pas céder à la panique et puiser douceur et chaleur dans ce geste familier. Elle se souvient pour sa part :

« La maladie d'un enfant peut aussi devenir une situation d'urgence. Étienne est tombé gravement malade à 15 mois, après deux ou trois semaines de fatigue manifeste où il était bébé crampon, tétant beaucoup, refusant toute nourriture solide, grognon… Un après-midi, en le changeant, je découvre sur ses genoux des points rouges, comme s'il s'était frotté sur un

sol de petits cailloux. Il s'entraînait à la marche, et je venais de faire poser un jonc de mer dans l'escalier, je me dis qu'il a dû tenter d'escalader les premières marches, et n'y prête pas plus attention. Le soir, Étienne est très fatigué, somnolent, les taches rouges ont gagné toute la longueur des jambes, les chevilles et les coudes ont enflé. J'appelle le médecin, qui appelle les urgences pédiatriques pour prévenir de notre arrivée. C'est un purpura rhumatoïde, réaction immunitaire qui induit une forte anémie et peut être fatale. Étienne est dans mes bras, semi-comateux mais au sein, et il tète. Il n'a pas maigri, depuis deux semaines qu'il refuse les solides. Il est perfusé, on lui administre des antibiotiques à haute dose, et durant toute la nuit, on vient toutes les heures lui faire une prise de sang pour vérifier l'évolution de la maladie. Il passe la nuit lové contre moi aux urgences pédiatriques dans un grand lit d'adulte, et les infirmières s'émerveillent de son calme et de sa confiance : il n'a pas lâché le sein, et se laisse piquer sans crainte. Il puise dans cette relation d'allaitement et la présence de sa maman la confiance nécessaire pour se laisser soigner, et le lait lui apporte la force dont il a besoin. Cette nuit-là, j'ai vécu la force de l'allaitement, et combien il est une aide appréciable en situation de panique : j'étais à la juste place, utile, et irremplaçable auprès de mon petit, lui apportant réconfort dans son malaise. »

Dans certaines catastrophes, le lait et le sein d'une autre femme peuvent sauver des vies. En mai 2008, un fort séisme provoquait de gros dégâts et plusieurs dizaines de milliers de morts dans la province chinoise du Sichuan. Le *Journal de la métropole de l'Ouest* rapporte qu'une femme policière de 29 ans, qui venait d'avoir un enfant, a nourri trois bébés de femmes réfugiées. Ces dernières, traumatisées, n'arrivaient plus à donner leur lait, et leurs enfants refusaient le lait en poudre. Elle a aussi allaité cinq bébés orphelins confiés à des orphelinats qui ne disposaient pas de lait en poudre.

Une expérience agréable

Une femme fière et satisfaite d'allaiter sait que l'allaitement est une expérience sensuelle. Elle sait aussi que c'est un aspect tout à fait normal de sa sexualité.

> *Pour une femme qui accepte sa féminité et en tire plaisir, donner le sein au bébé est une expérience particulièrement forte. C'est une sensation physique agréable, c'est un plaisir en soi que de sentir la petite bouche avide contre les tissus sensibles et érectiles du mamelon. Elle apporte l'apaisement, la satisfaction, l'épanouissement de tout le corps et de toute la personne. Cette sensation n'a rien à voir avec l'orgasme ; elle ressemblerait plutôt aux suites apaisantes du plaisir. La femme qui la ressent en retire une compréhension profonde et personnelle de son rôle de femme. Elle se sent aussi reliée à toutes les femmes d'autres époques et d'autres cultures. La femme épanouie qui assume toutes ses fonctions féminines sait qu'elle a une place dans l'ordre des choses.*
>
> Dorothy V. Whipple, médecin, dans *The Journal of the American Medical Womens'Association*

Voici comment Selma Fraiberg, en décrivant la manière dont l'enfant apprend à aimer, parle de la satisfaction mutuelle apportée par l'allaitement :

> *L'enfant allaité est blotti dans les bras de sa mère. Quand il reconnaît le visage de sa mère, cela évoque pour lui le plaisir de téter, l'apaisement de la faim, la proximité avec le corps de sa mère. Le bébé apprend à associer ce visage, celui de sa mère, à une expérience agréable et réconfortante. Quand on voit le bébé téter, on voit la surface de sa peau devenir peu à peu plus rose – un rayonnement sensuel de plaisir et de bien-être.*
>
> *Quand le bébé est au sein, toute la surface de son ventre est en contact avec le corps de sa mère. Ce plaisir sensuel accroît la conscience de son propre corps. Les mères qui allaitent connaissent*

elles aussi le plaisir sensuel que leur procure la succion du bébé. Il n'y a pas à en être gênée. C'est simplement une des façons par lesquelles le plaisir sensuel mutuel relie la mère à son bébé et le bébé à sa mère.

À la liste des caractéristiques particulières à l'allaitement, ajoutons encore son universalité. L'enfant au sein, c'est l'image la mieux partagée de la maternité. Les besoins fondamentaux des bébés sont toujours les mêmes, quel que soit l'endroit ou l'époque où ils sont nés. L'acte naturel d'allaiter votre tout-petit est tout aussi intemporel. Il vous relie à toutes les autres mères, et c'est aussi une manifestation de la puissance maternelle. La capacité du corps maternel à nourrir l'enfant est une source de force. Et en même temps, l'effet apaisant de l'allaitement crée un îlot de paix. C'est un petit miracle, qui appartient en propre aux mères, aux enfants et aux familles du monde entier.

Chapitre 19

Le soutien à l'allaitement

Au fil des ans, La Leche League a aidé des centaines de milliers de mères à allaiter leur bébé. Pour nous, LLL, c'est tout simplement une mère qui porte son bébé dans les bras, une mère fière d'elle-même, prête à partager ce qu'elle a appris et vécu. Le cœur et l'âme de La Leche League, ce sont des mères comme vous, qui prennent plaisir à allaiter leur enfant et y trouvent un accomplissement.

Ce que souhaite LLL, c'est remettre les bébés dans les bras de leurs mères.

Comment vous transmettre tout ce que nous avons appris ? Aucun livre sur l'allaitement ne vaut une conversation avec une mère qui allaite ni le spectacle de son bébé épanoui. Notre souhait est que vous puissiez rencontrer d'autres mères, et trouver la même confiance et la même satisfaction que nous avons connues.

Il n'y a sans doute pas de meilleure occasion de trouver un soutien de mère à mère que dans un groupe LLL proche de chez vous.

Les réunions LLL

« L'allaitement, n'est-ce pas une chose naturelle ? Mon arrière-grand-mère, qui a allaité tous ses enfants, n'est jamais allée à une réunion LLL ! »

« Pourquoi les mères qui allaitent ont-elles besoin qu'un réseau mondial leur apporte du soutien ? »

Les femmes qui ne connaissent pas La Leche League se posent souvent ces questions. Les femmes qui choisissent d'allaiter sont de plus en plus nombreuses, mais elles ne comprennent pas toutes qu'un groupe de soutien peut les aider dans leur expérience.

Aux débuts de La Leche League, il y a maintenant plus de cinquante ans, l'allaitement était quasiment un art perdu. Les femmes s'adressaient aux professionnels de santé pour savoir comment se comporter avec leur enfant, au lieu de profiter de l'expérience des autres mères.

De nos jours, il y a des réunions LLL chaque mois dans le monde entier. Ces réunions mensuelles apportent information et soutien sur le maternage par l'allaitement. Comme elles sont à chaque fois différentes, les mères sont nombreuses à revenir plusieurs mois, voire plusieurs années de suite.

Les réunions LLL ont lieu soit chez une maman hôtesse soit dans un lieu public adapté. Les bébés sont bien sûr les bienvenus ! Les réunions sont animées par une mère qui a allaité, a été formée et accréditée pour représenter La Leche League en tant qu'animatrice.

Les réunions ne sont pas des cours, mais des discussions ouvertes qui permettent d'échanger informations et expériences. En participant à une réunion LLL, vous apprendrez bien plus que la théorie de l'allaitement.

Les réunions abordent les bienfaits de l'allaitement (résultats de recherches sur la valeur du lait humain, témoignages de mères sur les avantages à allaiter…), l'arrivée du bébé dans sa famille, comment bien démarrer l'allaitement, éviter les problèmes et savoir les résoudre, l'alimentation de la mère et la diversification alimentaire du bébé, le sevrage, etc.

Ce sont les questions des mères présentes qui servent de fil conducteur à la discussion et aux échanges.

Presque tous les groupes LLL ont une bibliothèque où l'on peut emprunter des livres. On y trouve des ouvrages sur l'allaitement, l'accouchement, le parentage et la nutrition. La plupart des groupes ont aussi des livres, des brochures et des produits relatifs à l'allaitement offerts à la vente.

Toutes les mères sont les bienvenues

Les réunions LLL accueillent toutes les femmes intéressées par l'allaitement. Toutes sont les bienvenues. On y entend des expériences très variées : chaque expérience est unique, chaque famille l'est aussi. Les mères peuvent prendre ce qui leur parle ou ce qui leur est utile dans la philosophie de La Leche League. Les réunions sont comme les rayons d'un supermarché : beaucoup d'articles sont proposés, mais on ne prend que ceux dont on a besoin ou qui nous intéressent. Le mieux est de commencer à venir aux réunions pendant la grossesse : il peut en effet s'avérer important d'avoir certaines informations avant l'arrivée du bébé.

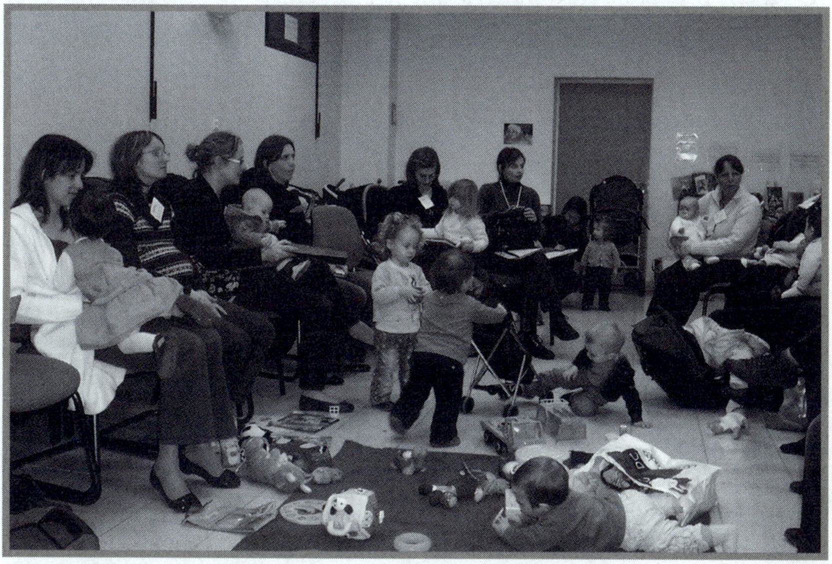

Au fil des ans, La Leche League a aidé des centaines de milliers de mères à allaiter.

Le soutien, pourquoi, comment

Bien qu'en France, une majorité de mères allaitent à la naissance, elles arrêtent rapidement : au bout de quelques mois, de quelques semaines, voire de quelques jours.

Les raisons en sont nombreuses : production insuffisante de lait, infections du sein, mamelons douloureux, gêne, critiques de l'entourage, méconnaissance de la manière dont se comporte un nouveau-né (combien n'ont jamais vu de bébé en train de téter ?).

Et comme en plus, comme le dit avec humour le docteur Jack Newman, on rend l'allaitement responsable de tout…

> *C'est vrai ! Si la mère est fatiguée, nerveuse, au bord des larmes, malade, si elle des douleurs dans les genoux, si elle a des difficultés à dormir, si elle est prise de vertiges, si elle est anémique, si elle a de nouveau des crises d'arthrose, de migraines ou de tout autre problème chronique, si elle se plaint de perdre ses cheveux, d'avoir des problèmes de vue, d'avoir des bourdonnements dans les oreilles ou des démangeaisons, la famille, le personnel de santé, les voisins, les amis et les chauffeurs de taxi vont mettre en cause l'allaitement. On va aussi accuser l'allaitement de provoquer des crises dans le couple, ou d'être responsable du mauvais comportement des autres enfants. C'est aussi à cause de l'allaitement si les taux d'intérêt augmentent et s'il y a une crise économique. Et dès que quelque chose ne va pas, tout le monde s'empresse de dire à la mère qu'il vaudrait mieux qu'elle arrête l'allaitement.*

Des informations et un soutien adaptés permettent d'éviter la plupart de ces problèmes ou de les résoudre rapidement. Si une maman qui allaite a des questions à poser ou des sujets dont elle veut parler, elle peut faire appel à La Leche League pour trouver de l'aide. Il suffit parfois de passer un coup de téléphone et d'avoir au bout du fil une femme compréhensive qui a allaité pour arriver à rétablir une relation d'allaitement.

Vous pouvez aussi consulter le site Internet www.lllfrance.org, qui vous apportera de très nombreuses informations.

Les femmes qui vont aux réunions de La Leche League s'aperçoivent vite qu'elles y trouvent bien autre chose que des informations sur l'allaitement.

« *J'ai connu LLL quand mon fils avait 3 mois. Je cherchais des conseils pour que notre allaitement sans problème soit compatible avec la reprise de mon travail. Je me suis vite aperçue qu'au-delà du soutien à l'allaitement, les conceptions LLL étaient une ouverture très grande sur l'enfant, presque un art de vivre, très différent de ce que je connaissais dans mon entourage. Cela a été une révélation et un grand réconfort. Cela m'a donné à la fois de nouveaux repères, une assurance quant à mon rôle de mère et la conscience que la relation avec mon fils est unique.* »

Chantal Bramoullé, Finistère

Il arrive que La Leche League aide une femme à vaincre les souvenirs d'une enfance malheureuse. Une mère raconte :

« *Si j'ai une telle reconnaissance envers La Leche League, c'est qu'elle m'a aidée à comprendre le sens du maternage et qu'elle m'a donné confiance quand j'étais avec mes enfants. J'ai reçu une éducation sommaire. J'avais peur de devenir mère. La stabilité que m'a procurée la relation de l'allaitement m'a permis d'être en harmonie physique et émotionnelle avec mon bébé. Lors des réunions, je voyais des mères qui étaient calmes avec leur bébé et avec leur bambin, elles cherchaient à en apprendre plus et donnaient ce qu'elles avaient appris. Je me suis liée d'amitié avec plusieurs d'entre elles, ma vie est devenue plus riche, celle de mes enfants aussi. Et il va sans dire que ce que nous avons trouvé a aussi profité à mon mari.* »

LLL ne s'adresse pas qu'aux jeunes mères. Celles qui ont de l'expérience peuvent donner des conseils et un soutien qui permettent aux nouvelles mères de s'en sortir.

Et au-delà des simples informations, La Leche League apporte quelque chose que résume bien une animatrice : « LLL m'a permis de connaître des gens avec qui je me sens des points communs : des femmes attentives et réfléchies, qui font passer leur famille avant le reste, qui trouvent que leurs enfants sont importants et qui s'épanouissent dans leur rôle de mère. »

« *On peut se demander pourquoi certaines d'entre nous continuent à s'impliquer à LLL bien après que leurs enfants sont sevrés. Il peut y avoir différentes raisons, mais le soutien est la principale. LLL, ce n'est pas seulement l'allaitement, c'est aussi une philosophie de maternage que nous avons expérimentée avec nos bébés et qui n'est guère partagée au-delà de LLL. Au fur et à mesure que nos enfants grandissent, nous pouvons continuer à nous soutenir mutuellement dans le partage des défis que nous avons à relever. Et cela reste valable lorsque nos enfants deviennent adultes. J'ai personnellement beaucoup appris des mères rencontrées lors des réunions, sur les écueils à éviter lorsqu'on devient belle-mère et grand-mère... Sans parler du soutien reçu lors des épreuves qu'a rencontrées notre famille. LLL, c'est une grande famille, c'est aussi une chaîne qui nous relie de mère à mère, de génération à génération, de pays à pays...* »

Martine Chazelle, mère de huit enfants et animatrice de La Leche League depuis longtemps

En plus des réunions habituelles, les groupes LLL proposent aussi des réunions spéciales qui répondent aux attentes des mères. Des réunions « bambins » sont souvent proposées pour les mères qui souhaitent parler des besoins des bébés plus âgés et des bambins. Des réunions « allaitement et travail » sont proposées aussi : on y aborde tout ce qu'on peut faire pour concilier au mieux travail et allaitement. Des réunions pour couples ou des soirées pour les pères sont l'occasion pour les pères de parler entre eux de leurs expériences.

Comment trouver La Leche League ?

Comme il y a plus de 3 000 réunions LLL chaque mois dans le monde, et plus de 330 animatrices en France au moment où ce livre est publié, il y a de fortes chances qu'il y ait un groupe près de chez vous. Les animatrices s'efforcent de faire connaître leurs réunions autour d'elles, pour que les mères puissent trouver facilement et rapidement le groupe local. Le plus simple pour savoir quel est le groupe le plus proche de chez vous est de vous rendre sur www.lllfrance.org ou de téléphoner au 01 39 584 584.

Publications

Si vous ne pouvez pas assister à des réunions, vous pouvez néanmoins recevoir de l'aide de LLL, notamment grâce à ses publications.

> « En lisant les témoignages dans « Allaiter aujourd'hui », la revue de La Leche League France, j'ai tiré la force de mettre en place des stratégies pour allaiter tout en travaillant, ce qui au départ ne m'apparaissait pas du tout évident, voire impossible. La reprise du travail est déjà une épreuve pour une femme, car, dans la plupart des cas, nous ne retrouvons pas notre poste, et c'est une sacrée sanction. C'est l'allaitement qui m'a aidée, et surtout de savoir que d'autres femmes vivaient la même chose. Ces témoignages sont une vraie manne, car nous avons besoin de situations concrètes et actuelles, proches de notre culture et de notre mode de vie. »
>
> Violaine

Plus de 3 millions d'exemplaires de *L'Art de l'allaitement maternel*, le principal manuel de La Leche League, ont été vendus partout dans le monde. Il est disponible dans de nombreuses langues, tout comme les autres publications de LLLI.

La Leche League est la principale source mondiale d'informations sur l'allaitement. Nous éditons des livres, des revues et des feuillets d'information sur des sujets comme l'allaitement, le parentage et la nutrition. Vous les trouverez en vente sur le site de LLL France, www.lllfrance.org.

On peut aussi visiter le site de LLLI, www.llli.org, pour trouver des informations en anglais et dans bien d'autres langues.

LLL France, programmes et partenariats

La Leche League France organise tous les deux ans un congrès national sur deux jours où se retrouvent mères, pères et enfants pour assister à des conférences et à des sessions sur tous les aspects de l'allaitement, du parentage, de la vie avec un bébé, de la nutrition, etc.

Tous les deux ou trois ans, LLL France organise la Journée Internationale de l'allaitement (JIA), qui permet aux professionnels de santé de compléter leur formation sur l'allaitement grâce à des conférences présentées par des spécialistes venus du monde entier.

AM-F est le département de LLL France consacré à la formation des professionnels de santé. Créé en 1985, AM-F a été le premier organisme de formation en France à proposer aux professionnels de santé d'approfondir leur formation initiale et de développer des pratiques d'accompagnement adaptées aux besoins des mères et de leurs bébés allaités. L'équipe de formatrices d'AM-F intervient non seulement dans les services de maternité, de pédiatrie et de néonatalogie, mais aussi dans les services de Protection maternelle et infantile (PMI) et auprès des sages-femmes libérales. AM-F a accompagné plusieurs des maternités labellisées « Hôpital ami des bébés ».

Depuis 2006, LLL France a mis en place un programme de soutien à l'allaitement et de renforcement des compétences parentales, tout particulièrement adapté aux milieux défavorisés : le PraLLL (Programme relais allaitement). Il a pour objectif de créer et de développer des réseaux locaux structurés qui apportent l'information et le soutien de mère à mère et qui sont coordonnés par un responsable (professionnel de santé, de la petite enfance, travailleur social, etc.).

LLL France est cofondatrice de la CoFAM (Coordination française pour l'allaitement maternel) et fait partie du comité d'attribution du label

« Hôpital ami des bébés ». Ses groupes participent à l'organisation de la Semaine mondiale de l'allaitement maternel.

LLL France est membre de l'International Baby Food Action Network (IBFAN), réseau international des groupes d'action pour l'alimentation infantile, qui agit partout dans le monde pour diminuer la mortalité et la morbidité infantiles.

Des animatrices de LLL France ont fait partie du groupe de travail de l'ANAES (Agence nationale d'accréditation et d'évaluation en santé), qui a publié en mai 2002 un rapport et des recommandations pour la pratique de l'allaitement maternel : *Mise en œuvre et poursuite dans les six premiers mois de vie de l'enfant*.

LLL France est reconnue d'intérêt général depuis 2000.

En adhérant à La Leche League, vous soutenez nos actions auprès des mères qui allaitent et vous nous permettez de continuer à vous apporter notre aide.

L'histoire de La Leche League

Les fondatrices de La Leche League racontent elles-mêmes leurs débuts. « L'origine de La Leche League, c'est le souhait – un véritable rêve ! – que toutes les mères qui veulent allaiter leur bébé puissent le faire. Les sept d'entre nous qui ont fondé La Leche League avaient dû surmonter bien des difficultés avant de pouvoir allaiter facilement en toute confiance, et nous connaissions tant de mères qui n'avaient pas réussi à allaiter, simplement parce qu'elles ne connaissaient personne pour leur donner des informations ou des conseils. »

C'est à un pique-nique paroissial que Mary White et Marian Thompson décidèrent d'aider leurs amies qui souhaitaient allaiter mais n'y réussissaient pas. Leur bébé allaité blotti dans leurs bras, Mary et Marian parlèrent cet après-midi de l'été 1956 des différents moyens d'aider les femmes à trouver la joie et l'accomplissement de soi en allaitant. Au cours des semaines suivantes, Mary en parla à sa belle-sœur Mary Ann Kerwin et à Mary Ann Cahill, qui en toucha un mot à Betty Wagner. Marian prit contact avec Edwina Froehlich, qui tout de suite téléphona à son amie Viola Lennon. Chacune d'elles avait allaité un ou plusieurs enfants.

« Nous n'avions pas de projet à grande échelle, nous ne savions pas comment nous nous y prendrions, mais nous avions la volonté d'agir. Deux médecins des environs, le docteur Herbert Ratner et le docteur Gregory White, nous communiquèrent les connaissances que le corps médical avait sur l'allaitement, et nous firent bénéficier de leur sagesse et de leur connaissance de la nature humaine. Sûres de nos informations et portées par l'enthousiasme, nous invitâmes des amies enceintes à une réunion chez Mary White, un soir d'octobre 1956.

C'est de l'information, des encouragements et du soutien que nous avons offerts aux mères intéressées du voisinage, et c'est ce que continuent à proposer aujourd'hui les animatrices de La Leche League. Depuis sa création, notre association se caractérise par la chaleur et l'attention du contact de mère à mère. »

Bien que La Leche League soit aujourd'hui une association internationale qui compte plus de 3 000 groupes répartis dans 66 pays en Europe, aux États-Unis, au Canada, en Nouvelle-Zélande, en Afrique, en Asie, en Amérique centrale et en Amérique du Sud, notre priorité est toujours le partage des informations et l'encouragement de mère à mère. Ce sont les efforts quotidiens de milliers de bénévoles généreuses, animatrices LLL, qui ont construit La Leche League. Sans leurs efforts continus des années durant, nous ne serions pas l'association que nous sommes aujourd'hui.

La Leche League International, dont le siège social est à Schaumburg (Illinois, États-Unis), est aujourd'hui une autorité reconnue au niveau international en matière d'allaitement. La Leche League, organisation non gouvernementale, occupe un statut consultatif auprès des Nations unies (Unicef) et entretient des relations officielles de travail avec l'Organisation mondiale de la santé (OMS). Elle fait partie de CORE (Child Survival Collaborations and Resources Group) et est cofondatrice de WABA (World Alliance for Breastfeeding Action). Elle était présente lorsque les chefs de gouvernement se sont rencontrés au Sommet mondial pour les enfants en 1990.

La leche est une expression espagnole qui se prononce « la letché ». Elle veut simplement dire « le lait », et vient du nom d'une chapelle en Floride, à St. Augustine, dédiée à « Nuestra Señora de la leche y buen parto », c'est-à-dire « Notre-Dame de l'heureuse délivrance et du lait abondant ». Il faut savoir qu'à l'époque de la création de La Leche League, il était impossible aux États-Unis que le nom d'une association comporte le mot *breast*, c'est-à-dire « sein » (en anglais, allaitement se dit *breastfeeding*, soit « alimentation au sein »).

Le rayonnement de La Leche League

On peut attribuer à La Leche League bien des changements dans le domaine de la puériculture au cours des cinquante dernières années. En 1956, il était habituel de commencer à donner des solides entre 1 et 3 mois. Les fondatrices de La Leche League ont recommandé de ne donner des aliments solides qu'à partir de 6 mois, en se fondant sur la recherche médicale et sur leur expérience. Aujourd'hui, l'Organisation mondiale de la santé et le ministère de la Santé sont d'accord pour dire que les solides ne devraient être introduits qu'à partir de 6 mois.

Aux débuts de La Leche League, la séparation mère-bébé durant les premières vingt-quatre heures après la naissance était la règle. LLL disait déjà que le bébé a besoin de sa mère et que la mère tire elle aussi bénéfice de la tétée précoce et des liens ininterrompus avec l'enfant. Aujourd'hui, il est normal que les femmes aient leur bébé dans leurs bras juste après la naissance. Ce qui était inouï il y a cinquante ans est maintenant une évidence et une pratique courante : La Leche League a aidé les mères à y parvenir.

Le docteur Ruth Lawrence, auteur de *Breastfeeding : A Guide for the Medical Profession*, constate, en s'appuyant sur des revues et des publicités des années 1940 et 1950, qu'à cette époque, on avait fait croire aux mères qu'elles devaient élever leur enfant suivant les recommandations des « spécialistes ». Lynn Weiner, historienne et professeur en études féminines à la Northwestern University, pense qu'en redonnant confiance aux mères, La Leche League a été un précurseur des groupes de soutien mutuel (*self-help*) : les femmes maîtrisent de nouveau les questions liées à la santé familiale. Sept femmes ont œuvré pour rendre le bébé à sa mère, à une époque où les hommes étaient les seuls spécialistes dans le domaine de la pédiatrie.

Les femmes qui s'adressaient à La Leche League dans les années 1950 avaient des questions très simples : comment savoir si j'ai assez de lait ? Comment savoir si le bébé a faim ? Quand est-ce que le bébé dormira toute la nuit ? De nos jours, les femmes ont les mêmes questions et s'adressent toujours à La Leche League pour trouver des réponses, un encouragement et le soutien de mère à mère.

La Leche League reste à l'avant-garde en inscrivant les besoins de l'enfant allaité à l'ordre du jour.

Ce livre et ses auteurs

Quand les fondatrices ont écrit à sept la première édition de *L'Art de l'allaitement maternel* dans les années 1950, elles étaient toutes mères au foyer à plein temps. Elles écrivaient en faisant bien d'autres choses, pendant que l'enfant dormait ou qu'il jouait auprès d'elles, le cas échéant avec un frère ou une sœur plus âgé. Le plus souvent, la table de travail était la table du repas, et il fallait rassembler hâtivement les feuillets avant de dîner. Dès le début, elles étaient d'accord : leur famille était la priorité. Cet accord leur permettait de laisser le travail LLL de côté quand la famille avait besoin d'elles.

Quand elles ont commencé La Leche League, chacune en connaissait une ou deux autres, mais certaines se rencontraient pour la première fois. Certaines d'entre elles avaient donné le biberon à leur aîné, d'autres avaient eu la chance d'allaiter leur premier bébé. Seize années séparaient la plus jeune de la plus âgée, elles étaient toutes très différentes.

Depuis plus de cinquante ans, cette diversité au sein de LLL est toujours manifeste, et ce qui nous unit indéfectiblement, nous, animatrices LLL, c'est que nous croyons à l'importance du maternage et à la valeur de l'allaitement.

Chacune des éditions de *L'Art de l'allaitement maternel* est revue et mise à jour grâce à des informations issues de la recherche récente et des expériences pratiques des mères qui allaitent. Les principales questions et les interrogations des mères sont toujours les mêmes, bien que les recommandations en matière d'allaitement aient changé au cours des années. Le message de La Leche League n'a pas changé en plus de cinquante ans : nous croyons que l'allaitement est la meilleure manière pour une mère de connaître son propre bébé et de développer les compétences qu'il lui faut pour prendre en connaissance de cause les décisions adaptées à sa famille.

Dans l'édition française, beaucoup de témoignages sont extraits d'*Allaiter aujourd'hui*, notre revue trimestrielle. Que tous les parents qui nous ont offert leurs témoignages et leurs photographies trouvent ici nos remerciements.

Glossaire

Les mots suivis d'un sont expliqués par ailleurs.*

A

Abcès : accumulation localisée de pus.

Alimentation au doigt : voir DAL.

Allaitement à la demande : pratique de l'allaitement qui consiste à proposer à l'enfant de téter à sa demande lorsqu'il est éveillé et qu'il recherche le sein, bien avant qu'il manifeste son envie de téter par des pleurs. Allaitement sans imposer de rythme artificiel à l'enfant et/ou sans le faire attendre pour espacer les tétées. La pratique de l'allaitement à la demande permet à la lactation* de s'adapter au plus près aux besoins de l'enfant. En tout début d'allaitement, surtout si le bébé s'éveille peu, l'allaitement aux signes d'éveil* sera encore davantage au plus près de ses besoins.

Allaitement aux signes d'éveil : pratique de l'allaitement qui consiste à proposer le sein au bébé lorsqu'il manifeste discrètement son envie de téter : sommeil agité, mouvements, mimiques, yeux qui bougent sous les paupières fermées, mouvements de succion, réflexe de fouissement*…

Allaitement : dans ce livre, « allaitement » veut dire implicitement « allaitement maternel », c'est-à-dire la transmission directe du lait de la mère à un bébé ou enfant qui tète au sein.

Alvéole : ou *acinus* (pluriel *acini*), unité sécrétrice de lait en forme de petit sac.

AM-F : Allaitement maternel-formation, département de LLL dédié à la formation à l'allaitement des professionnels de santé.

Ampoule de lait : point blanc sur le mamelon qui peut être causé par un canal lactifère bouché ou par une couche de peau recouvrant le canal lactifère.

Aréole : partie du sein correspondant à la zone pigmentée de façon plus sombre au centre de laquelle se trouve le mamelon.

Avac : accouchement vaginal après césarienne.

Bb

Bilirubine : voir Ictère.

Bouclier : voir Coquille d'allaitement.

Bout de sein artificiel : voir Téterelle.

Cc

Canal lactifère : conduit par lequel le lait est amené depuis l'alvéole* jusqu'au mamelon*. Il peut y avoir plusieurs canaux débouchant sur un seul pore.

Candidose, muguet : infection due à un champignon, le *Candida albicans*; mycose. Elle touche le mamelon et/ou les canaux lactifères chez la mère — candidose — et le tractus digestif (notamment la bouche) du bébé — muguet.

Coallaitement, allaitement en tandem : allaitement d'enfants d'âges différents d'une même fratrie.

Code international de commercialisation des substituts du lait maternel : ensemble de règles adoptées en 1981 par l'OMS* afin de protéger l'allaitement maternel. Il fixe des règles à propos des pratiques publicitaires et des stratégies commerciales concernant les substituts du lait maternel.

Cododo, sommeil partagé : installation pour le sommeil où l'enfant dort à proximité de ses parents, dans la même pièce ou dans le même lit.

CoFAM : Coordination française pour l'allaitement maternel. La Cofam regroupe des associations, des professionnels de santé et des particuliers soutenant l'allaitement maternel. LLL France en est membre fondateur. La Cofam organise chaque année la Smam*, et coordonne l'Ihab* en France.

Colostrum : lait maternel correspondant aux premiers jours de la lactation* avant la montée de lait*. Parfois appelé « premier lait ».

Complément : lait donné en plus des tétées. Ce peut être du lait maternel exprimé ou une préparation de substitution pour nourrisson.

Compression du sein : technique qui permet d'améliorer le débit du lait et donc de maintenir l'intérêt du bébé pour le sein en comprimant le sein avec la main, les doigts loin du mamelon.

Confusion sein-tétine : phénomène qui s'observe lorsqu'un bébé, qui n'a reçu parfois qu'un seul biberon, ne sait plus téter au sein ou tente de téter au sein comme pour boire au biberon ou finit par « préférer » le biberon en raison d'un débit plus rapide (on parle aussi de « préférence sein-tétine »).

Coquille d'allaitement : ustensile en plastique rigide en deux parties, la première est en forme d'anneau et se place sur le sein, la seconde est une coupelle qui s'emboîte sur la première. Parfois appelé bouclier.

Coussinet d'allaitement : dispositif, souvent à épaisseurs multiples, en tissu (lavable) ou en papier absorbant (jetable) qui permet d'absorber les fuites de lait.

Crevasse : blessure du mamelon qui ressemble à une gerçure.

Dd

DAL : dispositif d'aide à la lactation. Dispositif qui permet de supplémenter le bébé sans utiliser un biberon. Il est constitué d'un réservoir et de tubes fins. Un tube peut être fixé à un doigt que le bébé tète (alimentation au doigt) ou au sein (ce qui permet de stimuler la lactation* de la maman). Plusieurs marques sont disponibles en France et on peut en fabriquer soi-même.

Déclaration d'Innocenti : déclaration des membres de l'OMS* et de l'Unicef* faite à Florence (Italie) en 1990 sur la protection, l'encouragement et le soutien de l'allaitement maternel. L'Ihab* permet de donner suite à cette déclaration.

Diversification alimentaire : introduction d'aliments autres que le lait. L'OMS* et l'HAS* recommandent la diversification à partir de l'âge de 6 mois.

Doula : spécialiste de l'accompagnement non médical à la naissance.

Ee

Engorgement : phénomène œdémateux et parfois de stase lactée pendant lequel la mère a les seins très tendus, survenant souvent en début d'allaitement.

Expression (du lait) : action de tirer du lait. L'expression peut se faire à la main, ou avec un tire-lait manuel ou électrique.

Ff

Fuite de lait : sécrétion de lait inopinée (en dehors des tétées ou, lors d'une tétée, du sein non stimulé).

Gg

Galactocèle : kyste (sorte de petite poche hermétique) de lait.

Galactofuge : substance qui diminue ou arrête la sécrétion lactée. Synonyme : inhibiteur de la lactation*.

Galactogène : qui détermine la sécrétion lactée, exemple : la prolactine* est une hormone galactogène.

Galactogogue ou galactagogue : substance médicamenteuse ou alimentaire qui favorise la sécrétion lactée (les deux orthographes sont admises).

Glande mammaire : ensemble des composants du sein nécessaires à la fabrication du lait.

Glandes de Montgomery : glandes sébacées et lactifères situées autour du mamelon et qui sécrètent une substance odorante et bactéricide.

Grève de tétée : période où le bébé (ou le bambin) refuse de téter brutalement et sans raison apparente. Ce refus de téter le rend malheureux, ce qui n'est pas le cas si l'enfant se sèvre spontanément.

Hh

HAS : Haute autorité de santé. Organisme public d'expertise scientifique consultatif, qui formule des recommandations et rend des avis sur les sujets de santé.

Ii

IBCLC : International Board Certified Lactation Consultant. Le diplôme de consultant(e) en lactation certifié, délivré par l'International Board of Lactation Consultant Examiners, garantit que son titulaire adhère à un code de déontologie et valide périodiquement ses compétences par un examen internationalement reconnu.

Ibfan : International Baby Food Action Network. Réseau international d'associations et de professionnels de santé soucieux d'apporter une meilleure santé et nutrition aux enfants en protégeant l'allaitement maternel et en faisant sa promotion. En particulier, l'Ibfan veille au respect du code international de commercialisation des substituts du lait maternel* et dénonce les infractions à ce code. LLL France en est membre.

Ictère : coloration jaune de la peau également appelée jaunisse. Due à la présence en excès de bilirubine (pigment jaune orangé) dans le sang du bébé.

Ihab : Initiative hôpital ami des bébés. Label de l'OMS* et de l'Unicef* accordé à une structure qui accueille des naissances et applique un ensemble de dix mesures favorisant les conditions optimales pour le démarrage de l'allaitement. Concept international proposé depuis 1992 pour protéger, encourager et soutenir l'allaitement maternel dans tous les pays.

Jj

Jaunisse : voir Ictère.

Ll

Lactarium (banque de lait) : centre où l'on collecte et distribue du lait maternel. En France, les dons de lait sont obligatoirement collectés par un lactarium.

Lactation induite/provoquée : processus qui consiste à établir la production de lait sans qu'il y ait eu nécessairement une grossesse préalable (par exemple en cas d'adoption).

Lactation surabondante/Hyperlactation : production de lait excessive par rapport aux besoins du bébé.

Lactation : processus de la sécrétion du lait.

Lait artificiel, lait industriel : préparation pour nourrisson comme substitut au lait maternel.

Lanoline : corps gras issu de la laine de mouton.

Lymphangite : voir Mastite.

Mm

MAMA : méthode de l'allaitement maternel et de l'aménorrhée. Méthode de régulation des naissances basée sur l'allaitement exclusif et l'aménorrhée (absence de retour de couches*) durant les six premiers mois suivant l'accouchement.

Mamelon : partie saillante du sein, qui contient plusieurs pores permettant l'écoulement du lait.

Mastite : également appelée lymphangite, la mastite est une inflammation aiguë de la glande mammaire.

Maternage : manière qu'a une mère ou une personne qui la remplace de prendre soin d'un bébé et de communiquer avec lui. L'allaitement facilite la pratique d'un maternage proximal, à l'écoute de l'enfant.

Méthode kangourou : méthode utilisée en néonatalogie qui consiste à maintenir le nouveau-né prématuré en peau à peau* entre les seins de sa maman (ou de son papa) sous un vêtement ou une couverture qui les recouvrent tous les deux. C'est une couveuse « low-tech » conçue en Colombie, où les couveuses high-tech étaient inexistantes, qui favorise la relation mère-bébé et le démarrage précoce de l'allaitement au sein.

Montée de lait : augmentation du volume de lait secrété lié à des modifications des alvéoles* qui se produit dans les quelques jours qui suivent l'accouchement. Phénomène pendant lequel la mère a les seins tendus. Ceci est dû à l'afflux de sang dans les seins qui permet d'amener les nutriments nécessaires à la synthèse du lait pour le nouveau-né.

Muguet : voir Candidose.

O

Ocytocine : hormone provoquant des contractions et permettant l'éjection du lait.

OMS : Organisation mondiale de la santé.

P

Parentalité : ensemble des relations entre parents et enfants.

Peau à peau : le contact peau à peau entre la mère et le nouveau-né immédiatement après la naissance réduit les pleurs, améliore l'interaction entre la mère et le nouveau-né, stabilise la température du nouveau-né et favorise la réussite de l'allaitement maternel. Ce contact peau à peau réduit le niveau de stress du bébé, qui est placé ventre à ventre contre la peau de sa mère, le bébé étant nu ou en couche.

Période de pointe, poussée de développement : moment où l'enfant a besoin d'une proximité accrue avec sa mère et où il demande beaucoup à téter (parfois appelée poussée de croissance).

PNNS : plan national nutrition santé, à l'initiative du ministère de la Santé.

PMI : Protection maternelle et infantile. Service public chargé de la protection médicosociale des futures mères, des mères et des enfants jusqu'à 6 ans. Ce service fonctionne avec des médecins, des sages-femmes, des puéricultrices, des psychologues, des assistantes sociales et des travailleuses familiales.

PraLLL : programme relais allaitement de La Leche League. Programme français spécifiquement adapté aux milieux défavorisés et visant à apporter du soutien à l'allaitement et du renforcement des compétences parentales grâce à un soutien par des pairs.

Préparation pour nourrisson : préparation de substitut du lait maternel, le plus souvent à base de lait de vache.

Prolactine : hormone qui provoque la sécrétion de lait.

Rr

RE : réflexe d'éjection. Le réflexe d'éjection permet au bébé d'obtenir du lait maternel et à la mère de l'exprimer. Il est dépendant de la production d'ocytocine*.

REF : réflexe d'éjection fort. Éjection du lait très importante avec un flot de lait très rapide : du lait trop vite, trop fort.

Réflexe de fouissement : réaction motrice du bébé qui lui permet de repérer où se trouve le mamelon. Ce réflexe est stimulé lorsque le visage du bébé (joue, bouche…) ou sa tête est touché(e).

Régurgitations : retour de lait (plus ou moins digéré) en provenance de l'estomac.

Relactation : processus qui consiste à rétablir la production de lait après un tarissement de celle-ci.

Retour de couches : premières menstruations (règles) suivant l'accouchement. Remarque : généralement, les petits saignements ou « spottings » dans les cinquante-six jours post-partum ne sont pas considérés comme étant le retour de couches.

RGO : reflux gastro-œsophagien. Correspond à des remontées chroniques du contenu de l'estomac dans l'œsophage, qui sera irrité par le contact répété avec ce liquide acide. S'accompagne souvent de régurgitations, mais il peut arriver que le bébé ne régurgite pas et manifeste simplement sa souffrance par des pleurs.

Ss

Sevrage : le sevrage est l'arrêt de l'allaitement. La période du sevrage débute au moment où l'on introduit autre chose que le lait maternel et se termine avec l'arrêt complet de l'allaitement.

SMAM : Semaine mondiale de l'allaitement maternel. Ensemble de manifestations autour de l'allaitement qui se déroulent en octobre. Son thème international est proposé par WABA* et elle est coordonnée par la CoFAM* en France.

Tt

Téterelle : (1) Petit ustensile en silicone qui se pose sur le mamelon de la mère avant la tétée — également appelé bout de sein artificiel. (2) Embout en matière plastique qui est en contact avec le sein de la mère lors de l'utilisation du tire-lait.

Tire-allaitement : néologisme récent utilisé dans les cas où le bébé reçoit autrement qu'au sein le lait tiré de sa mère.

Uu

Unicef : United Nations International Children's Emergency Fund, ou Fonds des Nations unies pour l'enfance. L'Unicef est un organisme international créé par l'ONU en 1946, qui a reçu le prix Nobel de la paix en 1965.

Vv

Vasospasme : phénomène de blanchissement des mamelons après la tétée, accompagné de douleurs aigües, généralement dû à un trouble vasculaire qui induit une réduction anormale de la taille des vaisseaux sanguins sous l'influence du froid ou d'un stress émotionnel, parfois en lien avec la maladie de Raynaud.

Ww

WABA : World Alliance for Breastfeeding Action. L'Alliance mondiale de l'allaitement maternel est une organisation non gouvernementale qui regroupe depuis 1991 plusieurs organisations qui soutiennent et préconisent l'allaitement maternel. LLL International en est membre fondateur. WABA organise la SMAM* au niveau mondial. L'action de WABA s'appuie sur la déclaration d'Innocenti*, et la « Stratégie mondiale pour l'alimentation du nourrisson et du jeune enfant » (2003).

Appendice

Livres édités par La Leche League

Ces livres sont disponibles auprès des groupes LLL France, ou sur www.lllfrance.org

La Mère, le Bambin et l'Allaitement, Norma Jane Bumgarner, 2003.

À propos du sevrage… quand l'allaitement se termine, Diane Bengson, 2003.

Que faire quand bébé pleure ? Vivre avec un bébé aux besoins intenses, William Sears, 2007.

Être parent la nuit aussi, William Sears, 2007.

Autres livres disponibles à LLL France

L'Allaitement, comprendre et réussir, Jack Newman, Éd. J. Newman Communications, 2006.

Parler pour que les enfants écoutent… écouter pour que les enfants parlent, Adele Faber et Elaine Mazlish, Éd. Relations… Plus, 2002.

Parents épanouis, enfants épanouis, Adele Faber et Elaine Mazlish, Éd. Relations… Plus, 2001.

Une autre césarienne ou un accouchement naturel ? S'informer pour mieux décider, Hélène Vadeboncœur, Éd. Carte blanche, 2009.

L'Allaitement maternel. La Voie lactée, Claude Didierjean-Jouveau, Éd. Jouvence, 2003.

Pour une naissance à visage humain, Claude Didierjean-Jouveau, Éd. Jouvence, 2007.

Pour une parentalité sans violence, Claude Didierjean-Jouveau, Éd. Jouvence, 2002.

Ne pleure plus, bébé !, Claude Didierjean-Jouveau, Éd. Jouvence, 2008.

Partager le sommeil de son enfant, Claude Didierjean-Jouveau, Éd. Jouvence, 2005.

Porter bébé, Claude Didierjean-Jouveau, Éd. Jouvence, 2006.

Allaiter, c'est bon pour la santé... de l'enfant et de sa mère, Claude Didierjean-Jouveau, Éd. Jouvence, 2004.

Autres livres utiles

Allaitement

Les 10 Plus Gros Mensonges sur l'allaitement, Claude Didierjean-Jouveau, Éd. Dangles, 2006.

Petit Guide de l'allaitement pour la mère qui travaille, Claude Didierjean-Jouveau, Éd. Jouvence, 2009.

Allaitement maternel et droit, Martine Herzog-Evans, Éd. L'Harmattan, coll. « La justice au quotidien », 2007.

Tendresses lactées, Suzanne Klein, Éd. Singulières, 2007.

Au sein du monde, Nathalie Roques, Éd. L'Harmattan, 2003.

Vivre la relation avec son bébé. Allaiter, dormir, porter, Nathalie Roques, Éd. Chronique sociale, 2005.

Grossesse et naissance

Vivre sa grossesse et son accouchement. Une naissance heureuse, Isabelle Brabant, Éd. Chronique sociale, 2003.

Préparer son accouchement. Le Projet de naissance, Sophie Gamelin, Éd. Jouvence, 2006.

Attendre bébé... autrement, Catherine Piraud-Rouet et Emmanuelle Sampers-Gendre, Éd. La Plage, 2008.

Les 10 Plus Gros Mensonges sur l'accouchement, Blandine Poitel, Éd. Dangles, 2006.

Prématurité

Bébés kangourous. Materner autrement, Nathalie Charpak, Éd. Odile Jacob, 2005.

Maternage et parentalité

Materner. Du premier cri aux premiers pas, Blandine Bril et Silvia Parrat-Dayan, Éd. Odile Jacob, 2008.

Tu ne laisseras point pleurer, Haïm Cohen, Éd. Stock, 2006.

Jouons ensemble… autrement. Améliorer nos relations par le jeu, Catherine Dumonteil-Kremer, Éd. La Plage, 2007.

Poser des limites à son enfant et le respecter, Catherine Dumonteil-Kremer, Éd. Jouvence, 2004.

Jalousie et rivalité entre frères et sœurs, Adele Faber et Elaine Mazlish, Éd. Stock, 2003.

Au cœur des émotions de l'enfant, Isabelle Filliozat, Éd. Marabout, 2006.

Parents efficaces. Une autre écoute de l'enfant, Thomas Gordon, Éd. Marabout, 2007.

Le Concept du continuum. À la recherche du bonheur perdu, Jean Liedloff, Éd. Ambre, 2006.

La Fessée. Questions sur la violence éducative, Olivier Maurel, Éd. La Plage, 2004.

L'Instinct maternel apprivoisé, Monique Morin, Ligue La Leche, Canada, 2009.

L'Attachement, de la théorie à la clinique, sous la direction de Blaise Pierrehumbert, Éd. Erès, 2005.

Un enfant heureux. Faites des choix éducatifs avertis grâce aux récentes découvertes scientifiques, Margot Sunderland, Pearson Éducation, 2007.

Le Quotidien avec mon enfant, un environnement adapté aux jeunes enfants, Jeannette Toulemonde, Éd. L'Instant présent, 2005.

Sommeil

Dormir avec son bébé, Nathalie Roques, Éd. L'Harmattan, 2003.

Portage

Peau à peau. Technique et pratique du portage, Ingrid Van Den Peereboom, Éd. Jouvence, 2006.

Massages

Bébé bonheur. 35 Massages de bien-être pour mon bébé, Isabelle Gamber-Drago, Éd. Manise, 2006.

Masser bébé. Le Toucher du cœur, Rachel Izsak Simonet, Éd. Jouvence, 2004.

Shantala. Un art traditionnel, le massage des enfants, Frédérick Leboyer, Éd. du Seuil, 2004.

Alimentation

Bien manger, c'est facile et c'est pas triste, Brigitte Mercier-Fichaux, Éd. de la Ligne pourpre, 2009.

La Nouvelle Cuisine familiale, Brigitte Fichaux, Éd. GabriAndre, 2004.

Recettes bio pour mes enfants, Anne Brunner, Éd. La Plage, 2009.

Livres en anglais

Vous trouverez aussi de nombreux livres publiés uniquement en anglais en vente sur le site de La Leche League International (www.llli.org).

Adventures in Gentle Discipline, Hilary Flower, La Leche League International, 2005.

Adventures in Tandem Nursing, Hilary Flower, La Leche League International, 2003.

Mothering Multiples : Breastfeeding and Caring for Twins or More, Karen Kerkhoff Gromada, La Leche League International, 2007.

Of Cradles and Careers : A Guide to Reshaping Your Job to Include a Baby in Your Life, Kaye Lowman, La Leche League International, 2009.

Sleeping with Your Baby, James McKenna, Platypus Media, 2007.

My Child Won't Eat!: How to Prevent and Solve the Problem, Carlos González, Ed. La Leche League International, 2007.

Becoming a Father, William Sears, La Leche League International, 2003.

En devenant membre de LLL France, il est possible d'accéder librement à une bibliothèque de prêt contenant une grande variété de documents

sur l'allaitement, la naissance et le maternage.
N'hésitez pas à prendre contact avec votre animatrice locale.

Brochures et feuillets d'information

Divers feuillets d'information sont disponibles auprès de votre groupe local de La Leche League ou sur le site www.lllfrance.org

Voici certains des titres disponibles :

« Allaitement, travail et séparation : tirer son lait » (2004).

« Mettre votre bébé au sein » (2004).

« Petit guide de l'allaitement maternel » (2004).

« La mise en route de votre lactation » (2001).

« L'allaitement prend-il trop de temps ? » (2001).

« L'allaitement des jumeaux et plus » (2001).

« Comment augmenter votre lactation » (2004).

« Coallaitement » (2001).

« L'allaitement après une césarienne » (2001).

« Allaiter un bébé prématuré » (2001).

« Téter et grandir » (2001).

« Problèmes de sommeil » (2001).

« Porter son bébé, un petit enfant » (2001).

« Nutrition et allaitement » (2001).

« Diarrhée persistante » (2001).

« Seins douloureux » (2001).

« Pères de bébés allaités » (2004).

« Allaitement à la demande, allaitement aux signes d'éveil » (2009).

À destination des professionnels de santé, LLL France publie une revue (*Les Dossiers de l'allaitement*) et des feuillets d'information, et diffuse des ouvrages (notamment *Le Traité de l'allaitement maternel*, en format poche). Pour tous renseignements, voir sur le site Internet ou vous adresser à :

Programme des référents médicaux
68, rue Paul-Vaillant-Couturier
93330 Neuilly-sur-Marne.
dossiers@lllfrance.org

Aides techniques à l'allaitement

La plupart des mères et des bébés n'ont besoin d'aucun équipement spécial pour allaiter. Toutefois, dans certains cas, une aide technique s'avère nécessaire pour poursuivre l'allaitement.
LLL France propose à la vente certains produits pouvant être utiles : tire-lait miniélectrique (Medela), sacs pour congeler le lait maternel (Lactisacs), SoftCup (biberon-tasse à bec verseur, Medela), DAL (dispositif d'aide à la lactation, qui permet de stimuler les seins et/ou d'apporter au bébé un complément en cas d'insuffisance de lactation, sans recourir au biberon). Certains de ces articles sont disponibles auprès de votre groupe LLL local.

Pour louer un « tire-lait électrique à set double pompage avec accessoires » (mentions qu'il est important de faire figurer sur l'ordonnance du professionnel de santé), il est possible de contacter les sociétés :

Almafil
(tire-lait de la marque Ameda)
10, rue des Ateliers
68400 Riedisheim.
Tél. : 03 88 24 23 30
www.almafil.com

Grandir nature
Le bonheur nature
Maison des artisans
12, rue de l'Industrie
67560 Rosheim.
N° vert : 0 800 622 833.
www.grandir-nature.com

Medela France
29, avenue des Grenots
91150 Étampes.
Tél. : 01 69 16 10 30
www.medela.fr

Natal services
143, avenue Félix-Faure
75015 Paris.
Tél. 01 58 09 89 00
www.natalservices.fr

Il est possible de se procurer ces articles auprès de nombreux autres organismes, comme les loueurs de matériel de puériculture. Renseignez-vous auprès des animatrices pour savoir ce qui existe dans votre région.

Porte-bébés

Le portage est un outil de maternage merveilleux, permettant de répondre aux besoins du bébé tout en vaquant à ses occupations. C'est pourquoi, depuis ses débuts, La Leche League en a fait la promotion et a diffusé différents modèles de porte-bébés.

Ces dernières années, la vogue du portage a pris énormément d'ampleur. On trouve maintenant très facilement, dans les boutiques et sur Internet, des porte-bébés respectant à la fois la physiologie de l'enfant porté et le confort du porteur : porte-bébés hamacs (aussi appelés slings, du terme anglo-saxon), écharpes de portage, porte-bébés « chinois » (un carré et quatre lanières de tissu qui partent de chaque coin), Ergobaby Carrier®, Kubeba® (version « sécurisée » du pagne africain), Snugli®, Manduca®…

LLL France continue à diffuser trois modèles de porte-bébés :

- le Porte-câLLLin®, une exclusivité de LLL France. C'est le porte-bébé idéal pour allaiter en toutes circonstances et avec discrétion. Sa spécificité réside dans sa simplicité d'utilisation et son confort : un seul geste pour le régler, pour mettre le bébé et le retirer. Il permet un portage devant en hamac ou en grenouille et sur la hanche, même pour des tout-petits. Plus tard, il sert aussi pour un grand qui veut marcher et qui se fatigue ;
- une écharpe de portage (marque Girasol), un système particulièrement polyvalent et « sur mesure », inspiré des modes de portage traditionnels du monde, mais adapté à nos attentes de parents occidentaux modernes en termes de confort et de sécurité ;
- le Tonga® est un porte-bébé très simple d'utilisation qui s'enfile en bandoulière, le filet venant envelopper les fesses et les cuisses de l'enfant ou du bébé. Très pratique, il prend peu de place et se roule aisément dans un sac à main ou une poche.

Adresses utiles

Allaitement

La Leche League France
www.lllfrance.org

La Leche League International
www.lalecheleague.org

La Leche League dans les pays européens
http://llleurope.eu

LLL Belgique
www.lllbelgique.org

La Ligue La Leche, Canada francophone
www.allaitement.ca

LLL Luxembourg
http://homepages.internet.lu/lalecheleague

LLL Suisse
www.lalecheleague.ch
http://romandie.stillberatung.ch

Coordination française pour l'allaitement maternel (CoFAM)
http://coordination-allaitement.org
(on y trouve les coordonnées de toutes les associations de soutien à l'allaitement)

Association française des consultants en lactation
www.consultants-lactation.org

WABA (World Alliance for Breastfeeding Action)
www.waba.org.my

IBFAN (International Baby Food Action Network)
www.ibfan.org
Page française : www.ibfan.org/french/gatefrench.html

Sites du docteur Jack Newman
www.drjacknewman.com
www.mamancherie.ca/fr/index.htm

Allaitement pour tous (réussir à allaiter dans des circonstances difficiles ou « impossibles »)
www.allaitementpourtous.com

ASBL Cybèle, allaitement des bébés porteurs de fente labiale et/ou palatine
http://asbl-cybele.wifeo.com/fente.php

Allaitement et médicaments

Beaucoup de mères communiquent des informations à leur médecin et discutent avec lui la possibilité de prendre tel ou tel traitement alors qu'elles allaitent, afin de limiter tout risque pour l'enfant.

Les médecins peuvent prendre conseil auprès du centre de pharmacovigilance de leur région, ou, pour un avis très spécialisé, auprès du :

Crat
Hôpital Armand Trousseau
26, avenue du Docteur-Arnold-Netter
75571 Paris Cedex 12.
Tél.-fax : 01 43 41 26 22, www.lecrat.org

ou du :

Réseau Médic-Al
raphael.serreau@nck.aphp.fr ou ammar.amirouche@wanadoo.fr
Tél. (lactarium de Paris) : 01 40 44 39 14.

Grossesse et naissance

Ciane (Collectif interassociatif autour de la naissance) : www.ciane.info

Portail naissance : http://wiki.naissance.asso.fr/index.php/PortailNaissance

Site périnatalité : www.perinatalite.info

Doulas de France : www.doulas.info

Césarine (échanges, soutien et information autour de la naissance par césarienne) : www.cesarine.org

Jumeaux et plus

Allaitement des jumeaux et plus : www.allaitement-jumeaux.com

Fédération Jumeaux et plus : www.jumeaux-et-plus.fr

Maternage et parentalité

Magazine L'Enfant et la vie : www.lenfantetlavie.fr

Magazine Grandir autrement : www.grandirautrement.com

Maman blues (soutien, écoute et conseils dans le cadre de la difficulté maternelle) : www.maman-blues.org

Sparadrap (Association pour les enfants malades ou hospitalisés) :
48, rue de la Plaine
75020 Paris.
Tél. : 01 43 48 11 80
www.sparadrap.org

Portage

Les associations et sites autour du portage sont aujourd'hui si nombreux qu'il est impossible de les citer tous. En voici néanmoins quelques-uns :

www.peau-a-peau.be

www.portersonbebe.com

www.portersonenfant.fr

http://larbreabebes.free.fr

www.bebe-portage.com

www.portersonenfant-toutunart.fr

Alimentation

Afpral (Association française pour la prévention des allergies)
BP 12
91240 Saint-Michel-sur-Orge.
Tél. : 01 48 18 05 84.
www.afpral.asso.fr

Ressources pour le deuil d'un enfant

L'enfant sans nom – Parents endeuillés
25, rue Carnot
71100 Chalon-sur-Saône.
Tél. : 03 85 48 50 04.
http://lenfantsansnom.free.fr

Vivre son deuil (groupes d'entraide pour personnes en deuil, présents dans plusieurs régions de France, ainsi qu'en Belgique et en Suisse)
www.vivresondeuil.asso.fr

Index

Aa

Bb

Cc

O

P

R

S

Références bibliographiques

Vous trouverez les références bibliographiques du livre sur :
www.lllfrance.org/Etudes-sur-l-allaitement/Etudes-citees-dans-l-Art-de-l-Allaitement-Maternel.html